LES VERS INTESTINAUX

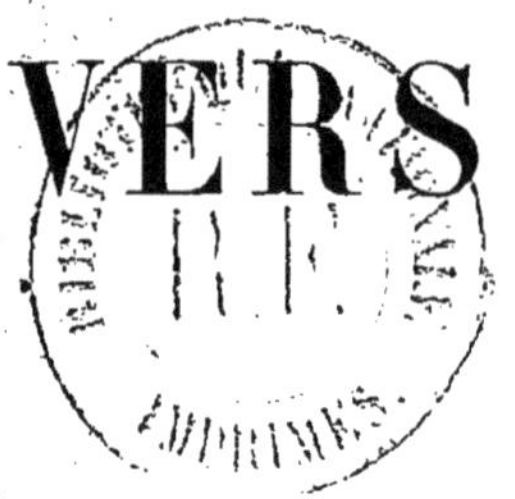

DANS LA

PATHOLOGIE INFANTILE

PAR

le Dr Georges RAILLIET

ANCIEN INTERNE DES HOPITAUX DE PARIS
ANCIEN MONITEUR A LA CLINIQUE D'ACCOUCHEMENT DE LA FACULTÉ
(CLINIQUE TARNIER)

PARIS
ASSELIN ET HOUZEAU
LIBRAIRES DE LA FACULTÉ DE MÉDECINE
PLACE DE L'ÉCOLE-DE-MÉDECINE

1911

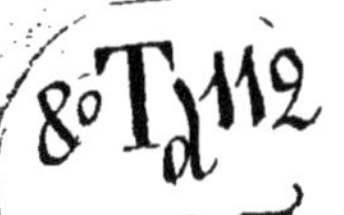

LES

VERS INTESTINAUX

DANS LA

PATHOLOGIE INFANTILE

LES
VERS INTESTINAUX
DANS LA
PATHOLOGIE INFANTILE

PAR

le Dr Georges RAILLIET

ANCIEN INTERNE DES HOPITAUX DE PARIS
ANCIEN MONITEUR A LA CLINIQUE D'ACCOUCHEMENT DE LA FACULTÉ
(CLINIQUE TARNIER)

PARIS
ASSELIN ET HOUZEAU
LIBRAIRES DE LA FACULTÉ DE MÉDECINE
PLACE DE L'ÉCOLE-DE-MÉDECINE

1911

A MON PÈRE

LE PROFESSEUR A. RAILLIET, d'Alfort.

MEMBRE DE L'ACADÉMIE DE MÉDECINE

A MA MÈRE

MEIS ET AMICIS

A

MON MAÎTRE ET PRÉSIDENT DE THÈSE

Monsieur le Professeur HUTINEL

PROFESSEUR DE CLINIQUE MÉDICALE INFANTILE
MEMBRE DE L'ACADÉMIE DE MÉDECINE
OFFICIER DE LA LÉGION D'HONNEUR

A MES MAITRES DANS LES HOPITAUX

M. le Professeur agrégé BLUM (Stage bénévole). Saint-Antoine, 1900.

M. le Professeur GAUCHER (Stage). Saint-Antoine, 1901.

Externat.

M. le Professeur agrégé GOUGET. Pitié, 1901.

M. le Professeur agrégé WALTHER. Pitié, 1902-1903.

M. le Professeur LANDOUZY. Laennec, 1904.

M. le Professeur GILBERT. Broussais, 1904-1905.

M. le Professeur HUTINEL. Enfants-Assistés, 1905-1906.

M. le Professeur BUDIN. *In memoriam.*

M. le Professeur agrégé LEPAGE. Clinique d'accouchements Tarnier, 1906-1907.

Internat.

M. le Professeur agrégé HALLOPEAU. Saint-Louis, 1907.

M. le Docteur BALZER. Saint-Louis, 1908.

M. le Professeur agrégé BROCA. Enfants-Malades, 1908-1909.

M. le Docteur André PETIT. Hôtel-Dieu, 1909-1910.

M. le Professeur HUTINEL. Enfants-Malades, 1910.

M. le Professeur agrégé NOBÉCOURT. Enfants-Malades, 1910.

M. le Professeur agrégé DEMELIN. Maternités de Tenon et de Saint-Louis, 1910-1911.

A MM. LES DOCTEURS

BRINDEAU, BRUMPT, Professeurs agrégés;
LUBET-BARBON, BABONNEIX, CAPETTE, CHIRAY, COUDERT, DESMARETS, RIVET, TIXIER.

A M. le Docteur LORRAIN, Chef de Laboratoire à l'Hôpital Saint-Joseph.

AUX MÉDECINS DE MELUN

AU PERSONNEL HOSPITALIER

En reconnaissance de soins dévoués au cours d'une longue maladie (La Pitié, 1903); en remerciement de sa collaboration journalière.

DU MÊME AUTEUR

PUBLICATIONS DE PÉDIATRIE

Sur une aplasie congénitale non moniliforme des cheveux (en collaboration avec M. Hallopeau). *Bull. Soc. franç. de Dermatologie et de Syphiligraphie*, déc. 1907, p. 452-455.

Pemphigus familial à kystes épidermiques (avec M. Balzer). *B. S. f. D. et S.*, mars 1908, p. 121-128 ; moulage n° 2590 du Musée de Saint-Louis.

Hyperonychose syphilitique chez le nourrisson (avec M. J. Hallé). *Bull. Soc. de Pédiatrie de Paris*, juin 1910, p. 296-300.

Sur une anomalie du pariétal. *Bull. Soc. d'Anthropologie*, avril 1908, p. 289-291.

Pneumonie simultanée chez le frère et la sœur. Appendicite et pneumonie. *Gazette des hôp.*, déc. 1908, n° 149, p. 1779.

Sur les pyarthrites aiguës des nourrissons. *Revue d'Orthop.*, mars 1909, p. 164-187.

Entérorragies occultes et helminthiase intestinale chez les enfants. *Bull. Soc. de Pédiatrie*, 15 mars 1910, p. 166-170 ; et *Clinique infantile*, 1er mars 1911, p. 135-138.

Sur les parasites de l'appendice malade. *C. R. Soc. de Biol.*, 4 mars 1911, t. LXX, p. 310.

Sur l'emploi du thymol contre les parasites de l'appendice. *Ibid.*, 11 mars 1911, t. LXX, p. 353.

Traitement de l'impétigo de la face et du cuir chevelu chez les enfants. *Progrès médical*, 2 janvier 1909.

Les opiacés en médecine infantile. *Progrès médical*, 16 octobre 1909, p. 528.

État actuel de la question du thymus. *Progrès médical*, 11 décembre 1909, p. 629-634.

PUBLICATIONS DIVERSES

Mycosis ou pemphigus végétant? (avec M. Hallopeau). *B. S. f. D. et S.*, juin 1907.

Deuxième note sur un cas de mycosis bulleux, variété rare (avec MM. Hallopeau et Gastou). *Ibid.*, juillet 1907.

Sur un chancre de la paupière inférieure (avec M. Hallopeau). *Ibid.*, novembre 1907.

Sur un cas de glossopathie fissuraire survenue deux mois après l'apparition du chancre. *Ibid.*

Cas de lèpre et de syphilis améliorés par l'anilarsinate de soude (avec M. Hallopeau). *Ibid.*, juillet 1907.

Sur deux cas de syphilis retardés dans leur évolution par des injections localisées d'atoxyl entre le chancre et son ganglion satellite (avec M. Hallopeau). *Ibid.*, février 1908.

Érythème antipyrinique (avec M. Balzer). *Ibid.* Moulage n° 2585 du Musée de Saint-Louis.

Érythème généralisé consécutif aux injections sous-cutanées de fibrolysine (avec M. Tansard). *Ibid.*

Cicatrice de radiodermite abdominale (avec M. Balzer). *Ibid.*, avril 1908. Moulage n° 2594 du Musée de Saint-Louis.

Difformités congénitales des mains (polydactylie) et des pieds (ectrodactylie) (avec M. Balzer). *Ibid.*, mars 1908.

Rein en fer à cheval et ses vaisseaux (avec M. L'hirondel). *Bull. Soc. Anat.*, avril 1910; 2 dessins originaux.

Deux nouveaux procédés de diagnostic expérimental de la tuberculose (cuti-réaction et ophtalmo-réaction). *Revue de la tuberc.*, août 1907, p. 265-271.

Portes d'entrée de la tuberculose. *Rev. de la tuberc.*, avril 1908, p. 106-156.

Notes sur Madère et les Açores, *Rev. de la tuberc.*, avril 1911, p. 86-91.

Collaboration à la Revue de la tuberc. depuis 1904.

Observations Thèses de VINCENT (1904, n° 549) et de LE ROUX (1907).

LES VERS INTESTINAUX

DANS LA

PATHOLOGIE INFANTILE

INTRODUCTION

La facilité avec laquelle, jadis, on voyait partout des maladies vermineuses a entraîné une réaction excessive. « On rencontre fréquemment, en effet, des médecins qui refusent à ces parasites la moindre influence sur la santé, » écrivait Puistienne en 1875. Ceci est encore vrai de nos jours. Si les mères de famille croient trop facilement à l'étiologie vermineuse, les médecins, eux, n'y croient pas assez. Plus d'une fois, nous avons entendu des mères s'écrier : « Les vers ! il ne faut pas en parler au médecin ! » En réalité, comme l'écrit Rousseau Saint-Philippe, la tradition n'a jamais tout à fait tort, et ce n'est pas se montrer rétrograde que de ne pas faire fi des errements du passé.

Aussi bien, quoique depuis une dizaine d'années les parasitologistes se soient particulièrement attachés à l'étude du rôle pathogène des vers intestinaux, il nous semble que leur voix, parfois trop criante, n'a pas été assez entendue de la majorité des cliniciens. Et, à l'instar de Puistienne, nous n'aurons ici d'autre but que de « rappeler les preuves de l'existence des troubles dus aux helminthes et d'en chercher de nouvelles ».

Ce travail a eu pour point de départ des recherches entreprises à l'instigation de nos maîtres Auguste Broca et Brumpt sur les rapports de l'appendicite et de l'helminthiase intestinale ; aussi ne s'étonnera-t-on pas de l'importance de cette partie, eu égard au reste de l'ouvrage.

Entraîné à des recherches comparatives dans des maladies

différentes, nous avons peu à peu élargi le cadre de notre étude et avons finalement été amené à ébaucher un traité des vers intestinaux dans la pathologie infantile. Il nous a paru intéressant de passer en revue les maladies de l'enfance, en cherchant à élucider le rôle des vers intestinaux dans l'étiologie de chacune d'elles. Nous ne nous dissimulons pas les imperfections d'une œuvre qui aurait demandé encore de longs mois de travail : nous n'avons pu, en effet, vérifier toute la bibliographie que nous avions réunie ; cette bibliographie elle-même est forcément incomplète par la faute des auteurs, trop nombreux encore, qui négligent de spécifier l'âge et même le sexe de leurs malades, ou dont les titres sont trop imprécis.

La plupart des questions que nous avons abordées avaient déjà fait l'objet de nombreuses publications, monographies ou revues générales ; nous avons pris l'essentiel de ces études, en nous efforçant de les présenter de la façon la plus succincte et la plus claire.

Nous les avons passées au crible d'une critique tout impartiale et y avons ajouté, dans la mesure du possible, nos vues et nos faits personnels. Quelques questions, outre l'appendicite, ont retenu plus particulièrement notre attention : celle de la pseudo-méningite, encore très discutée, et celle, toute superposable, de la pseudo-appendicite ; les convulsions, la chorée, les troubles oculaires, les troubles cutanés (oxyurose cutanée, érythèmes, etc.), la colique vermineuse, l'entérite trichocéphalienne, les rapports de la fièvre typhoïde avec les vers intestinaux, les anémies par helminthiase. Nous avons colligé, d'autre part, toutes les observations d'*Hymenolepis* et de *Dipylidium caninum*, concernant les enfants, que nous avons pu relever jusqu'à ce jour, et les avons groupées à part. Enfin nous avons réuni quelques faits intéressants pour le médecin légiste.

Notre ambition serait satisfaite si cet ouvrage permettait d'éviter à quelques enfants l'un des innombrables accidents que nous y décrivons.

PREMIÈRE PARTIE

GÉNÉRALITÉS

Fréquence des vers intestinaux.

Les vers intestinaux sont de tous les pays, de toutes les latitudes. Il existe cependant des différences, au point de vue de la fréquence et des espèces constatées, suivant les pays (ce qui tient en partie au genre de vie, au mode d'alimentation) et aussi suivant l'âge.

C'est ainsi que, parmi les Cestodes, les Ténias sont à peu près aussi fréquents chez l'enfant que chez l'adulte; l'*Hymenolepis nana* et le *Dipylidium caninum* se rencontrent presque exclusivement dans l'enfance, alors que le Bothriocéphale est exceptionnel à cette période de la vie.

De même, en ce qui concerne les Nématodes, l'enfant est plus rarement que l'adulte infesté par l'Ankylostome, tandis que l'Ascaride et l'Oxyure l'atteignent de préférence; quant au Trichocéphale, il est de tous les âges, quoique plus répandu chez les enfants.

Mais, dans l'ensemble, la prédominance des vers intestinaux chez les enfants est incontestable, pour des raisons que nous exposerons à propos de chaque parasite.

Il serait oiseux de reproduire toutes les statistiques publiées jusqu'à ce jour ; nous nous bornerons à en résumer quelques-unes publiées dans les pays les plus différents et choisies parmi les plus récentes. Celle de Stiles et Garrison, qui les englobe toutes, donnera une idée approximative de la fréquence générale des vers intestinaux chez les enfants dans le monde entier.

Nous ajouterons enfin notre statistique personnelle, portant sur 201 petits malades des hôpitaux de Paris.

Statistique globale (Stiles et Garrison, 1906), comprenant des statistiques des États-Unis, de Porto-Rico, des Philippines, des Indes, de l'Afrique occidentale et centrale, d'Italie, d'Angleterre, de Russie et d'Allemagne (pas une de France) :

Age.	Pourcentage des enfants infectés par : Trichocéphales.	Ascarides.	Oxyures (1).
0 à 1 an	0	0	0
1 à 3 ans	1,56	4,68	26,56
0 à 5 —	7,02	7,46	14,79
3 à 5 —	9,84	4,92	34,43
5 à 10 —	25,62	23,15	28,47
0 à 15 — (2)	16,80	18,05	23,97
5 à 15 —	23,65	22,01	29,32
10 à 15 —	21,88	20,98	16,67

Pour les trois espèces, il y a une grande prédominance de l'infestation au-dessous de quinze ans, portant sur le groupe de cinq à quinze ans; cependant, pour l'Ox., la fréquence est relativement plus considérable de zéro à cinq et de trois à cinq; le Tr. et l'Asc. sont plus communs de cinq à dix que de dix à quinze. Il y a des cas nombreux d'infestation chez des enfants de moins d'un an, mais ils n'ont pas été compris dans la statistique précédente.

Allemagne. — Banick (1886). Examen des fèces de 315 enfants de la classe ouvrière de *Munich*. Jamais de parasites dans la première année; à partir de dix-huit mois, la fréquence augmente avec l'âge; cela est vrai pour les Ox., les Asc., les Tr. Ces deux derniers paraissent plus communs en automne qu'en hiver; Banick les a rencontrés chez les deux tiers des sujets examinés; un tiers hébergeaient des Ox. Le pourcentage des Asc. serait de 7,33 de zéro à quinze ans; 12,50 de six à neuf ans; 14,38 de neuf à treize ans.

K. Müller (1874), à *Dresde*. Sur 36 enfants, 4 sont porteurs de Tr., aucun d'Ox.

K. Müller, à *Erlangen*. Sur 397 enfants, 19 avaient des Tr., 43 des Ox.

Gribbohm (1877), à *Kiel*. Sur 1 117 autopsies, a obtenu le pourcentage suivant concernant les enfants au-dessous de dix ans : Asc., 24,6; Tr., 33,3; Ox., 31,6.

Heller (1880), à *Kiel*. Sur 230 enfants, 59 présentaient des Asc., 80 des Tr. et 80 des Ox.

Angleterre. — French et Boycott (1905). — Sur 500 malades du *Guy's Hospital*, presque tous de Londres, ces auteurs ont trouvé des œufs dans 40 cas : d'Asc., 1 fois chez un enfant de six ans; de Tr., 39 fois.

0 à 5 ans	42 sujets examinés.	1 cas (4 ans).	2,4 p. 100
5 à 10 —	43 —	5 —	11,9 —
10 à 20 —	86 —	9 —	10,5 —

Le maximum de fréquence est de vingt à quarante ans, et non dans

(1) Les œufs d'Ox. se rencontrent d'une façon très inconstante dans les fèces.

(2) Recherches personnelles des auteurs.

l'enfance. La présence des Ox. n'est généralement pas reconnue par l'examen microscopique des selles.

Autriche. — JAKSCH (1888).

Hollande. — OVERDUIN (1897).

Italie. — PAGLIARA (1893). Les œufs d'helminthes manquent dans les selles des nourrissons qui sont exclusivement au sein; sur 53 enfants allaités artificiellement, il en trouva 48 fois : Asc., dans tous les cas; Tr., dans 12,5 p. 100; *T. solium*, dans 2,8 p. 100; il n'a jamais trouvé d'œufs d'Ox. ni d'*H. nana*.

CIMA (1893). 37 sujets : 16 parasités : Tr., 81,25 p. 100; Asc., 56,25 p. 100; dans 3 cas, œufs attribués à l'*H. nana*. Aucun avant deux ans et demi; maximum de trois à cinq ans.

CIMA (1896). 46,57 p. 100 d'enfants parasités (45,45 p. 100 avec la précédente statistique); Tr., 28 fois sur 34; Asc., 22; Ox., 3; *H. nana*, 4; *T. saginata*, 1.

BARAVALLE (1909), à *Verceil*. Sur 2 115 enfants, 26 observations d'affections dues aux parasites intestinaux, dont 18 cas d'anémie ankylostomienne.

Sur 100 enfants âgés de moins de neuf ans, atteints d'affections quelconques, l'examen des fèces a montré que 80 p. 100 étaient parasités, à l'exclusion des nourrissons; 76 p. 100 seulement avec les nourrissons (sur 8 nourrissons âgés de plus d'un an, à l'allaitement mixte, 2 avaient des œufs de Tr., 1 des œufs de Tr., d'Asc. et d'Ox.). Baravalle donne le tableau suivant :

Tr. seul.......	20 cas	associé.......	39 cas	soit.........	59 p. 100
Asc. seul.....	10 —	—	42 —	—	52 —
Ox. seul......	1 —	—	33 —	—	34 —
Ankylostome.........					7 —
Bothriocéphale.........					4 —

Russie. — KESSLER (1888), à *Saint-Pétersbourg*.

SCHMIDT (1900), à *Saint-Pétersbourg*. Trouve des parasites chez 54,8 p. 100 des enfants de deux à quinze ans; les associations de deux à quatre espèces parasitaires se voient dans 12,3 p. 100 des cas.

Pourcentage : Ox., 33 p. 100; Asc., 19,1 p. 100; Tr., 9,7 p. 100; Bothriocéphale, 5,1 p. 100; *T. saginata*, 1,2 p. 100; *T. solium*, 0,7 p. 100.

Suisse. — KLOTZ-SPRITZMANN (1908), à *Zurich* et aux environs. — 100 filles, dont 11 p. 100 parasitées. — 91 garçons, dont 5 p. 100 parasités. — Tr., 6,8 p. 100; Asc., 5,7 p. 100; Ox., 2,8 p. 100; Ténias, 0,52 p. 100.

États-Unis. — STILES et GARRISON (1906), *Connecticut* et *Columbia*. — Au-dessous de quinze ans, 22,22 p. 100 des filles et 19,61 p. 100 des garçons sont parasités par Ox., Asc., Tr., *Necator*, *Strongyloides*, *H. nana*, *T. saginata*. Il y aurait une prédisposition physiologique des enfants, par aptitude des tissus jeunes à héberger des vers.

Guyane française. — BRIMONT (1910). Œufs d'Asc. assez rares en général;

ils se voient surtout chez les enfants (14 sur 16). Ox., 40 fois (œufs, 6 fois ; vers, 34 fois) ; peu d'enfants en paraissent exempts à Saint-Laurent-du-Maroni. Le Ténia est extrêmement rare. Le *Strongyloides stercoralis* est relativement peu répandu ; 1 cas d'*H. nana*.

Philippines. — GARRISON et LLAMAS (1909), à *Manille*. 150 enfants sur 158 étaient infectés : Asc., 92 p. 100 ; Ankyl. et *Necator*, 56 p. 100 ; Ox., 1,33 p. 100 ; Ténia, 0,66 p. 100. Pas d'*H. nana* ni de *Strongyloides*.

Les mêmes auteurs donnent une statistique spéciale pour la ville de Taytay (Manille).

RISSLER et LIBORIO GOMEZ (1910), à *Santa Isabel*. 70,58 p. 100 des enfants sont infectés d'Asc. ; 26,42 p. 100 d'Ankyl. ; 3,43 p. 100 de Tr. ; 1,73 p. 100 d'Ox., et 1,73 p. 100 d'*H. nana*. Pas de Ténias.

Nord-Annam et **Tonkin**. — MATHIS et LÉGER (1909). Pensent que nulle part on n'a signalé de parasitisme intestinal aussi considérable.

Leur statistique porte sur 106 enfants (67 garçons, 39 filles) au-dessous de 15 ans, à l'exception des nourrissons.

Asc.	90 soit	84,9	p. 100	(53 G., 37 F.).
Ank.	31 —	29,25	—	(21 G., 10 F.).
Trich.	87 —	82,07	—	(56 G., 31 F.).
Douves.	6 —	5,66	—	(2 G., 4 F.).

Asc. et Ank. sont plus fréquents qu'à tout autre âge. Les Tr. sont plus fréquents que de quinze à cinquante ans, et moins qu'après un an. Les Douves le sont beaucoup moins que plus tard.

France. — LANNELONGUE (1902). — Sur 107 enfants atteints d'affections autres que l'appendicite, Guillot, préparateur de Lannelongue, trouve 39 fois des œufs de parasites : Ox., 7, seul 2 ; Asc., 24, seul 13 ; Tr., 23, seul 6.

Les quelques rares statistiques faites en France ont surtout porté sur les régions minières : Nord (Calmette, Bréhant), région de Saint-Étienne (Briançon), mines du Centre et du Midi (Weinberg, Léger, Romanovitch). Drivon a publié naguère une étude sur l'helminthiase dans la région lyonnaise.

Statistique personnelle.

Au cours des années 1908, 1909 et 1910, nous avons examiné les fèces de 201 enfants hospitalisés dans divers services de dermatologie, de médecine et de chirurgie de Saint-Louis et des Enfants-Malades.

L'examen des fèces nous permet d'affirmer qu'à Paris, près des deux tiers des enfants âgés de deux à quinze ans hébergent des parasites intestinaux ; notre statistique globale nous donne en effet le chiffre de 63,925 p. 100. Mais nous sommes convaincu que ce chiffre est très inférieur à la réalité pour diverses raisons. Tout d'abord, chez un certain nombre de nos malades, les selles n'ont été examinées qu'une fois ; en vérité, ce n'est point à ce fait que tient la plus grave cause d'erreur : nous n'avons que bien rarement constaté la présence d'œufs lorsqu'un ou deux examens antérieurs nous en avaient révélé l'absence. La grande raison qui fausse en moins les statistiques est que les Oxyures, malgré leur fréquence, passent habituellement inaperçus : leurs œufs sont exceptionnels dans les fèces; la plupart des auteurs sont d'accord sur ce point, et nous ne nous expliquons que par l'extrême profusion de ces parasites dans certaines contrées les chiffres considérables rapportés par quelques-uns.

Notre statistique comprend deux parties :

I. *Enfants de zéro à deux ans.* — 14 enfants atteints de troubles gastro-intestinaux ou broncho-pneumoniques, d'anémie, de tétanie, d'idiotie, d'impétigo et de fièvre typhoïde. Aucun n'avait d'œufs de parasites dans les selles. Cela ne signifie nullement qu'aucun n'était parasité : à l'examen des appendices prélevés à l'autopsie, nous avons en effet rencontré plusieurs fois des Oxyures au cours de la première année.

II. — *Enfants de deux à quinze ans. — Premier groupe : 112 enfants opérés d'appendicite, dont les selles et l'appendice ont été examinés comparativement* (Voy. *Supplément*).

L'examen des selles a montré chez 76 d'entre eux, soit 67,85 p. 100, des œufs de parasites répartis de la sorte : Tr., 66 ; Tr. et Asc. associés, 8 ; Tr. et Ox. associés, 1 ; Ox. seul, 1. Sur les 36 enfants apparemment non parasités, 18 avaient des Ox. dans l'appendice. Cela porte donc le total des enfants parasités à 94, soit un pourcentage énorme de 83 p. 100.

Deuxième groupe. — 75 enfants atteints d'affections diverses (Voy. *Tableau* p. 8). 46 d'entre eux, soit 61,33 p. 100, présentaient des œufs de parasites dans les selles. Ces cas se répartissent ainsi au point de vue de l'âge et du sexe :

Sexe.					
G	40	parasités	25	soit	56,25 p. 100
F	32	parasitées	18	soit	62,50 —
Sexe non noté	3	parasités	2		

Age.	Examinés.		Parasités.	Tr. seul.	Tr. et Asc.	Asc. seul.
2 à 5 ans..........	G.	11	8	6	1	1
—	F.	6	1	1	»	»
6 à 10 ans..........	G.	10	5	5	»	»
—	F.	13	9	8	1	»
11 à 15 ans..........	G.	15	10	9	1	»
—	F.	7	5	4	1	»
Age non noté.......	G.	4	2	2	»	»
—	F.	7	3	3	»	»
—	?	3	2	2	»	»

	Enfants examinés.	Tr.	Tr. et Asc.	Asc.
Maladies du poumon..............	4	2	1	»
Maladies du cœur.................	1	1	»	»
Appendicites (appendice non examiné)........................	7	2	»	»
Entéro-colite....................	9	5	»	»
Péritonite tuberculeuse...........	2	1	»	»
Ictère...........................	1	1	»	»
Fièvre typhoïde..................	12	9	»	1
Scarlatine......................	2	1	»	»
Rachitisme......................	3	1	»	»
Anémie..........................	1	»	»	»
Purpura.........................	1	1	»	»
Érythème noueux..................	2	2	»	»
Méningites diverses..............	5	1	»	»
Chorée..........................	5	4	1	»
Tétanie.........................	1	1	»	»
Maladies de la peau..............	14	5	1	»
Affections chirurgicales diverses..	5	4	1	»
	75	41	4	1

Cestodes.

Tænia solium et *T. saginata*.

Il nous paraît impossible de séparer ici ce qui a trait au Ténia armé (*T. solium*) et au Ténia inerme (*T. saginata* ou *mediocanellata*), ces deux espèces ayant été souvent confondues par les médecins; leur distinction étiologique et clinique serait d'ailleurs un peu arbitraire. Nous empruntons la plupart des renseignements qui suivent au travail déjà ancien, mais très documenté, de Monti (1883).

Fréquence des Ténias chez les enfants. — Longtemps on a considéré ces parasites comme une rareté dans l'enfance. Telle est l'opinion de Goubert; cet auteur tient pour probants les faits de Wawruch qui, sur 206 porteurs de T., trouve seulement 22 enfants de trois ans et demi à quinze ans, et de Legendre, qui réunit à peine 27 cas de quatorze mois à quatorze ans. Heller, de son côté, affirme que les enfants sont très exceptionnellement atteints de T.

Krabbe, sur 100 porteurs de T., trouve 10 enfants. Gerhardt est d'avis que les cas augmentent ; il en est de même de Fleischmann à Vienne. Pour Henoch, le T. est aussi fréquent chez l'enfant que chez l'adulte ; il dit en voir 2 par mois à sa clinique.

A la Policlinique générale de Vienne, Monti, en l'espace de dix ans, relève 242 cas sur un total de 44 652 enfants, la moyenne annuelle oscillant entre 3,5 et 8 p. 1 000 enfants malades. La fréquence du parasite augmente d'année en année et atteint 18 p. 1 000, alors qu'elle est de 10 p. 1 000 chez l'adulte.

Fleischmann déclare que les enfants sont atteints beaucoup plus facilement que les adultes. Levi, à Venise, note en deux ans 27 cas chez l'enfant (Monti). Conta trouve qu'il n'y a point de prédominance dans le jeune âge (Monti) ; Cobbold donne 8 enfants sur 62 cas. Müller découvre 22 fois le T. sur 3 694 autopsies d'enfants; la fréquence serait de 5 à 6 p. 1 000, mais, ajoute-t-il, la proportion dépend des pays.

Krabbe, réunissant 451 cas observés en Danemark de 1869 à 1905, signale le *T. saginata* chez 15 sujets d'un à dix ans et 35 de dix à vingt ans ; le *T. solium* chez 7 de un à dix ans et 5 de dix à vingt ans. A Copenhague également, Schiödte trouve presque toujours le *T. saginata* ; 3 fois le T. *solium*. Lynch, à Buenos-Ayres, sur 137 examens de selles d'enfants d'un à quinze ans, rencontre les œufs de *T. saginata* 6 fois (4,38 p. 100), mais jamais avant deux ans.

En France, vers 1876, Archambault note une augmentation de fréquence du T. chez les enfants; Roger, à la même époque, ne relève que 11 cas en sept ans dans son service. Comby compte 170 cas sur plusieurs milliers d'enfants examinés en onze ans dans un dispensaire de la Villette et pendant huit ans à l'hôpital. Aux Enfants-Malades, en l'espace de quatre mois, de mai à août 1910, 15 enfants nous ont été adressés pour être traités du T. ; et nous n'avons pas vu tous les enfants qui se sont présentés pour ce motif à la consultation au cours de ces quatre mois.

Le T. est donc actuellement assez fréquent chez les enfants à

Paris; cependant, sur 201 examens de selles d'enfants, nous n'avons jamais rencontré d'œufs de Ténias.

Âge des enfants. — Vogel dit que le T. est exceptionnel avant l'âge d'un an, et qu'on ne l'a vraisemblablement jamais rencontré chez le nourrisson; selon Bouchut, il est inconnu chez le nouveau-né, très rare chez le nourrisson, fréquent dans la deuxième enfance; c'est aussi l'avis de Lebert. Odier (de Genève), Rilliet et Barthez disent ne l'avoir jamais vu avant l'âge de quinze mois. Cependant il existe une vingtaine de cas de T. chez des enfants âgés de moins de deux ans (Voy. obs. 501 à 528).

Henoch en cite deux au-dessous d'un an; pour lui, la plupart des cas s'observent entre deux et douze ans; d'après Weisse, le T. n'est pas rare chez le nourrisson.

D'après la statistique de Monti, le T. existe bien chez le nourrisson, mais il est rare à cet âge; son maximum de fréquence est de 1 à 3 ans; de 5 à 8 ans, il est moins commun; vers la puberté enfin on l'observe de nouveau plus souvent.

Le Ténia peut-il exister chez le fœtus? — On trouve partout cités le cas de Müller et celui de Samuel Armor, concernant des enfants de cinq jours. D'après ce que l'on sait de l'évolution du T., on ne s'explique pas qu'il puisse se développer chez un fœtus ou chez un tout nouveau-né. On ne peut admettre que le fœtus ait été infesté par sa propre mère, et nous croyons inutile de discuter l'hypothèse d'après laquelle il aurait avalé un Cysticerque du liquide amniotique. Il est plus probable qu'il s'agit, comme le pense Bérenger-Féraud, de deux faits de simulation.

Sexe. — Lebert enseigne que le T. est plus fréquent chez les filles. Monti trouve 129 filles contre 111 garçons. L'explication donnée par Heller de la prédominance du T. chez les femmes adultes (occupations à la cuisine où elles goûtent à la viande rouge) n'est pas valable pour les enfants. D'ailleurs, Krabbe constate que l'influence du sexe est à peu près nulle dans le jeune âge.

Profession. — Certains auteurs prétendent que les professions relatives à la production, à la vente ou à la préparation des aliments favorisent le développement du T. (bouchers, charcutiers, cuisiniers). Ce facteur, dit Monti, intervient seulement en tant que classe sociale : le ver se développe chez les enfants auxquels leurs parents ont le moyen de donner une alimentation carnée.

Pays. — L'influence du pays tient de même au mode d'alimentation, le T. étant bien plus fréquent dans les contrées où l'on a coutume de manger de la viande peu cuite, en Angleterre par exemple, alors qu'il est rare en Écosse, où l'on soumet la viande à une cuisson convenable.

Saisons. — Il y aurait prédominance en été (Monti) (?).

Origine alimentaire du Ténia. — Le temps est passé où l'on croyait que le ver solitaire des enfants n'était qu' « une suite du peu de conduite des parents » (Sydenham). Tous les facteurs étiologiques précédents mettent en évidence le rôle capital du mode d'alimentation dans le développement du T. C'est à l'époque où on a commencé à traiter les diarrhées chroniques des jeunes enfants par la viande crue pilée que ce rôle s'est manifesté avec netteté. Le fait est signalé pour la première fois par Weisse ; il est confirmé par Gairdner, Trousseau, Archambault, Roger, Dumas (de Cette) : ce dernier conseille d'imbiber la viande pilée d'eau-de-vie ou d'alcool.

La viande de porc donne le T. armé : les juifs de Vienne n'ont pas le ver solitaire (Wawruch) ; celle de bœuf, le T. inerme : en Abyssinie, où tous les indigènes sont infestés dès leur enfance, les musulmans seuls, qui ne mangent point de viande crue, sont indemnes.

Cependant le T. aurait été observé chez des nourrissons exclusivement au lait (Kennedy).

Nombre. — Les faits de T. multiples ne sont pas rares, et le *T. solium* est moins souvent solitaire que le *T. saginata*. Fabre en particulier a trouvé une fois deux, une fois six têtes. La petite malade de Roger avait expulsé sept T.

Associations. — Le T. peut être associé à d'autres parasites intestinaux, en particulier à l'*Hymenolepis nana*.

Fréquence relative du « T. solium » et du « T. saginata ». — D'une façon générale, ce dernier est de beaucoup le plus commun. Toutefois, Ritter, examinant des enfants de la région de Prague, ne trouve qu'exceptionnellement le *T. saginata*. Pour Monti, après deux ans, le *T. solium* est plus fréquent que le *T. saginata*.

Habitat. — Le *T. saginata* et le *T. solium* semblent séjourner dans les premières portions de l'intestin grêle. La tête est dirigée vers l'estomac.

Symptomatologie. — Latence du parasite. — Les auteurs sont unanimes à reconnaître que les T. sont habituellement inoffensifs chez les jeunes enfants (Davaine, Henoch, Monti, etc.). Le signe le plus constant, et souvent le signe unique, est l'expulsion d'anneaux soit avec les selles (*T. solium*), soit dans l'intervalle des selles (*T. saginata*); dans ce dernier cas, le petit malade est tout surpris de trouver des anneaux dans sa culotte.

Cette expulsion se fait spontanément, alors que la santé est de tous points excellente. Cependant il semble à quelques auteurs que certains aliments nocifs pour les T. favorisent cette expulsion : fraises des bois, hareng, sardine, fruits surs, vinaigre, etc. La mère d'un petit malade de Rochebrune faisait remarquer à ce médecin que les selles de la journée étaient remplies de proglottis quand le premier déjeuner était composé de lait. D'où indication du régime lacté (?), qui agirait par l'acide lactique.

Certaines maladies produiraient le même effet : catarrhe chronique de l'intestin, fièvre typhoïde. Par contre, les T. n'ont habituellement aucune influence sur l'évolution des maladies.

Symptômes généraux. — Cependant la présence des T. détermine parfois des troubles vagues, diversement accusés selon les prédispositions du porteur : simples malaises, anxiété, défaillances en rapport avec les repas, prurit nasal ou anal, étourdissements, vertiges, bourdonnements d'oreilles, lassitude, fatigue générale, crampes, etc.

Mais les phénomènes qui attirent le plus l'attention et peuvent égarer le diagnostic sont les troubles digestifs et les troubles nerveux (Voy. ces chapitres); ces derniers sont d'ailleurs fort rares, quoique incontestables.

Hymenolepis nana.

Ce parasite est généralement considéré comme identique au *T. murina* Duj. (non Gmelin) ; celui-ci, répandu dans presque tous les pays chez la Souris, le Rat noir, le Lérot vulgaire, etc., se rencontre à Paris chez deux ou trois Surmulots sur dix. Néanmoins, on ne l'a pas encore signalé en France chez l'Homme. La plupart des observations proviennent d'Italie et d'Amérique et concernent des enfants.

Le nombre des cas publiés dépasse déjà 113. Nous avons relevé 66 garçons (1), 35 filles, 12 faits où le sexe n'est pas indiqué. En outre, certaines publications restent imprécises sur l'âge et même sur le nombre des exemplaires observés.

Sur 49 cas où l'âge est noté, nous remarquons une prédominance des plus nette de quinze mois à sept ans (33 observations, dont 11 dans la septième année et 2 à quinze mois).

La recherche systématique de ce Cestode, entreprise par divers auteurs, italiens pour la plupart, nous permet d'apprécier sa fréquence relative dans diverses régions. Calandruccio, à Catane, relève 23 cas, dont 21 chez des enfants; Venuti examine 214 garçons d'un hospice de Catane et trouve 23 fois l'*H. nana*, alors que ce ver fait défaut chez 100 enfants non hospitalisés. Cima, à Naples, l'observe 4 fois sur 73 enfants. Aux États-Unis, Stiles le rencontre 3 fois sur 39 orphelins; Schloss, sur 230 enfants, en trouve 67 parasités, dont 14, soit 6,08 p. 100, par l'*H. nana*. Ajoutons que Lynch, à Buenos-Ayres, sur 60 examens de selles d'enfants de un à quinze ans, découvre 11 fois des œufs d'*H. nana* sans pouvoir expulser une seule fois de parasites adultes.

L'influence du milieu, la mauvaise hygiène sont notées dans nombre de cas, et plusieurs observations relatent de petites épidémies familiales : 3 enfants de la même famille (Smith) ; 14 enfants appartenant à cinq familles (Schloss).

Le nombre des vers expulsés est toujours considérable; il atteint parfois plusieurs milliers.

Les troubles déterminés par l'*H. nana*, très inconstants d'ailleurs, sont analogues à ceux que provoquent les autres Téniadés, c'est-à-dire surtout des troubles digestifs et nerveux (2).

Hymenolepis diminuta.

C'est également un parasite habituel des Rats et des Souris. La

(1) Ces chiffres ne peuvent nous donner une idée exacte de l'influenee du sexe. Dans les observations isolées, le nombre des filles prédomine ; le fort pourcentage des garçons tient à ce que les recherches systématiques ont surtout porté sur des groupements masculins.

(2) Contrairement à ce que nous avons fait pour les autres vers, nous avons rassemblé en un groupe spécial toutes les observations d'*H. nana*, comme celles des autres vers rares, et nous y renvoyons à propos de chaque affection étudiée.

plupart des cas observés chez l'homme concernent des enfants : les hôtes intermédiaires ne peuvent guère passer inaperçus dans l'alimentation des adultes. Ces hôtes sont en effet un Papillon, la Teigne des farines, un Perce-oreille et deux Coléoptères, qui doivent être ingérés avec le pain.

Nous en avons relevé 12 cas chez l'enfant (4 filles, 2 garçons, 6 de sexe non précisé). L'âge est indiqué dans 7 observations : dix-neuf mois, vingt mois, un, deux, trois, onze et douze ans. Le nombre des vers expulsés, bien moindre que celui d'*H. nana*, ne dépasse pas 4, ce qui explique le peu de symptômes signalés; encore ceux-ci peuvent-ils être attribués à un autre parasite associé, comme l'Asc. (Magalhães).

Drepanidotænia lanceolata.

L'unique observation, chez l'Homme, de ce ver de l'Oie, connu aussi sous le nom d'*Hymenolepis lanceolata*, a été rapportée par Zschokke (1902 *a*, *b*), qui en avait reçu pour détermination deux exemplaires sans tête évacués spontanément, en deux fois, par un garçon de douze ans, à Breslau.

Le parasitisme des espèces de Cestodes des Oiseaux étant en général limité à des hôtes d'un même groupe, la présence de ce ver chez l'homme est tout à fait singulière ; aussi est-on porté à se demander s'il ne s'agirait pas d'un cas de simulation.

Dipylidium caninum.

Le *D. caninum* ou *Tænia cucumerina*, *T. elliptica*, est un parasite fréquent du Chien et du Chat, et c'est par ces animaux qu'a lieu la contamination de l'Homme. Contamination indirecte d'ailleurs, due à un hôte intermédiaire : Trichodecte, Puce du Chien ou du Chat.

Pourquoi les enfants sont-ils plus atteints que les adultes ? Cela tient-il à ce qu'ils consomment plus de laitages, facilement souillés par le Chat ? à ce qu'ils jouent plus intimement avec Chien et Chat ? à ce qu'ils sont plus sensibles à l'helminthiase ou plus simplement à ce que leurs selles sont mieux examinées ? Il est probable que tous ces facteurs interviennent. Mais aucune de ces explications n'est pleinement satisfaisante, et peut-être des recherches attentives et systématiques prouveraient-elles que le parasite est moins rare qu'on ne le pense chez l'adulte.

Il est des cas où le petit malade n'avait ni Chien ni Chat dans son entourage ; cela n'exclut pas l'étiologie précédente, dit Blanchard, car le lait a pu être souillé à la laiterie : l'hypothèse est valable pour les nourrissons élevés au biberon.

La fréquence du *D. caninum* n'est pas très considérable. R. Blanchard, en 1907, en a réuni 61 cas, dont 51 concernent des enfants; nous en avons relevé, depuis cette époque, 5 autres, soit un total de 56 chez l'enfant. La plupart sont relatives à de très jeunes enfants : on en a vu dès la cinquième, la sixième et la septième semaine (3 cas) ; de deux mois à cinq, on note 15 cas ; de six à dix mois, 9 cas; de onze à quinze mois, 4 cas; de seize mois à deux ans, 6 cas ; de deux à cinq ans, 7 cas. Soit 44 cas avant cinq ans, sur les 56 réunis.

La plupart des observations proviennent de Danemark et d'Allemagne ; l'Italie, si riche en autres parasites intestinaux, ne nous fournit que 2 cas, et la France 4.

Quant au nombre des parasites, il semble que le *D. caninum* soit habituellement unique ; on en a pourtant vu plusieurs fois 2 ou 3, rarement, 4, 6, 10, 30, 48, 40 à 50.

Les anneaux du *Dipylidium* sont souvent constatés par hasard, sans que la santé de l'enfant ait subi le moindre trouble.

Dans quelques cas, cependant, on note des symptômes semblables à ceux que produisent les autres Cestodes, en particulier les *Hymenolepis* : troubles digestifs et nerveux, accidents qu'on peut observer aussi chez les chiens.

Le parasite se fixe à la surface de la muqueuse, à la base des villosités; en général, il ne lèse pas l'épithélium ; pourtant il pourrait, d'après Blanchard, s'enfoncer jusqu'au fond des glandes de Lieberkühn, les dilater, dilacérer quelques cellules de revêtement et entrer en contact avec les filets sympathiques : d'où des accidents nerveux de type variable suivant le point lésé de l'intestin.

Davainea madagascariensis.

On ne connaît que 8 observations de ce parasite dans l'espèce humaine ; il n'a d'ailleurs jamais été vu chez les animaux (R. Blanchard). Sur ces 8 cas, 7 concernent des enfants de dix-huit mois à cinq ans, de l'île Maurice, des Comores et du Siam.

Les observateurs n'ont pas indiqué si les œufs se rencontrent dans les fèces ; mais le diagnostic repose, selon Grenet, sur l'expulsion d'anneaux mûrs, vivants et actifs.

La symptomatologie ne paraît présenter rien de particulier. Un malade de Grenet avait des convulsions avec menace de suffocation.

Comme traitement, huile de ricin (Grenet).

Bothriocéphale large (*Diphyllobothrium latum*).

Ce parasite, plus connu sous le nom de *Bothriocephalus latus*, est extrêmement rare chez les enfants, même dans les pays contaminés. Davaine en rapporte plusieurs cas chez des enfants à la mamelle (cas de Wolphius ; de Jackson, dix-neuf mois ; de Withey Gull, fillette de dix-huit mois).

Bérenger-Féraud cite le cas de Breton : une fillette qui évacua en vingt-quatre heures un Bothriocéphale et un *T. solium*.

Il rappelle aussi l'assertion de Magnus Huss, selon laquelle le Bothriocéphale aurait été rencontré chez des nourrissons alimentés exclusivement au sein maternel.

Lereboullet (1876) présente un Bothriocéphale rendu par une fillette qui n'avait jamais quitté Amsterdam. Müller (1894) a vu un jeune garçon des environs de Zurich contaminé par la Perche fluviatile. Schmidt (1900) trouve le Bothriocéphale chez 5,1 p. 100 des enfants de Saint-Pétersbourg. Krabbe (1905), sur 450 sujets porteurs de Cestodes observés en Danemark, n'a pas rencontré un seul enfant bothriocéphalé. Cependant Schiödte a relevé un cas isolé à Copenhague.

Baravalle (1909), à Verceil, constate ce ver chez 1 enfant sur 100. La thèse de Ravaud relate deux faits concernant des adultes qui hébergeaient ce Cestode depuis leur enfance sans en avoir jamais souffert jusque-là.

TRÉMATODES.

Longtemps considérés comme exceptionnels, les Trématodes

de l'intestin sont au contraire relativement fréquents dans certaines régions, par exemple en Indo-Chine (Barrois et Noc).

Nous nous bornerons à signaler ici divers genres observés chez l'enfant : *Fasciola*, *Fasciolopsis*, *Watsonius* (*Cladorchis*), *Heterophyes* et *Dicrocœlium*, renvoyant aux documents qui se trouvent à la fin de cet ouvrage. Mentionnons cependant d'une façon particulière la bilharziose intestinale, parfois associée à la bilharziose vésicale, mais souvent pure et plus bénigne que celle-ci.

Il est difficile, d'ailleurs, au point de vue clinique, de faire la part de la Bilharzie (*Schistosoma Mansoni*) dans la production des troubles constatés, car ce parasite coexiste habituellement avec divers autres : Protozoaires, Trichocéphales, Ascarides, et surtout avec les Ankylostomes, dont le mode d'infestation paraît être le même; aussi peut-on trouver en pareil cas des symptômes d'anémie associés aux troubles dysentériformes.

Quant aux symptômes produits par les Douves intestinales, dit Guiart, ils sont des plus variables. Si certaines d'entre elles, particulièrement petites, semblent inoffensives, la plupart provoquent une diarrhée intense pouvant entraîner la mort. Les selles diarrhéiques sont parfois striées de sang. Les Douves, se nourrissant de sang, déterminent de petites plaies susceptibles d'ouvrir la porte à diverses infections [fièvre typhoïde, choléra, appendicite (?)] (Guiart).

Dans la plupart des cas, la présence des Trématodes n'a été qu'une trouvaille d'autopsie; un examen systématique des selles ou l'emploi du thymol chez les individus suspects permettraient de la reconnaître plus souvent.

Nématodes.

Ascaris lumbricoides.

Étiologie. — Parasite cosmopolite, l'Ascaride lombricoïde, dit à tort Lombric, se développe directement, d'une façon très rapide, surtout dans les milieux chauds et humides (pays tropicaux, mines). Ce développement direct augmente beaucoup les chances d'infestation : pour que celle-ci se réalise, il suffit que des œufs embryonnés pénètrent dans le tube digestif. Or ces œufs proviennent soit des matières des sujets infestés, soit des vers expulsés.

On conçoit que l'infestation sera d'autant plus fréquente que les plus élémentaires notions d'hygiène seront moins observées : dans les campagnes, par exemple, où les matières sont disséminées un peu partout, où les enfants se traînent sur le sol, mangent sans se laver les mains, ou même mangent de la terre : la géophagie, pratique répandue dans de nombreux pays, est responsable d'innombrables infestations.

Ces conditions hygiéniques et ces pratiques dangereuses étant moins habituelles dans les villes, on comprend que les Ascarides y soient plus rares; leur fréquence a beaucoup diminué depuis l'emploi des filtres. Néanmoins les petits citadins (exception faite de ceux qui sont exposés à se contaminer pendant leurs séjours à la campagne, en nourrice ou en vacances) trouvent encore des causes d'infestation dans leur alimentation journalière : fruits et légumes souillés d'engrais humain ou arrosés d'une eau contenant des œufs, usage d'une eau de boisson également contaminée.

Le mode d'alimentation, le genre de vie communs expliquent les soi-disant épidémies de maisons, de casernes, etc., et de pays.

Une condition étiologique encore mal élucidée est la contamination possible par l'Ascaride du porc ; l'identité de ce parasite et de celui de l'homme n'est pas bien établie ; cependant l'observation de Lutz plaide en sa faveur.

Fréquence (Voy. les *Statistiques*). — En France, la fréquence de l'Ascaride est actuellement très variable suivant les régions. A Paris, nous n'avons trouvé que 13 fois des œufs sur 187 examens de selles d'enfants de deux à quinze ans. Si nous ajoutons à ce chiffre deux malades qui avaient expulsé chacun un Ascaride sans que nous ayons découvert d'œufs dans les selles, cela nous donne une moyenne de 8,02 p. 100. La proportion est certainement beaucoup plus élevée dans les campagnes.

La plupart des enfants que nous avons eu l'occasion de voir dans la banlieue de Melun étaient porteurs d'Ascarides et en souffraient. Le Dr Arrault (de Rogny) nous écrit que les Ascarides sont très répandus en Bourgogne et en Puisaye. Dans certains villages de la Meuse, ils sont d'une telle banalité que A. Henry a vu un enfant expulser un Ascaride par la bouche, au milieu de ses jeux, sans s'interrompre pour si peu; cet enfant se contenta de l'écraser en constatant que c'était un de moins.

Garin a trouvé, chez les petits Lyonnais hospitalisés à Giens, une moyenne de 5 p. 100.

Age. — L'Ascaride a été vu chez des enfants en bas âge et même chez des nourrissons au sein. Miller en a vu un chez un enfant de trois semaines exclusivement au sein depuis le troisième jour après la naissance. Il pense que l'infection s'est faite par l'eau qui a dû servir à diluer le lait avant cette date.

Weill et Mouriquand ont observé un cas d'ascaridiose chez un nourrisson de treize mois. Dreyer en cite un de quinze mois.

Néanmoins, c'est surtout après trois ans que ce ver devient commun. Guersant dit qu'à Paris 1 ou 2 p. 100 des enfants de zéro à trois ans hébergent des Ascarides, tandis que de trois à dix ans la proportion atteint 1 p. 20.

Personnellement, nous n'avons pas trouvé d'œufs d'Ascarides dans les selles des enfants âgés de zéro à deux ans. Par contre, sur 20 enfants ayant expulsé des Ascarides, spontanément ou après traitement, 1 était âgé de dix-neuf mois, 1 de vingt et un mois, 2 de deux ans et 1 de vingt-huit mois.

Sexe. — Il ne paraît avoir aucune importance.

Saison. — Même remarque.

Constitution. — Il est classique de répéter que les Ascarides se développent surtout chez les sujets lymphatiques, faibles, scrofuleux. La vérité est que ces états sont grandement favorisés par les mêmes causes qu'on retrouve à l'origine de l'infestation vermineuse : mauvaise alimentation, hygiène défectueuse.

Épidémie et endémie. — Ce chapitre d'historique ne s'est enrichi d'aucun fait notable depuis la publication de l'ouvrage de Davaine ; nous renvoyons à la thèse de Julien Raspail, où il est remarquablement exposé.

Signalons seulement les faits rapportés par Müller de la Fuente : apparition subite, en masse, des Ascarides dans une circonscription limitée; dans un village, presque tous les enfants tombèrent malades dans l'espace de trois jours et présentèrent les phénomènes les plus graves ; deux même moururent dans le collapsus. Une autre fois, tous les écoliers d'une bourgade furent atteints en quelques jours de signes menaçants, alors que rien auparavant n'avait pu faire songer chez eux à la présence des vers intestinaux.

Nombre. — Il est habituel d'observer plusieurs Ascarides chez le même individu.

Parfois, en particulier dans les régions tropicales, on en constate un nombre considérable, voire extraordinaire.

Levacher, cité par Gallier, dit qu'il est commun de voir, aux Antilles, des enfants encore en bas âge, rendre en quelques jours par la bouche et par l'anus jusqu'à 400 et 600 lombrics.

La littérature helminthologique contient diverses observations publiées à ce titre exclusif [Haumann, Martin (D.-T.), Nevermann, Rilliet, Pole, etc.]. Bouchut se demande comment 203 Ascarides ont pu tenir dans l'intestin d'une fille de deux ans : il y a défaut de proportions, dit-il, entre le volume de ces vers et la cavité du tube digestif. Ce chiffre est pourtant négligeable à côté de ceux, partout cités, de Petit (2 000 vers en cinq mois) et de Fauconneau-Dufresne (5 000 vers en trois ans, dont 600 le même jour). Notons d'ailleurs que le nombre est un facteur insignifiant dans l'intensité des accidents.

Inversement, un sujet peut n'héberger qu'un seul Ascaride; chez trois enfants qui avaient expulsé chacun un ver, l'examen des selles, plusieurs fois répété à la suite de cette expulsion, étant resté négatif et le traitement anthelminthique sans effet, nous croyons pouvoir affirmer qu'il n'y avait qu'un seul parasite (1).

Habitat. — L'Ascaride siège normalement dans l'intestin grêle, mais nous verrons qu'il peut émigrer par les voies naturelles dans les diverses annexes du tube digestif et dans l'appareil respiratoire; dans des cas pathologiques, il peut franchir les parois intestinales et être retrouvé dans le péritoine.

Associations parasitaires. — C'est un fait courant de rencontrer l'Ascaride associé à d'autres parasites intestinaux, en particulier au plus banal de tous, le Trichocéphale. Sur les 13 cas où nous avons trouvé des œufs d'Ascarides dans les selles, une seule fois les œufs de Trichocéphales étaient absents. Cliniquement, sur 20 cas d'ascaridiose reconnue, nous avons constaté 2 fois l'association des Oxyures avec les Ascarides.

Symptômes. — A côté des cas où ils déterminent quelqu'une des nombreuses affections que nous étudions plus loin, il est

(1) Les selles de l'un d'eux, examinées avant l'expulsion du ver, contenaient des œufs.

extrêmement fréquent que les Ascarides ne manifestent leur présence par aucun symptôme; du moins les troubles provoqués sont-ils si minimes qu'ils n'attirent point l'attention des parents. Baginsky déclare qu'il n'a jamais observé d'autres signes qu'un peu de pâleur, de faiblesse et d'apathie; encore dit-il ne pouvoir affirmer qu'ils ne sont pas l'expression d'une dyspepsie concomitante.

C'est l'expulsion des vers par la bouche ou par l'anus qui le plus souvent révèle leur existence. Cependant, si on veut bien observer attentivement les faits, on verra que cette expulsion s'accompagne souvent de petits malaises tels qu'un peu de diarrhée ou de fièvre, la santé redevenant d'ailleurs bien vite excellente après le rejet des vers. Nous pensons qu'une sémiotique en éveil doit toujours envisager la possibilité des Ascarides chez un enfant qui présente ces petits malaises insignifiants, vagues, déconcertants, pour lesquels on recourt souvent au médecin.

De quelques causes favorisant l'expulsion des Ascarides. — Souvent l'issue des vers, soit par la bouche, soit par l'anus, paraît absolument spontanée. Cependant une courte enquête permettrait, d'habitude, de découvrir quelque cause : absorption d'un aliment nocif, comme cela se verrait pour les Ténias; prise de médicaments également nuisibles, tels que les purgatifs et les vomitifs courants; lavement simple (nous l'avons observé trois fois); début de maladie infectieuse (nous l'avons constaté au commencement d'une rougeole chez un garçon de quatre ans); poussée fébrile (1); chloroformisation.

L'action nocive du chloroforme sur les helminthes est si bien connue que l'eau chloroformée figure sur la liste des anthelminthiques; mais, ce qui est moins signalé, c'est l'action du chloroforme employé comme anesthésique général. Il n'est pas exceptionnel, dans un service actif de chirurgie infantile, comme celui de notre maître, M. Broca, de voir plusieurs fois par an des enfants expulser, du deuxième au cinquième jour après une opération, un ou plusieurs Ascarides, soit vivants, soit morts, macérés, à demi digérés.

(1) Voy. *Fièvre*, p. 71.

Note sur la présence du sang dans l'organisme de l' « Ascaris lombricoides ». — Askanazy, traitant des Ascarides par le ferro cyanure de potassium et constatant la présence de fer, conclut que ce fer vient de l'hémoglobine. D'autres auteurs ont trouvé des globules rouges dans l'intestin de ces vers. Nous avons broyé des Ascarides et nous avons soumis le liquide obtenu au réactif de Meyer (phénolphtaléine) : nous avons toujours obtenu une réaction positive, généralement intense. Nous nous étions assuré, bien entendu, que les selles où avaient été recueillis ces vers ne donnaient pas la réaction.

Ascaris maritima et *Belascaris mystax.*

Le premier de ces Nématodes n'a été observé qu'une fois (vomi par un enfant, au Groenland) ; encore s'agit-il probablement d'un pseudo-parasite.

Quant au *Belascaris mystax*, parasite commun du Chat domestique et de divers Félins sauvages, il se développe comme l'*Ascaris lombricoides* et se manifeste par les mêmes signes cliniques. La source d'infestation, pour l'homme, est représentée par le Chat domestique ; cette notion dominera la prophylaxie.

Oxyuris vermicularis.

L'*étiologie* de l'oxyurose est assez semblable à celle de l'ascaridiose. Cependant les embryons de l'Oxyure vivant peu dans l'eau, celle-ci n'aurait qu'un rôle secondaire. Les matières fécales sont toujours la principale source d'infestation, le transport des œufs jusqu'au tube digestif pouvant se faire par l'intermédiaire des mouches, des fruits, des légumes.

L'infestation familiale est très fréquente : nous avons vu un nourrisson de neuf mois nettement contaminé par sa mère.

Il en est de même de l'auto-infestation : l'enfant se gratte l'anus, puis mange sans se laver les mains ; c'est là une des raisons de la ténacité parfois extrême de ces parasites.

C'est sur ces considérations que sera fondée la prophylaxie de l'oxyurose.

Frœhlich rapporte un cas fort intéressant de contamination : le voisin de lit du petit malade à l'abcès périrectal (Voy. obs. 347), qui était lui-même porteur d'un anus contre nature, présenta des Oxyures sur sa plaie; or il avait aidé plusieurs fois au pansement de son camarade. La durée nécessaire à l'éclosion des œufs aurait été de huit jours au plus (Leuckart admet quatorze jours).

Fréquence. — La fréquence réelle de ce parasite ne peut être appréciée exactement, car ses œufs, nous l'avons dit, ne se rencontrent que très exceptionnellement dans les selles, quoi qu'en disent certains auteurs. Braun écrit qu'on trouve à peine quelques œufs, assertion que Schöppler considère comme invraisemblable; selon Jaksch, on en verrait presque toujours dans les fèces des enfants âgés.

Cette rareté des œufs dans les selles tiendrait-elle à ce que la ponte ne s'effectue pas dans l'intestin? Les constatations qu'a faites A. Henry (1) sur sa propre fillette tendraient à le prouver : après chaque selle, les vers expulsés s'entouraient bientôt d'un dépôt blanchâtre, qui n'était autre qu'un amas d'œufs.

On pourra se faire une opinion approximative de la fréquence des Oxyures à Paris d'après nos examens d'appendices (Voy. *Supplément*).

Sur 119 appendices d'enfants de deux ans et demi à quinze ans, 58 contenaient des Oxyures; sur 81 enfants de zéro à quinze ans, morts d'affections diverses, 33 avaient des Oxyures dans l'appendice. Étant donné que la majorité des enfants du premier groupe étaient âgés de huit à treize ans, ceux du second de zéro à quatre ans, nous pouvons réunir ces deux statistiques, ce qui nous donne comme moyenne, de zéro à quinze ans, 45,5 p. 100 d'enfants porteurs d'Oxyures.

Sans doute les Oxyures sont-ils plus répandus dans la clientèle hospitalière et dans la classe moyenne, nous dit le Dr. E. Périer; mais il y en a pourtant, même dans les familles les plus aisées, lorsque les enfants ne sont pas parfaitement tenus; « alors ils pullulent et font le tour de la maison après la nursery » !

Age. — L'Oxyure se voit à tout âge; Heller l'a signalé chez un enfant de cinq semaines. Nous l'avons rencontré chez des nourrissons de cinq et de neuf mois.

A l'examen de 22 appendices d'enfants de zéro à deux ans,

(1) A. Henry (d'Alfort), *Communication orale.*

prélevés à l'autopsie, nous avons rencontré 5 fois des Oxyures : 1 garçon de huit mois en montrait un très grand nombre ; les 4 autres cas concernent des garçons âgés de seize, dix-sept, dix-huit et vingt-trois mois. Sur six enfants de deux ans, nous l'avons vu 2 fois (1 G., 1 F.).

Sexe. — Il ne paraît pas avoir d'importance, au moins chez les enfants. Les femmes sont évidemment plus exposées à être contaminées par leurs enfants.

Habitat. — L'Oxyure a été longtemps considéré comme localisé à la partie terminale du gros intestin. Or sa fréquence dans l'appendice est bien connue aujourd'hui. Nous avons trouvé l'Oxyure dans près de la moitié des cas d'appendicite chez les enfants, et dans une proportion un peu moindre dans des appendices provenant d'autopsies quelconques.

Le séjour des vers dans l'appendice rend compte des difficultés qu'on éprouve à les faire disparaître complètement. Les premiers stades de leur développement s'effectuent plus haut encore, dans l'intestin grêle. Still a trouvé des jeunes à 45 pouces au-dessus de la valvule iléo-cæcale ; plusieurs fois, cet auteur a vu des adultes juste au-dessus de la valvule ; dans l'appendice, nous avons rencontré surtout des adultes.

Fixation et pénétration des Oxyures dans la paroi intestinale. — Il est aujourd'hui hors de conteste que les Oxyures peuvent se fixer dans la paroi intestinale ; nous possédons une pièce d'appendicite tout à fait démonstrative à cet égard (Voy. *Supplément*, obs. 117).

Les Oxyures ont été constatés dans la paroi même d'appendices malades (Voy. *Appendicite*) ; mais ce qui montre que leur rôle pathogène est purement contingent, c'est qu'on les a observés aussi avec la plus grande évidence dans la paroi intestinale parfaitement saine (Unterberger).

Wagener, puis Edens, avaient bien vu des Oxyures enkystés dans la sous-muqueuse, au milieu d'une masse calcifiée. Mais cela n'établissait pas que ces vers eussent perforé activement l'épithélium normal, car on pourrait objecter, comme le fit Wagener lui-même, que les parasites s'étaient enfoncés dans une plaque de Peyer suppurée. Ultérieurement, Wagener découvrit un Oxyure enfoncé dans la muqueuse d'un appendice qu'il considérait comme normal, en dépit d'une zone d'injection vasculaire, l'examen histologique n'ayant pas été fait.

Unterberger (1908) réussit à démontrer la réalité de la pénétration des Oxyures dans la paroi intestinale tout à fait intacte. Mais, comme il le fait remarquer, il est nécessaire, pour cette recherche, que les pièces soient fixées aussi fraîches que possible, car les parasites semblent abandonner rapidement la muqueuse après la mort de l'hôte, ainsi qu'Askanazy l'avait montré pour le Trichocéphale.

Unterberger se demande ce qui pousse le parasite à pénétrer dans la muqueuse; cette pénétration lui semble justifier l'opinion d'après laquelle il tirerait ses aliments de la paroi intestinale. « Quels sont ces aliments ? je ne puis le dire en vérité; cela ne paraît pas être du sang ; il ne semble pas que ce soit de l'hémoglobine, car la réaction du fer avec le ferrocyanure de potassium et l'acide chlorhydrique fait défaut. Cela a été déjà affirmé par Askanazy » (Unterberger).

De notre côté, nous avons traité par le réactif de Meyer des Oxyures broyés ; mais, contrairement à ce que nous avions constaté avec les Ascarides, nous n'avons obtenu que des résultats négatifs.

On pourrait aussi se demander si les parasites ne pénètrent pas dans la paroi pour y effectuer leur ponte (interprétation du cas de Ruffer concernant un adulte).

Migration des Oxyures à travers la paroi intestinale. — Elle n'est fondée que sur l'interprétation donnée par Vuillemin du cas de Frœhlich.

Trichocephalus trichiurus.

Étiologie. — L'étiologie de la trichocéphalose est de tous points semblable à celle de l'ascaridiose. La contamination par l'eau de boisson souillée devrait être très souvent incriminée, et Guiart cite le cas de Burckart, assez significatif à cet égard : cet auteur a observé une véritable épidémie d'affections causées par le Trichocéphale dans une pension où les citernes d'eau potable communiquaient par des infiltrations avec les latrines.

Age. — Wrisberg a vu le Trichocéphale chez des enfants de deux ans. Nous ne l'avons jamais rencontré avant cet âge. Pagliara dit l'avoir vu chez 12,5 p. 100 des enfants alimentés artificiellement, et sur 8 nourrissons de plus d'un an, à l'allaitement mixte. Baravalle en a trouvé 3 fois : dans ces cas, la contamination par l'eau souillée ne paraît pas douteuse.

Fréquence. — Cosmopolite comme les précédents, ce parasite est, dans certains pays (Voy. les *Statistiques*), spécialement en France, le plus fréquent. A quoi cela tient-il ? L'explication que Guiart donne de ce fait est assez plausible : médecins et mères de famille s'attaquent volontiers à l'Oxyure et à l'Ascaride ; mais le Trichocéphale passe inaperçu et peut se disséminer à loisir. Dans un pays donné, cette fréquence même est très variable ; ainsi, en ce qui concerne la Russie, le Trichocéphale est tout à fait exceptionnel en Finlande ; à Varsovie, au contraire, selon Prjevosky, on le trouve dans un tiers des autopsies pratiquées à l'hôpital de l'Enfant-Jésus (Stcherbak). A Paris, Brumpt, le recherchant dans le cæcum des enfants de un à quinze ans, le découvre dans 38 p. 100 des cas. Les examens de selles établissent que la fréquence des œufs ne descend pas, chez les enfants, au-dessous de 60 p. 100, bien que Garin, à Giens, ne trouve que 30 p. 100 ; il y a donc désaccord entre les résultats de ces examens et ceux de la recherche directe dans le cæcum. Il serait par conséquent d'un grand intérêt de multiplier, dans les divers pays et aux divers âges, les recherches statistiques minutieuses comme celle que vient de faire Balland chez les adultes morts dans les hôpitaux de Paris (typhiques exceptés). Si, de plus, concurremment à l'inspection nécropsique des cæcums et appendices, on pratiquait l'examen microscopique des matières prélevées à la partie terminale du rectum, on aboutirait peut-être à des résultats intéressants concernant la localisation des Trichocéphales et la valeur de l'examen des selles. On verrait, en effet, si les œufs font défaut alors qu'il existe des vers dans l'intestin, et inversement s'il existe des œufs alors que le cæcum ne contient pas de vers ; il conviendrait alors de chercher ceux-ci ailleurs, dans l'intestin grêle par exemple.

Habitat. — En effet, s'il est classique d'admettre que le cæcum est l'habitat presque exclusif du parasite, Guiart, à l'appui de ses idées sur la pathogénie de la fièvre typhoïde (Voy. p. 76), admet que le Trichocéphale se tient également dans l'intestin grêle. Sans doute l'y a-t-on parfois constaté ; Wrisberg l'a rencontré dans le duodénum ; mais, jusqu'à plus ample informé, nous devons considérer cette localisation comme non habituelle. De nouvelles recherches s'imposent.

Le Trichocéphale se rencontre parfois dans l'appendice. Nous l'avons trouvé 1 fois sur 119 dans les appendices opérés, 6 fois sur 81 dans des appendices d'autopsie.

Enfin on peut le voir dans le côlon. On ne l'a jamais signalé dans l'estomac.

Nombre. — Les Trichocéphales sont en général peu nombreux. Cependant Moosbrugger en a compté près de 900 (442 mâles et 447 femelles), et Cima 450 (223 mâles et 227 femelles). Le seul cæcum que nous ayons examiné, au hasard d'ailleurs, contenait 28 Trichocéphales (14 mâles et 14 femelles) (1). Il s'agissait d'une fillette morte de scarlatine grave.

Fixation du Trichocéphale sur la muqueuse intestinale. — La pénétration de la partie antérieure du Trichocéphale dans la muqueuse intestinale est un fait bien établi et facile à constater, pourvu que l'examen soit fait peu de temps après la mort.

Dans le cas unique d'appendicite où nous avons trouvé un Trichocéphale, celui-ci n'offrit aucune résistance, il est vrai, mais la tête manquait : il en est peut-être souvent ainsi.

La tête s'implante donc bien dans la muqueuse.

Mais nous ne connaissons pas d'observation où un Trichocéphale ait pénétré entièrement dans la muqueuse, comme on le voit pour les Oxyures.

Pourquoi le parasite se fixe-t-il ainsi ? Sans doute pour se nourrir de sang, comme l'ont montré Askanazy, Guiart et Garin (Voy. p. 124).

Symptomatologie. — Le Trichocéphale donne assez rarement lieu à des troubles sérieux; d'autre part, ceux qu'il provoque sont souvent méconnus. Néanmoins, on voit de temps à autre des cas d'anémie trichocéphalienne, des troubles digestifs plus ou moins graves qu'on a voulu individualiser sous le nom d'entérite trichocéphalienne; des troubles nerveux auxquels Stcherbak a consacré une étude impartiale, approfondie et prolongée, qui contraste avec bien des travaux hâtifs ou tendancieux.

(1) A noter, dans ces cas, le nombre sensiblement égal des mâles et des femelles.

Cet auteur estime que le nombre des Trichocéphales a une importance considérable dans la détermination des accidents, mais il ajoute qu'il faut tenir compte aussi de l'idiosyncrasie des sujets, et peut-être également des maladies des parasites eux-mêmes (?).

Ankylostoma duodenale.

Nous n'envisagerons guère ici que cette espèce, les documents relatifs au *Necator americanus* étant encore très restreints.

Contrairement à la plupart des autres parasites intestinaux, l'Ankylostome est plus rare chez l'enfant que chez l'adulte; les individus les plus exposés à la contagion, par profession, sont en effet les hommes adultes.

Quelques chiffres donnent une idée de cette rareté relative. Mathis et Léger ont observé, au Tonkin, que les enfants étaient manifestement moins parasités que les adultes (27,19 p. 100); sur 62 Européens, 9 étaient porteurs d'Ankylostomes, dont 2 enfants de six et huit ans. A Cuba, toute la population serait atteinte (Ahsford, King et Gutierrez). Arslan, enquêtant dans les provinces de Padoue et de Venise, trouve 21 enfants parasités, dont 5 de deux à cinq ans, 10 de cinq à dix ans, 6 de dix à quinze ans. Tous appartenaient à la classe pauvre ou étaient entourés de porteurs d'Ankylostomes. Gobert et Catouillard, faisant des recherches en Tunisie, ne donnent pas de chiffre spécial pour les enfants, mais ils notent que 60 p. 100 des porteurs d'Ankylostomes étaient géophages dans leur enfance. Brimont, sur 6 enfants appartenant au personnel des îles du Salut, en trouve 2 (de deux ans et demi et de douze ans) parasités. Ajoutons que Galli-Valerio a observé à Lausanne le *Necator americanus* chez un enfant ayant séjourné au Brésil.

L'Ankylostome est souvent associé à d'autres parasites, mais, lorsqu'il détermine des troubles de la santé, il marque sa prépondérance clinique par l'anémie.

ACANTHOCÉPHALES.

Echinorhynchus hominis.

Sous ce nom, Lambl a décrit, en 1859, un parasite qu'il avait rencontré à Prague, le 9 août 1857, dans l'intestin grêle d'un garçon de neuf ans, mort de leucémie à la clinique de Löschner.

Il s'agit vraisemblablement d'un parasite d'animal, égaré chez l'homme.

Gigantorhynchus moniliformis.

L'Échinorhynque moniliforme vit dans l'intestin du Campagnol des champs, du Hamster, du Surmulot et du Loir des forêts. Il a pour hôtes intermédiaires un Coléoptère, le *Blaps mucronata*, et un Orthoptère, le *Periplaneta americana*.

Grassi et Calandruccio en ont provoqué le développement expérimental dans l'intestin de l'un d'eux. En 1887, ils avaient trouvé dans les fèces d'une petite fille des environs de Catane des œufs qu'ils supposent pouvoir rattacher à cette espèce.

Ce parasite s'expulse bien à l'aide de l'extrait éthéré de fougère mâle.

PATHOGÉNIE DES TROUBLES DÉTERMINÉS PAR LES VERS INTESTINAUX.

L'étude des lésions provoquées par les vers intestinaux sera faite à l'occasion de chaque affection particulière. Il en sera de même pour la pathogénie. Cependant nous croyons utile de résumer ici les conceptions actuelles sur le rôle pathogène des vers intestinaux.

Action mécanique. — Les vers agissent par leur seule présence, en s'opposant au cours normal du contenu intestinal (occlusion par paquets d'Ascarides) ; ils peuvent favoriser une invagination.

Action traumatique. — Elle peut être de deux ordres :

Active : les vers érodent le revêtement intestinal par leurs crochets (Ténias), par leur appareil buccal (Ankylostomes) ; ils pénètrent dans la paroi intestinale (Trichocéphales, Oxyures) et pourraient même la perforer (Trichines) ;

Passive : les parois intestinales distendues par un paquet d'Ascarides s'amincissent, se sphacèlent et se perforent.

Action spoliatrice. — Ils soustraient à l'hôte une certaine quantité de chyme, ou surtout du sang (Ankylostomes, Trichocéphales, Ascarides).

Action réflexe. — Ils irritent les terminaisons du sympathique, d'où convulsions, méningisme, etc.

Action toxique. — Ils sécrètent des substances toxiques (1), particulièrement des substances hémolysantes capables de déterminer des anémies graves, voire mortelles (Bothriocéphales, Ankylostomes). Dans les anémies, en effet, l'action spoliatrice n'aurait qu'un rôle secondaire, le rôle primordial revenant aux toxines. De même les troubles réflexes ne seraient habituellement qu'une des formes de l'intoxication (Ascarides surtout).

Action inoculatrice. — Ce serait le complément de l'action traumatique ; les vers, en se fixant sur la muqueuse, en la pénétrant, ou simplement en érodant l'épithélium, favoriseraient l'inoculation des microbes de la flore intestinale *in situ*, d'où abcès minuscule, ulcération, puis perforation (appendicite) ; d'où, aussi, point de départ d'une infection générale (fièvre typhoïde, septicémie colibacillaire, etc.). D'autres fois, l'action inflammatoire se traduit par des troubles intestinaux locaux.

Il est probable qu'aucun de ces facteurs n'est exclusif et que, dans chaque cas particulier, plusieurs d'entre eux s'associent.

Le rôle pathogène des parasites intestinaux, sans doute très inégal, n'en est pas moins actuellement hors de conteste.

On s'explique, par l'exposé de cette pathogénie complexe, pourquoi les vers intestinaux n'ont pas de symptomatologie personnelle. Toutes leurs manifestations sont des symptômes d'emprunt ; ils peuvent occasionner les tableaux cliniques les plus différents, soit qu'ils agissent comme simples agents étiologiques d'une affection classée [appendicite, fièvre typhoïde (?), anémie, etc.], soit qu'ils déterminent des troubles autonomes (tumeurs abdominales, péritonite, méningite, etc.), et l'on conçoit qu'ils prêtent à des erreurs de diagnostic extrêmement variées.

(1) En broyant des Ascarides conservés dans du sérum formolé à 2 p. 100, notre garçon de laboratoire reçut dans l'œil quelques gouttes du produit ; il présenta pendant quelques jours une réaction conjonctivale assez intense. Ce cas est analogue à ceux qui ont été signalés par maints observateurs, par A. Railliet, entre autres.

DEUXIÈME PARTIE

ÉTUDE CLINIQUE

1° Troubles nerveux.

Étiologie et pathogénie générales des troubles nerveux dus aux helminthes.

L'étude des faits met en lumière un certain nombre de conditions favorables et quasi indispensables à l'éclosion des phénomènes nerveux chez les enfants porteurs d'Ascarides.

Tout d'abord, en ce qui concerne le sexe, bien que beaucoup d'observations omettent de le signaler, il ne paraît pas douteux que les filles sont plus sujettes à ces accidents que les garçons.

La prédominance dans la seconde enfance est un fait d'ordre général en matière d'helminthiase. Pourtant l'âge peut avoir son influence sur la modalité clinique des accidents : c'est ainsi que, dans la première enfance, on observe plutôt des convulsions (cas de Heim, par exemple) ou des phénomènes méningés (Taillens).

Nous n'insisterons pas sur le tempérament lymphatique ; mais, par contre, ce qui ressort avec la plus grande évidence de toutes les observations, c'est la *prédisposition nerveuse*, tant héréditaire que personnelle.

Ceci étant admis, quel est le mode d'action des vers ?

Nombre d'auteurs considèrent qu'ils agissent par leur seule présence, à la façon de tout corps étranger.

Guermonprez rapporte un certain nombre de cas curieux où les convulsions ont eu pour point de départ une boulette de papier (Dujardin-Beaumetz), un cheveu, un épi de seigle.

Cependant, à côté de ces faits intéressants, il est patent que l'intestin est d'une complaisance rare à l'égard des corps étrangers. De plus, Taillens fait remarquer très judicieusement qu'on ne connaît pas de méningisme provoqué par des jouets, des cailloux.

Il était naturel de ne pas considérer comme négligeables les mouvements actifs des helminthes ; aussi a-t-on invoqué leur *action mécanique.*

Luton considère comme la cause des réflexes la *titillation* de la muqueuse par les vers. Trousseau parle de vellication (*vellicare*, chatouiller), ce qui revient au même. D'après cette donnée, il semblerait que l'intensité des troubles fût en rapport avec le nombre des vers et avec leurs dimensions. Roche et Sauton, dont l'opinion n'est guère partagée, attribuent les accidents graves, tels que les convulsions, à l'*arrivée des vers dans l'estomac.*

On a objecté que cette hypothèse des mouvements vitaux n'explique pas pourquoi les accidents réflexes sont bien plus souvent le fait des Ascarides que des Ténias.

Bien que les mouvements actifs des vers puissent ne pas être négligeables, il semble que cette action mécanique ne soit pas suffisante à expliquer les troubles observés. Aussi a-t-on de plus en plus tendance, aujourd'hui, à attribuer une importance primordiale à la *théorie toxique* : les phénomènes nerveux seraient dus à l'action des poisons sécrétés par les vers sur les centres encéphalo-médullaires, plus ou moins susceptibles selon l'hérédité ou les tares acquises du sujet. Il y aurait lieu, en outre, de tenir compte de l'état du milieu intestinal, qui annihile ou exalte la puissance nocive du parasite, ou demeure sans influence sur elle. Il reste à savoir en outre si le ver ne sécrète ses poisons que dans des conditions où le terrain lui permet cette exaltation de virulence (Taillens).

Nous n'insisterons pas plus longuement sur ces considérations pathogéniques générales, et nous verrons, à propos de chaque affection, les modifications à y apporter.

Pseudo-méningite.

Méningisme vermineux.

Jadis, lorsqu'on voyait guérir une méningite, on pensait avoir commis une erreur de diagnostic. Plus tard on admit que peut-être certaines lésions méningées très légères étaient susceptibles de guérison. Bouchut décrivit, en 1868, des pseudo-méningites dans lesquelles l'inflammation s'arrêtait à la phase congestive. En 1894, Dupré proposa d'appliquer le terme de *méningisme* « à l'ensemble des symptômes éveillés par la souffrance des zones méningo-corticales et indépendants de toute altération anatomique saisissable ». Sous cette expression, il groupait des faits séparés par leur étiologie immédiate, mais rapprochés par leur tableau symptomatique, leur défaut de substratum anatomique appréciable, leur apparition sur terrain névropathique. Les causes capables de provoquer le méningisme chez les prédisposés étaient d'ordre émotif (hystérie), réflexe (helminthiase intestinale, évolution dentaire laborieuse, etc.), infectieux (pneumonie, etc.), ou toxique (alcool, santonine, urémie, etc.). Le pronostic, bénin dans les cas de méningisme hystérique ou réflexe, comportait quelques réserves dans le dernier groupe.

Depuis lors, la ponction lombaire est venue modifier ces conceptions. Dans le *Manuel de médecine*, Dupré écrit que le plus souvent la simulation de la méningite relève de l'hystérie, et que, chez les enfants, l'agent provocateur le plus fréquent de cette forme d'hystérie est représenté par l'helminthiase intestinale. Il ajoute qu'un grand nombre d'observations, parmi lesquelles il n'est que juste de rappeler celles de Bouchut, démontrent la vérité de cette relation entre l'affection vermineuse et l'éclosion de symptômes nerveux capables de simuler complètement une méningite, et en particulier la méningite tuberculeuse.

En 1905, dans le *Traité des maladies de l'enfance*, de Grancher et Comby, il expose les faits antérieurs sous les deux rubriques de méningisme hystérique, d'une part, et de méningisme réflexe, de l'autre. Les faits rangés dans le second groupe reconnaissent trois facteurs principaux : l'helminthiase intestinale, la coprostase, la dentition laborieuse. Cliniquement les faits sont indiscutables, mais, au point de vue pathogénique, le champ des hypothèses reste ouvert : l'helminthiase, la constipation chronique, — et nous pouvons ajouter les troubles intestinaux si fréquents dans l'helminthiase, — sont des sources d'infections et d'intoxications intestinales. Aussi peut-on se demander si quelques-uns des cas de méningisme dit réflexe ne rentrent pas dans le cadre des syndromes méningés d'origine toxi-infectieuse.

Telles sont les idées de Dupré sur le méningisme.

Roesch, en 1895, cite incidemment l'helminthiase dans l'étiologie du méningisme.

Meara, dans un travail récent sur les états qui simulent la méningite, accepte le méningisme, sans toutefois signaler l'helminthiase parmi ses causes.

Mais le méningisme même, après avoir fait fortune pendant quelques années, a soulevé de vives oppositions, et nombre de médecins ne l'acceptent pas à l'heure actuelle. Nobécourt et Voisin, en 1904, nient expressément l'existence du méningisme. Bessonnet, dans une revue toute récente, l'envisage ainsi : « Pour lui conserver sa physionomie particulière, il est indispensable que nous le considérions comme un simple réflexe sans participation aucune des méninges ; c'est-à-dire que, chez un sujet prédisposé, hystérique par exemple, l'action seule des toxines sur l'écorce cérébrale produira le tableau clinique d'une méningite. Il est évident que réduire dans cette proportion le cadre du méningisme, c'est déjà presque le supprimer ; mais, même ainsi compris, il ne repose que sur une hypothèse qu'aucun examen anatomo-pathologique négatif n'est venu confirmer. »

Hutinel et Voisin (1909) signalent le méningisme vermineux à l'occasion des réactions méningées dans les infections du tractus gastro-intestinal. Pour eux, la pathogénie classique, qui voyait dans ces cas des phénomènes d'ordre réflexe, n'est plus admissible ; il est possible cependant, remarquent-ils, que les produits toxiques sécrétés par ces parasites ajoutent leur action nocive à celle provenant d'affections gastro-intestinales concomitantes. Les infections du tractus gastro-intestinal sont, après celles de l'appareil respiratoire, celles qui occasionnent le plus souvent l'apparition des symptômes méningés. Rilliet et Barthez connaissaient bien la « forme méningitique de la diarrhée ».

Or, dans ces cas, selon Hutinel et Voisin, il ne s'agit que rarement de méningite à proprement parler, car la ponction lombaire donne issue d'ordinaire à un liquide clair, sans altération.

Nous admettons de même qu'il ne s'agit pas de méningite. Or, si on rejette le terme de méningisme, comment nommer ces accidents qui simulent à s'y méprendre la méningite tuberculeuse et dont l'existence est hors de discussion. Il faut reconnaître que le mot « méningisme » est fâcheux, car les troubles qu'il veut désigner n'ont rien à voir avec les méninges. Tous les symptômes dits méningés sont des symptômes d'emprunt, d'origine encéphalique. Aussi, pour éviter toute confusion, emploierons-nous dorénavant le terme de *pseudo-méningite*, qui ne préjuge rien.

Ces données préliminaires un peu longues, mais indispensables, étant exposées, nous étudierons les observations publiées et chercherons à en dégager quelques conclusions.

La rubrique « méningite » n'existe pas dans Davaine. Les cas anciens de Pascal (1818), relatifs au Trichocéphale, sont des plus douteux. Il faut arriver à Fidelin (1873) pour trouver une mention sérieuse de ce genre d'accidents ; encore cet auteur les classe-t-il parmi une série d'affections pseudo-cérébrales ; il signale 8 cas de méningite attribués aux vers, chez des enfants âgés de moins de quatorze ans ; lorsque l'autopsie a été faite, elle n'a pas révélé de lésions des méninges ; seule, la présence d'Ascarides dans le tube digestif a pu rendre compte des troubles. Cependant, dès 1863, Lebon avait attiré l'attention sur ces faits ; à l'aide de nombreuses observations personnelles, il avait cherché à établir le diagnostic entre la méningite vermineuse et la méningite tuberculeuse.

Toutes les observations publiées comme accidents méningés, que nous rapportons, ne sont pas également probantes.

Nous devons tout d'abord éliminer les cas où l'helminthiase coexiste d'une façon toute fortuite avec une méningite authentique (Bouchut, Triboulet, Ribadeau-Dumas et Ménard).

Ces derniers auteurs partent de ce fait pour n'accepter qu'avec les plus grandes réserves le diagnostic de méningisme vermineux ; c'est, à notre avis, un tort de tirer argument d'une exception pour mettre en doute la règle.

Que les vers intestinaux puissent déterminer des phénomènes d'apparence méningitique propres à induire en erreur le plus avisé clinicien, nul ne le saurait nier.

Sans doute, il arrive que le tableau clinique ne prête que peu à la confusion, et les adversaires du méningisme vermineux sont prêts à taxer d'ignorance ceux qui ont porté ce diagnostic. D'après Bessonnet, la fièvre manque, la constipation est essentiellement passagère; le plus constant des symptômes méningés, la céphalée, fait d'ordinaire défaut. Cependant Dupré dit expressément que le syndrome « méningisme » est constitué par des signes d'excitation cérébrale généralisée et localisée, puis de dépression de l'écorce cérébrale, auxquels il faut ajouter la céphalalgie, les vomissements, la constipation et enfin la fièvre, symptôme précieux qui indique, à de rares exceptions près, l'intervention de l'élément infectieux. En vérité, dans bien des cas, rien ne manque à l'ensemble symptomatologique pour entraîner l'erreur.

Le début peut être brusque (obs. de Fidelin, Saint-Goglimelli, Troïtzki, Deléon); d'autres fois il existe des prodromes, troubles digestifs, inappétence, vomissements, constipation, amaigrissement, sommeil agité, céphalée (obs. de Peiper, Taillens, Armand-Delille, Eschbach). A la période d'état, la confusion semble inévitable : céphalalgie, vomissements, constipation, troubles oculaires : myosis ou mydriase, strabisme, ptosis, photophobie; raideur de la nuque; signe de Kernig; contracture; ventre en bateau; modifications du pouls; fièvre variable; raie méningitique; cri hydrencéphalique même : le tableau de la méningite tuberculeuse est simulé d'une façon plus ou moins parfaite.

Le médecin porte donc ce diagnostic avec le pronostic qui en découle. Puis il prescrit son traitement, qui comporte généralement un purgatif, calomel ou huile de ricin. Lorsqu'il revient le lendemain, comptant revoir son petit malade dans le même état, sinon plus gravement atteint, il n'est pas peu surpris de constater une amélioration réelle; il s'informe et apprend que l'enfant a évacué un ou deux Ascarides; il s'agit exceptionnellement d'Oxyures (2 cas) (1) ou de Ténia (1 cas).

Tel le cas de Taillens, où, dès le lendemain, un enfant dont l'état est presque désespéré se trouve en pleine convalescence; tel celui de notre ami Eschbach, qui ne croyait nullement au méningisme vermineux. La guérison se complète les jours suivants, d'une façon très rapide, que le patient ait ou non expulsé de nouveaux vers.

Comment, en présence d'une telle évolution, ne pas accepter le rapport de cause à effet entre les vers et le syndrome méningé ?

(1) Un de nos collègues des Enfants-Malades nous a dit avoir vu un cas où les Oxyures étaient en cause, mais il n'a pu en retrouver l'observation.

Il est irrationnel d'admettre dans tous les cas une simple coïncidence. Pour nous, nous sommes pleinement convaincu de la réalité de la pseudo-méningite vermineuse. Aussi croyons-nous qu'il y a intérêt à en faire le diagnostic le plus tôt possible, sans compter sur l'évolution spontanément favorable. Comment y parvenir ?

Faut-il espérer, comme l'a cru Lebon, trouver dans l'étude minutieuse des symptômes la clef du diagnostic ? Il est rare, dit cet auteur, que les vermineux toussent, maigrissent ; ils ont bien quelques oppressions, mais sans expectoration muqueuse ; ils rendent quelquefois un peu d'eau salée. La marche est toujours la même ; l'état ne s'aggrave pas progressivement ; il y a des crises subites, le premier comme le dernier jour. Pas de fièvre, pas d'élévation thermique locale ; la langue est nette, la sensibilité intacte ; pas ou peu de strabisme. Il n'y a pas de rougeur des pommettes pendant l'accès, pas de raie méningitique. L'enfant perd rarement son intelligence d'une façon absolue. Dès que les crises convulsives cessent, l'enfant reprend sa gaîté, ses habitudes. Ni amaigrissement, ni coma, ni cri encéphalique, ni mâchonnement. Enfin les vermifuges amènent une guérison immédiate, sans convalescence.

Certes, s'il en était toujours ainsi, le diagnostic n'offrirait pas beaucoup de difficultés.

Malheureusement, les signes différentiels indiqués par Lebon sont souvent en défaut : c'est ainsi que le cri hydrencéphalique, la raie méningitique, le strabisme, la fièvre, sont notés par nombre d'auteurs.

La fièvre, lorsqu'elle existe, est souvent modérée, mais elle peut atteindre 40° (Peiper) ; elle est parfois fugace (Deléon). Cependant le Kernig n'est que rarement signalé (Armand-Delille) ; dans le cas d'Eschbach, il était assez peu marqué. Mais l'absence d'un symptôme n'est point suffisante pour faire écarter un diagnostic qui par ailleurs s'impose.

En admettant qu'il existe des cas défavorables, terminés par la mort, l'autopsie pourrait être un critérium de vai ur, à condition qu'elle fût complétée par un examen histologique établissant l'intégrité du système nerveux. Mais tel n'est pas le cas des deux observations publiées par Vogel et par Fidelin, où l'absence de toute altération de l'axe cérébro-spinal permettait d'attribuer les accidents aux Ascarides contenus dans l'intestin.

Nous avons aujourd'hui un autre procédé d'investigation des plus précieux dans la *ponction lombaire*. Or, à notre connaissance, celle-ci n'a été pratiquée que par Armand-Delille et par Eschbach. Celui-ci, convaincu qu'il avait affaire à une méningite tuberculeuse, fut grandement surpris de constater un liquide clair, ne contenant aucun élément cellulaire.

Ainsi, syndrome méningé avec liquide normal, sans cellules et sans microbes, amélioration, puis guérison rapide aussitôt après l'expulsion des vers, tels sont les caractères de la pseudo-méningite vermineuse.

Ceci étant admis, on doit la considérer comme la manifestation d'une excitation corticale. Mais à quoi est due cette excitation?

On peut soutenir que les vers ne sont qu'un élément accessoire dans sa production. Les accidents seraient d'ordre non pas réflexe, mais toxique ou infectieux.

1° *Toxique.* — Par auto-intoxication intestinale, Carrière a démontré en effet, d'une façon péremptoire, qu'on pouvait voir, chez les enfants à hérédité névropathique, et dans certains cas d'auto-intoxication intestinale dus à la coprostase ou à l'entéro-colite muco-membraneuse, des accidents méningés simulant exactement la méningite tuberculeuse. Or il est de notion courante que la présence des vers s'accompagne souvent de troubles intestinaux (gastro-entérite, Pierantoni); ces troubles seraient responsables du méningisme. Soit, mais qu'on apporte la preuve, demandée par Carrière, de l'intoxication intestinale, preuve basée sur l'étude expérimentale de la toxicité des matières fécales et de l'urine, sur la recherche de l'ammoniurie, de l'indicanurie, de l'acétonurie, ainsi que sur la disparition des accidents par le traitement de l'intoxication. Sans repousser cette hypothèse, nous ne devons pas oublier que les vers eux-mêmes sécrètent des substances toxiques.

2° *Infectieux.* — Nous éliminons d'emblée les observations où une cause infectieuse coexiste avec la présence des vers : c'est le cas pour celles de Mériel (otite), d'Armand-Delille (grippe légère), de Manara (pneumonie lobaire) : il est évident ici que le départ est impossible à faire entre ce qui revient aux vers et ce qui revient à l'infection. Mais on pourrait admettre, avec une apparence de raison, l'existence d'une infection légère inoculée par les vers ; ainsi s'expliquerait l'élévation thermique.

Nous croyons que toutes ces hypothèses sont acceptables, qu'elles ne sont pas exclusives et que toutes ont leur part dans la détermination des accidents à forme méningée.

Cela ne saurait nous faire oublier le rôle capital des antécédents nerveux, bien qu'ils ne soient mentionnés que dans quelques observations : convulsions (A. Delille), maladie de Little (Eschbach). L'hystérie, invoquée par Dupré, n'est pas signalée. La prédisposition névropathique peut se manifester encore ultérieurement sous une forme différente : le petit malade de Taillens en est une preuve curieuse; un an après ses accidents méningés, cet enfant présenta de la tétanie dont il guérit de même après l'expulsion de vers.

Telle est pour nous la pseudo-méningite vermineuse : cette entité clinique a d'ailleurs un grand intérêt pratique à cause de son pronostic habituellement favorable et de son traitement facile par les anthelminthiques appropriés à l'espèce parasitaire en jeu.

Chorée.

Blache soutient que la chorée ne peut être produite par les vers, aucun de ses malades n'en ayant rendu.

Fidelin croit au contraire la chose possible. Pour lui, en effet, il est permis de regarder comme vermineuses des chorées qui, résistant à tous les traitements, cèdent tout à coup à l'emploi des vermifuges. Que penser, remarque-t-il, des quatre observations du Dr Zabriska, dans lesquelles on voit la chorée ne pas s'amender par les traitements les plus préconisés et disparaître subitement par l'emploi de la *Sanicula marylandica*? Il ajoute que, dans la plupart des observations, la chorée a été produite par des Lombrics, et qu'il n'en a pas trouvé d'exemple au-dessus de quinze ans. La terminaison est toujours heureuse.

Nous avons relevé 11 cas de chorée ou d'accidents choréiformes attribués aux Ascarides ou aux vers, sans plus de précision ; 2 aux Ascarides associés, 1 fois au Trichocéphale (Cima), 1 fois au Ténia (Mondière). Comme faits de chorée par Ténia seul, nous n'avons trouvé que celui de Siblot, classé par Davaine aux convulsions générales, et un de Censier. Descroizilles a vu 2 fois des accidents choréiformes chez des petites filles atteintes de Ténia. Y avait-il là rapport de cause à effet? Rien ne répugne à l'admettre, pense cet auteur. L'Oxyure seul n'a à son actif que 2 cas, et le Trichocéphale seul 1 cas.

Notons que, le plus souvent, il s'agit de filles.

Müller de la Fuente dit avoir observé des états choréiques dans l'helminthiase, sans cependant pouvoir établir de rapport étiologique, car ils persistaient encore après l'expulsion des vers.

Somme toute, nous devons conclure, avec Hutinel et Babonneix, que le rôle de l'helminthiase paraît bien peu considérable dans l'étiologie de la chorée.

L'examen des selles de 5 choréiques, 2 filles et 3 garçons, nous a permis de constater la présence du Trichocéphale dans tous les cas, en nombre variable d'ailleurs : 1° F. dix ans, 0 ou 1 œuf par champ ; 2° F. neuf ans, 2 à 7 œufs; 3° G. sept ans et demi, 15 à 20 œufs; 4° G. dix ans, 2 œufs; 5° G., 1 ou 2 œufs.

Chez la deuxième fille, des œufs d'Acarides étaient associés à ceux de Trichocéphales.

Ces enfants étant au traitement arsenical, il eût été sans intérêt d'instituer simultanément un traitement anthelminthique.

Nous nous bornons donc à signaler ces faits sans en tirer de conclusion.

Convulsions générales (éclampsie infantile). Épilepsie.

Les attaques convulsives épileptiformes constituent la manifestation « sympathique » la plus fréquemment signalée dans la littérature helminthologique, et c'est une opinion courante, au moins parmi les mères de famille, que les vers donnent des convulsions.

La plupart des observations manquent de clarté ou de précision sur la différence entre convulsions et épilepsie ; les deux mots sont employés l'un pour l'autre.

Nous pensons qu'il y aurait intérêt à scinder cette étude et à envisager séparément convulsions et épilepsie. A l'heure actuelle, il est vrai, la chose est bien difficile, puisque la question des rapports entre ces deux syndromes est loin d'être élucidée, les uns pensant que les convulsions prédisposent à l'épilepsie, les autres considérant qu'elles sont une épilepsie aiguë et qu'il n'y a pas lieu de distinguer deux affections (Féré) ; d'autres enfin croyant que leurs rapports se bornent à des analogies apparentes (Rilliet et Barthez).

Quoi qu'il en soit de la pathogénie, il nous semble que, cliniquement, éclampsie et épilepsie ne sont pas synonymes et que leur étude séparée gagnera en clarté.

Convulsions.

Bien que les Ascarides soient plus fréquemment en cause que les autres vers, nous emprunterons de nombreux documents au mémoire de Martha qui concerne les Ténias. Or, à la lecture de ce travail, on se rend compte que les divergences d'opinions tiennent par-dessus tout à ce que épilepsie et convulsions sont constamment confondues.

Legendre le premier, en 1850, expose la question en termes raisonnables :

« Toutes les fois, dit-il, qu'une personne, un homme surtout, éprouve des phénomènes nerveux insolites, tels que vertiges très prononcés, troubles variés de la vue, lipothymies, ou bien des accidents convulsifs offrant quelques caractères, soit de l'hystérie, soit de l'épilepsie, l'idée de l'existence possible du tænia doit venir à l'esprit du médecin. Il sera surtout fondé à soupçonner une pareille cause dans le cas où ces troubles nerveux se sont manifestés sans prédisposition héréditaire, sans cause occasionnelle et sans altération organique appréciable. »

Delasiauve (1854) envisage évidemment aussi les convulsions plutôt que l'épilepsie lorsqu'il écrit : l'épilepsie vermineuse « devient probable quand se montrent les signes permanents de la présence des entozoaires. Leur expulsion est aussi une indication diagnostique ; en effet, quand elle coïncide avec un notable amendement du mal, il en résulte un motif nouveau et sérieux de croire à la réalité de l'influence vermineuse ».

Davaine admet l'existence de ces symptômes. Ferrand et Vidal écrivent également que les vers intestinaux sont parfois la cause manifeste d'accidents épileptiformes. Berlureaux croit le fait possible, sans l'avoir jamais observé. Bérenger-Féraud pense aussi que la présence du Ténia peut déterminer des accidents ressemblant fort à l'épilepsie, si bien que, dans les cas d'étiologie douteuse, on est en droit d'instituer un traitement anthelminthique, sans grand espoir d'ailleurs.

Dans la discussion soulevée par la communication de Féréol sur l'épilepsie vermineuse, en 1876, Delasiauve déclara que, cet accident fût-il admis et justifié par quelques guérisons, il s'en fallait que toutes les observations fussent probantes. La présence des entozoaires n'est souvent qu'une coïncidence ou une complication. L'évacuation des vers est parfois, mais non toujours, suivie d'une atténuation ou d'une suspension des accidents, et souvent des recrudescences se produisent en dépit des anthelminthiques. De plus, on ne sait au juste quelle est la durée de l'immunité.

En effet, le plus généralement, la durée de la guérison n'est pas signalée. Dans quelques cas, une rémission de cinq, six et dix ans est notée. Faut-il en conclure que le parasite était cause des convulsions?

Si ces accidents sont en réalité occasionnés par les vers, il semble naturel d'admettre qu'ils cessent brusquement dès la disparition de ceux-ci ; mais il n'en est pas toujours ainsi ; l'organisme ressent quelque temps encore l'influence du corps étranger disparu.

Bouchut (1878) dit avoir vu les convulsions épileptiformes très souvent prises pour de l'épilepsie, alors que la guérison s'obtenait par les anthelminthiques.

Sur les 22 cas d'épilepsie due aux *Ténias*, rassemblés par Martha, 4 seulement concernent des enfants ; ce sont d'ailleurs des observations assez anciennes, vagues, et l'on ne saurait se baser sur elles pour décrire les petits caractères différentiels entre l'épilepsie vraie et la pseudo-épilepsie vermineuse, que Martha signale d'après les observations d'adultes : aura plus longue, absence de blessure dans la chute, convulsions plus prolongées, périodicité des attaques, longues phases de rémission, inefficacité ou nocuité du traitement bromuré, absence d'antécédents névropathiques.

A ces 4 cas anciens, on peut en ajouter 6 relatifs à *H. nana*.

En résumé, ces accidents épileptiformes vermineux ont une existence indiscutable, mais les cas à l'abri d'une critique rigoureuse sont peu nombreux.

Ce qui vient d'être dit des Ténias peut s'appliquer exactement aux *Ascarides*.

Les faits d'attaques épileptiformes attribués aux Ascarides sont d'ailleurs plus communs. Fidelin considère les convulsions comme le plus fréquent des accidents sympathiques. Elles durent peu, sont peu graves : c'est pour cela, croit-il, qu'on n'en publie pas la relation.

Mais, ici encore, il est difficile de citer une observation qui soit à l'abri de toute critique.

Rien de particulier à signaler à l'endroit des *Oxyures*, souvent associés d'ailleurs aux Ascarides (obs. 48, 60, 73).

Par contre, on trouve dans la littérature du *Trichocéphale* deux faits récents de Stcherbak, qui ont un peu plus de valeur : l'un concerne un garçon présentant des attaques épileptiformes et des phénomènes d'hystéro-épilepsie, l'autre, un garçon également, atteint de petit mal avec accès convulsifs épileptiformes et hystéro-épilepsie.

Mais, comme le fait remarquer l'auteur, dans ces deux observations les signes hystériques sont étroitement unis aux signes épileptiques. Stcherbak estime que les symptômes combinés d'hystéro-épilepsie surviennent le plus souvent comme phénomènes concomitants dans certaines formes d'intoxication ou d'auto-intoxication, et acquièrent par là même la valeur d'une manifestation symptomatique.

Le premier malade de Stcherbak, revu au bout de six ans, n'avait pas eu de récidive.

Mais l'auteur reconnaît que ses cas ne constituent pas une preuve définitive de l'origine trichocéphalienne des accès, car, dit-il, de longues périodes de calme peuvent s'observer dans la névrose idiopathique (formes combinées d'épilepsie et d'hystérie).

De tout ceci, que conclure ?

Que la plupart des auteurs admettent, avec réserves sans doute, la possibilité de convulsions réflexes dues aux vers. Ceux-ci jouent-ils seulement, comme le pense Féré, un simple rôle de cause occasionnelle ou agissent-ils d'une façon plus active? Il est difficile de se prononcer sur ce point.

Notons cependant, pour les convulsions comme pour le méningisme et plus encore, que le mauvais fonctionnement des voies digestives peut être incriminé, qu'il doit l'être. Dans la majorité des cas, c'est la cause qu'il faudra rechercher avant toute autre. Or la présence des vers s'accompagne bien souvent de troubles fonctionnels de l'intestin; s'ils ne les provoquent pas entièrement, du moins peuvent-ils les entretenir et devenir par là le point de départ d'une auto-intoxication qui, à elle seule, suffirait chez des prédisposés à provoquer l'apparition des convulsions. Mais ce n'est pas tout, et les sécrétions toxiques des vers ont vraisemblablement leur importance dans l'apparition des phénomènes d'excitation corticale; certains leur attribuent en effet des propriétés convulsivantes.

Toutefois, pour que ces propriétés puissent se manifester efficacement, il importe que l'hôte offre un terrain favorable, une prédisposition. Il n'est pas exceptionnel de trouver chez le jeune sujet des tares héréditaires : épilepsie (obs. 54), alcoolisme (obs. 73), névropathie (obs. 74), incontinence d'urine (obs. 125); les mêmes manifestations peuvent se retrouver chez le petit malade lui-même, antérieurement à l'apparition des accidents attribués aux vers. D'autres fois, l'enfant présente en même temps des troubles nerveux différents : tétanie, laryngospasme (obs. de Filatoff); ou bien encore ce sont d'autres enfants de la famille qui ont ou qui ont eu des troubles névropathiques : tel le fait de Rose Cormack (1876), cité par Féré, d'une enfant guérie de convulsions après expulsion d'Ascarides et dont cinq frères avaient été atteints de laryngite striduleuse pendant la dentition.

Le rôle des vers dans la production des accidents convulsifs chez les jeunes enfants est donc certain; et nous ne pensons pas, en dépit des conditions spéciales souvent nécessaires au développement de ces phénomènes (mauvais état du tube digestif, tares névropathiques personnelles ou héréditaires), qu'il faille absolument restreindre ce rôle à celui d'une cause occasionnelle. N'agiraient-ils qu'en entretenant le mauvais état digestif, ils auraient une action propre; mais il est probable qu'ils déclenchent les susceptibilités nerveuses individuelles en même temps qu'ils les éprouvent par leurs toxines.

Il est bien entendu que, avant de conclure à l'étiologie vermineuse, on aura soigneusement éliminé toute autre cause, la présence de vers pouvant coexister avec des convulsions symptomatiques d'une lésion organique, comme dans le cas de J. Lépine, Lambert et Salin.

Épilepsie.

Ici, comme dans toute maladie caractérisée, il importe de songer aussi, tout d'abord, à la coexistence possible des vers et de l'épilepsie vraie. L'épileptique est exposé à s'infester autant et même plus que tout autre, car, étant donnée son intelligence souvent amoindrie, il peut être géophage. De là à considérer que l'épilepsie est due aux helminthes, il y a un grand pas, et c'est ce fait qui est très contesté.

Laboulbène a débarrassé des épileptiques de Ténias sans les guérir. Bouillaud donne comme argument qu'un grand nombre de chiens ont des Ténias, sans pour cela être épileptiques !

En vérité, nous ne connaissons aucune observation tant soit peu probante à cet égard, et nous pouvons admettre, jusqu'à plus ample informé, que l'épilepsie essentielle, telle qu'on la conçoit à ce jour, ne peut être provoquée de toutes pièces par les vers.

Est-ce à dire cependant que les vers n'aient pas d'inconvénients chez un jeune épileptique ? Non, certes ; nous croyons au contraire que chez ces enfants personnellement tarés, chargés en outre d'une lourde hérédité névropathique ou alcoolique, les vers ont beau jeu pour provoquer l'apparition des accès et leur répétition. L'expulsion des parasites améliore incontestablement l'état du malade ; les crises diminuent, s'espacent, comme nous l'avons vu chez un jeune épileptique, fils d'alcoolique (obs. 76). Parfois, on a la chance de les voir disparaître ; qu'on ne s'empresse pas de crier victoire : les récidives sont habituelles, après un délai variable, parfois très long. Ce long intervalle possible entre les accès épileptiques empêche de conclure à leur origine vermineuse ; il en est de même dans la plupart des affections classées provisoirement sous la rubrique *Névroses*, la chorée par exemple (Voy. p. 39).

En résumé, nous admettons que les vers sont susceptibles de provoquer l'apparition de convulsions chez les enfants prédisposés ; qu'ils ne créent pas de toutes pièces l'épilepsie essentielle, mais que leur présence peut favoriser la répétition des accès chez les épileptiques.

Hystérie. — Hystéro-épilepsie. — Hystéro-neurasthénie.

Il ne faut pas perdre de vue que l'helminthiase peut être une cause occasionnelle des manifestations hystériques (Dupré, Rousseau Saint-Philippe), et qu'elle peut parfois simuler l'hystérie. Nous rapportons plus loin quelques observations dues aux Ascarides, aux Oxyures et aux Trichocéphales. Ces dernières, étudiées par Stcherbak, sont celles qui prêtent le moins à la critique. Notons, ce qui était à prévoir, que la plupart des malades sont des filles.

Convulsions tétaniques.

Dans quelques cas, les convulsions se sont manifestées sous la forme tétanique (Mangon, Peyrani, Lardier); certains ont voulu voir là un tétanos d'origine vermineuse. Il nous semble inutile de discuter cette hypothèse. Par contre, plusieurs observations relatent des faits sans intérêt, de coïncidence de vers et de tétanos (Johnson, Hauner, Adams). Plus intéressant, s'il était véritablement établi, serait le cas de Fidelin : tétanos traumatique consécutif à une perforation de l'intestin par des Ascarides.

Phénomènes hydrophobiques.

La plupart des faits rapportés sous cette rubrique sont anciens et concernent évidemment des cas de rage (Serres) avec coexistence de vers ; ils n'ont aucune valeur.

Notons que la dysphagie est signalée dans une observation de Fidelin (obs. 61).

Terreurs nocturnes.

Quoi qu'en aient dit Henoch et Steiner, écrivent Hutinel et Babonneix, les troubles digestifs ne manquent presque jamais dans l'étiologie des terreurs nocturnes, qu'il s'agisse de dilatation d'estomac, d'entérite ou d'appendicite chronique, d'helminthiase, Lombrics, Ténias [cas de Debacker (obs. 105), de Sydney-Ringer], Oxyures ; Moizard insiste sur ces derniers.

Dans une observation personnelle (obs. 107), il s'agit d'un enfant de huit ans, porteur d'Ascarides, mais de plus constipé, chargé d'antécédents névropathiques héréditaires et personnels, et adénoïdien. Dans l'autre, on retrouve de même une étiologie complexe.

Cette multiplicité de facteurs étiologiques est de règle à l'origine des terreurs nocturnes, si bien qu'il est toujours difficile de démêler la part qui revient à chacun d'eux. Notons ici encore l'influence des troubles intestinaux et de la prédisposition névropathique.

Tétanie.

Parmi les innombrables états morbides relevés à l'origine de la tétanie, on a, selon Escherich, noté 5 fois l'helminthiase. Signalons, à l'actif des Ascarides, le cas de Prandi, qui n'est d'ailleurs pas démonstratif, et rappelons celui de Taillens, dont le petit malade fit successivement, à un an d'intervalle, du méningisme, puis de la tétanie ; celui de Filatoff : tétanie, éclampsie et laryngospasme mortel, chez un enfant porteur de 300 *H. nana*.

Catalepsie.

Fidelin rappelle que Bouillaud et Pinel acceptent les vers comme cause de catalepsie ; que Calmeil et Georget ne voient dans les faits connus qu'une coïncidence. Lui-même a rassemblé 6 cas (4 de Mondière et 2 de Crommelinck) qui lui paraissent convaincants. Dans ces cas, c'est toujours l'Ascaride qui est en cause.

Étant donnés les rapports entre la catalepsie, la tétanie et le laryngospasme, il est naturel que les mêmes facteurs étiologiques puissent se retrouver à l'origine de chacun de ces syndromes : helminthiase en tant que cause de troubles intestinaux, prédisposition nerveuse.

Néanmoins, nous n'avons pu relever que de très anciennes observations.

Troubles intellectuels.

« Il n'est pas jusqu'aux fonctions les plus élevées de l'être humain qui n'aient été troublées par la présence des Ascarides dans l'intestin, » dit Guermonprez.

Prost a cru pouvoir déduire de ses autopsies que les affections mentales dépendent souvent de la présence des vers dans l'estomac ou l'intestin (Davaine).

Puistienne dit que « la moitié des cas (de boulimie par helminthiase) s'accompagnent de troubles permanents des facultés intellectuelles... Cette faim exagérée les poussait au vol et les plongeait dans une profonde tristesse...

« Au nombre des causes variées de la folie, d'illustres aliénistes ont signalé la présence de parasites dans les voies digestives.

« Prost, Van Swieten en ont cité des cas. Georget admet des folies vermineuses. Esquirol a vu plusieurs exemples de folie céder à l'expulsion d'entozoaires, et il dit que, sur 730 cas de folie, 28 sont dus à la présence des helminthes (*Dictionnaire* en 30 volumes).

« Les quelques observations que nous avons réunies ici nous semblent probantes ; toutes constatent la disparition de l'aliénation mentale avec celle des helminthes. »

Nous n'insisterons pas sur toutes les formes de troubles attribuées aux vers et ne ferons que les citer : stupidité (Prost), idiotie (Michel), délire, folie (Giraudy), mémoire extraordinaire (Pechlin), aliénation mentale (Fidelin), manie intermittente (Louyer-Villermay), manie, hallucinations (Schüle), confusion délirante (Emminghaus), affaiblissement de l'intelligence, caprices, méchanceté, en un mot altérations et bizarreries du caractère (Guermonprez). Tous ces faits concernent les Ascarides. Nous relevons encore des troubles psychiques (Hartmann), un délire furieux (Bremser), un caractère maussade (Fraysse) dus aux Oxyures ; de l'imbécillité (Wepfer) et de l'irritabilité (Roger) causées par les Ténias.

Il s'agit là de faits exceptionnels survenus chez des prédisposés et pour la plupart sujets à caution. Peut-être concernent-ils des manifestations hystériques. Néanmoins il est certain que la présence des helminthes entraîne assez souvent des modifications du caractère : l'enfant plus ou moins souffrant est volontiers grognon, maussade. Notons, comme fait récent, celui de Codeceira, dans lequel un délire maniaque céda à l'expulsion d'Ankylostomes.

Troubles de la parole et de l'audition.

On a signalé maintes fois, et la chose ne nous semble pas contestable, des troubles de la parole et de l'audition, soit seuls, soit associés entre eux ou à des troubles visuels, ou encore à d'autres symptômes nerveux.

C'est ainsi qu'on a publié des faits d'aphonie, de bégaiement, de surdité complète ou incomplète, de surdi-mutité. Nous n'avons relevé qu'un cas ancien de surdité dû au Ténia (Laborde). Ici encore, il s'agit sans doute de manifestations de névrose, quoique les observations soient muettes à cet égard. Nous ne parlons pas bien entendu des faits d'aphasie accompagnant une hémiplégie, comme dans la deuxième observation d'Orsi (Voy. *Hymenolepis nana*).

Troubles moteurs et sensitifs.

On a signalé des paralysies de siège varié, avec ou sans anesthésie, accompagnées ou non d'autres phénomènes nerveux : paraplégie et strabisme (Mœnnich); paralysie et anesthésie des membres (Calvert Holland); apoplexie avec paralysie des membres inférieurs et aphasie (Soltani); paralysie croisée (Fuller); hémiplégie (Girard, Sigaud).

Underwood cite, parmi les symptômes dus à la présence des Ascarides, quelquefois des convulsions et une paralysie partielle des extrémités inférieures.

La plupart du temps, le coupable est l'Ascaride.

Dans un fait de Gibson, relatif à une paralysie des membres, cet auteur invoque les Trichocéphales présents dans l'intestin, et Langer relate un autre fait où le Ténia est en jeu.

Si nous éliminons, comme non valables, les cas où il existe des lésions organiques, nous voyons qu'il s'agit de phénomènes fugaces, survenant parfois chez des prédisposés (Girard), durant d'un à quelques jours et guérissant complètement; leur allure générale est celle des manifestations hystériques. Cependant des troubles de même ordre s'observent dans la série animale, et notre collègue Strœhlin nous signalait dernièrement le cas de son chien qui guérit d'une paralysie du train postérieur après l'administration efficace d'un anthelminthique ; sans doute y a-t-il lieu d'incriminer les toxines des vers.

Troubles nerveux périphériques.

Quelques observations anciennes, rapportées par Davaine, mentionnent des douleurs articulaires et osseuses, un engourdissement douloureux des membres, une exaltation de la sensibilité qui n'ont cédé qu'à l'expulsion d'Ascarides. Archambault (1883) signale aussi la fréquence des arthralgies chez les enfants de Veules, porteurs d'Ascarides. Plus récemment, deux petits malades de Schloss, atteints d'*Hymenolepis nana*, accusaient des douleurs dans les jambes.

Troubles réflexes de l'appareil circulatoire. — Troubles vaso-moteurs.

On a indiqué des palpitations, des intermittences du pouls, de l'arythmie, de la tachycardie. Des lipothymies sont possibles et peuvent aller jusqu'à la syncope.

Les mères signalent fréquemment des alternatives de rougeur et de pâleur au niveau de la face, surtout autour du nez et des lèvres, lorsque les enfants éprouvent des coliques soudaines (Voy. *Colique vermineuse*).

Les œdèmes décrits par Wintrebert et les cas d'anasarque de Guidi pourraient à la rigueur trouver ici leur place (Voy. *Troubles cutanés*).

De même le fait singulier publié par Putelli d'épistaxis en relation avec la présence d'Ascarides dans l'intestin (?).

Troubles réflexes de l'appareil respiratoire.

La *toux* vermineuse n'est contestée par personne, et si les observations n'en sont pas plus nombreuses dans la littérature, c'est peut-être parce qu'elle semble un fait banal. Pour les Ténias, nous n'avons relevé qu'une observation de Bremser citée par

Davaine ; il s'agit là d'une toux sèche et presque continuelle. Dans le cas de Liston, qui a trait aux Ascarides et qui a moins de valeur, puisque, à l'existence des vers, se joignait la présence d'un Ascaride dans la trompe d'Eustache, la toux s'accompagnait de symptômes qui pouvaient faire croire à de la tuberculose pulmonaire et qui cédèrent comme elle aux anthelminthiques.

Chez une de nos petites malades, la toux avait le caractère d'une toux coqueluchoïde ; mais on ne trouva aucun signe de coqueluche ni d'adénopathie trachéo-bronchique ; l'auscultation était absolument négative.

En pareil cas, on dit facilement toux nerveuse, mais sans en chercher la cause ; à défaut d'un examen de selles, on peut toujours administrer un anthelminthique.

Le *laryngospasme* est noté, en coexistence avec de la tétanie et des convulsions dans l'observation de Filatoff (*H. nana*), avec de la tétanie dans celle de Prandi (Ascarides).

Pierantoni rapporte également un cas de spasme de la glotte et Papi un de *respiration de Cheyne-Stokes*, attribuables aux Ascarides. Comini signale un fait de guérison d'une *dyspnée permanente* par l'expulsion d' *H. nana* associés aux Ascarides.

Ajoutons que l'*asthme* peut également reconnaître comme cause prédisposante des troubles digestifs, en particulier la présence de vers intestinaux. Néanmoins ces faits ne se présentent pas couramment à l'examen du médecin, ni même du spécialiste, et notre maître, M. Lubet-Barbon, que nous avons consulté au sujet des troubles réflexes laryngés d'origine helminthique, nous a déclaré que, tout en les croyant possibles *a priori*, il n'en avait jamais observé dans sa nombreuse clientèle.

Troubles réflexes de l'appareil urinaire.

L'*incontinence nocturne d'urine* est assez fréquemment signalée dans la symptomatologie des Oxyures, et ces vers doivent être recherchés parmi les causes possibles de cette affection.

L'énurésie peut être diurne (Langer).

Bogert a publié un cas d'*anurie* qu'il attribue avec quelques réserves aux Ascarides.

Enfin un Ténia déterminait chez la fillette de Kennedy de la *dysurie* pour tout symptôme.

Nous ne connaissons pas de faits de polyurie due aux vers chez l'enfant.

Les réflexes chez les enfants affectés d'helminthiase.

C. Besta, dans un intéressant travail, a étudié l'état des divers réflexes chez les enfants porteurs d'helminthes, et il a constaté qu'ils étaient toujours normaux, sauf dans les cas où, concurremment avec l'helminthiase, existe une affection capable d'altérer les réflexes. Le réflexe abdominal est souvent exagéré chez les enfants, mais l'auteur ne voit aucun rapport entre cette exagération et la présence des vers dans le tube digestif. La conclusion générale est que, dans la règle, la réflectivité des enfants n'est en rien modifiée par les helminthes. Si parfois l'influence de ceux-ci ne peut être niée, c'est que le tube intestinal subit une irritation excessive du fait de la présence d'une quantité énorme de parasites, ou, ce qui est plus probable, dit-il, que le système nerveux est déjà par lui-même altéré, de telle sorte que ses réactions ne peuvent plus être normales.

Troubles nerveux divers.

Nous ne nous étendrons pas sur les divers petits malaises d'origine nerveuse que présentent souvent les porteurs d'helminthes, et qu'il est difficile, en général, de rattacher à leur véritable cause. La céphalée est très fréquemment signalée, ainsi que l'insomnie. Beaucoup d'auteurs se contentent de parler de troubles nerveux vagues : parfois c'est de l'agitation inaccoutumée, du grincement de dents. Les vertiges relèvent peut-être en partie des désordres gastro-intestinaux. Tous ces petits signes, d'une sémiologie toujours délicate, pourront donner l'éveil à un clinicien attentif sur la présence possible de vers intestinaux.

Troubles organiques.

Nous ne pouvons passer sous silence, parce que relativement

récents, des faits comme ceux de Bubenhofer (œdème cérébral causé par la présence d'Ascarides) et d'Eichberg (hydrocéphalie des ventricules latéraux due aux mêmes vers et dont cet auteur admet l'origine réflexe).

Mais ils n'ont pas plus de valeur que celui de Berthet, où, à l'autopsie d'un enfant atteint de convulsions épileptiformes, on trouva à la fois une grande quantité de Trichocéphales dans le cæcum et des lésions organiques du cerveau.

Il ne s'agit que d'erreurs d'interprétation tout à fait inadmissibles aujourd'hui.

Conclusion.

Nous avons exposé le plus succinctement possible les diverses manifestations nerveuses attribuées à l'helminthiase.

Les observations sur lesquelles nous nous sommes basé ne paraissent offrir que peu de valeur; les unes sont tendancieuses, les autres incomplètes ou insuffisantes; dans le plus grand nombre, le rapport de cause à effet entre la présence des parasites et les troubles observés est loin d'être démontré, et le critique peut presque toujours y voir une simple coïncidence.

On est souvent frappé, à la vérité, par la disparition immédiate ou rapide des troubles après l'expulsion des vers. Et pourtant, comme le fait remarquer Stcherbak à propos du Trichocéphale, même dans ces circonstances, on peut se demander si l'heureux résultat obtenu est dû à l'expulsion du parasite, à une suggestion indirecte ou à d'autres raisons. Ce doute, dit-il, est surtout nécessaire en cas de symptômes nerveux de caractère fonctionnel (hystérie, neurasthénie). Il nous semble toutefois difficile d'admettre la suggestion chez les nourrissons.

Une objection qui a aussi sa valeur, c'est que bien souvent les malades n'ont pas été suivis assez longtemps, on ignore jusqu'à quel point était durable la guérison obtenue. Ceci est surtout important en matières d'accidents épileptiformes.

Que conclure de tout cela ?

En dépit de la difficulté, sinon de l'impossibilité de satisfaire à tous ces critères, nous n'en sommes pas moins convaincu que, si rares soient-ils dans la carrière d'un praticien, des faits de la nature de ceux que nous venons d'exposer sont cliniquement indiscutables, et qu'en présence de troubles singuliers, à étiologie obscure, le médecin ne sera pas ridicule en prescrivant un vermifuge !

2° Troubles oculaires.

On trouve dans la littérature ancienne de nombreuses observations où sont signalés des troubles oculaires, en particulier le strabisme et la cécité. Mais, dans la plupart des cas, ces troubles sont associés à d'autres plus importants. Dans une thèse récente, Batard, auquel nous ferons beaucoup d'emprunts, a réuni un certain nombre de faits où les troubles oculaires constituent tout le tableau clinique ou du moins sont prédominants.

Ici encore, il s'agit de phénomènes réflexes, sauf en ce qui concerne les hémorragies rétiniennes causées par l'Ankylostome et le Bothriocéphale.

Troubles de la musculature extrinsèque.

Il existe des faits de paralysie et de contracture des muscles de l'œil. Batard rapporte un cas de *paralysie conjuguée* du lévogyre. Orsi attribue à l'*Hymenolepis nana* une paralysie du moteur oculaire externe droit avec hémiparésie homonyme. Le *blépharospasme* est signalé plusieurs fois. Rampoldi a vu un cas de *nystagmus* oscillatoire. Nous ne connaissons pas de cas de nystagmus des mineurs chez les enfants. Le *strabisme* est noté dans de nombreuses observations; mais le plus souvent, il accompagne des convulsions ou fait partie d'un syndrome méningé habituellement dû aux Ascarides. Cependant, du fait qu'un enfant porteur de vers a du strabisme, il ne faut pas conclure forcément que son strabisme est imputable à ces parasites. Un petit malade qui nous avait été adressé pour un Ténia présentait un strabisme convergent en relation avec une hypermétropie assez considérable (obs. 171).

Troubles de la musculature intrinsèque.

Ce sont ceux que l'on a le plus fréquemment relevés.

La *dilatation pupillaire* est depuis longtemps signalée par les pédiatres et ophtalmologistes, et beaucoup de cliniciens ont formulé le diagnostic d'helminthiase d'après la seule coexistence de la mydriase avec d'autres symptômes de nature tout à fait différente, par exemple des troubles gastro-intestinaux. Wecker la note dans sa *Thérapeutique*. Récemment, Duchamp rappelait la valeur de ce signe. A vrai dire, celui-ci est loin d'être constant, et nous avons observé beaucoup d'enfants parasités sans le rencontrer. Mais il sera bon d'en tenir compte lorsqu'on se trouvera en présence de troubles à étiologie vague (1).

Les auteurs notent aussi l'*inégalité pupillaire* ; d'autres insistent sur l'*immobilité de la pupille* (Fallot).

Enfin, au lieu de mydriase, on pourrait aussi observer du *myosis*.

Rampoldi signale deux faits d'*asthénopie accommodative*.

Lésions ophtalmoscopiques.

Le cas de *stase papillaire* de Meurer, cité par Batard, doit être tenu pour suspect.

Les *hémorragies rétiniennes* provoquées par le Bothriocéphale et l'Ankylostome sont exceptionnelles. L'observation de Sandler, relative au Trichocéphale, ne nous paraît nullement démonstrative au point de vue étiologique (Voy. *Anémie trichocéphalienne*).

Lippitt aurait fréquemment observé la *cataracte* chez les jeunes sujets atteints d'ankylostomiase (Siccardi).

Troubles de la vision.

Les *troubles visuels*, sans plus de précision, sont signalés dans diverses observations. Tebault dit que son jeune ankylostomiasique présentait des *taches oculaires*.

Müller de la Fuente insiste sur le *rétrécissement du champ visuel* ; ce signe serait tellement accusé qu'il pourrait être apprécié en promenant un doigt devant chaque œil du malade. Il va de soi

(1) A la dilatation pupillaire se rattache évidemment cet *éclat particulier du regard* sur lequel insiste aussi Duchamp. On croit couramment, dans le peuple, qu'un enfant a des vers parce qu'il a les *yeux brillants*, ce qui n'est que la manifestation de la dilatation pupillaire.

qu'il ne peut être utilisé que chez les enfants déjà grands. Il existe un certain nombre de faits d'*amblyopie*, d'*amaurose* et de *cécité* attribués aux vers. Cependant, comme le fait observer Batard, en présence d'une amblyopie, il importe de rechercher si la névrose n'est pas en cause.

L'*héméralopie*, également observée dans l'ankylostomiase, devrait être mise sur le compte de l'anémie (Batard).

Notons encore la *xanthopsie*, en dehors de toute administration de santonine, et enfin la *photophobie*.

Indépendamment des hémorragies rétiniennes provoquées par l'Ankylostome, il existe donc sans aucun doute des accidents oculaires dus aux parasites intestinaux ; ce sont de simples troubles fonctionnels. On devra y penser lorsqu'ils apparaîtront soudainement, chez un sujet exempt jusque-là d'accidents semblables, et en l'absence de lésions graves et d'étiologie organique, surtout si d'autres signes d'helminthiase coexistent. Enfin le succès du traitement anthelminthique, qui sera tenté avant tout autre, confirmera le diagnostic (Batard).

3° Troubles cutanés.

La présence des helminthes dans l'intestin peut provoquer des troubles du côté de la peau, soit des troubles à distance, réflexes ou toxiques [prurit nasal, érythèmes, urticaire, eczéma (?)], soit des troubles locaux (prurit anal, prurigo fessier, oxyurose cutanée). Cette étude, entièrement négligée par les dermatologistes, nous semble cependant offrir un champ de recherches fort intéressant.

Prurit.

Le *prurit nasal* est considéré dans le peuple comme le grand signe révélateur de la présence de vers chez les enfants. Quelle qu'en soit la cause, son existence est réelle et sa fréquence marquée ; mais sa valeur diagnostique n'est pas absolue.

Le *prurit anal* est la manifestation de l'oxyurose. Nous empruntons à Fraysse la bonne description qu'il en donne.

Tout d'abord le prurit peut manquer totalement. Lorsqu'il existe, son intensité est très variable : tantôt simple démangeaison, parfois douleur atroce.

L'enfant s'agite sur sa chaise, frotte souvent son siège, porte ses doigts à l'anus, donne quelques coups d'ongle ou comprime cette partie avec la main ; il éprouve une sensation de piqûre, de brûlure à l'anus que ses efforts et ses frottements ne font qu'exacerber ; quelquefois il pleure et se roule par terre, et rien ne peut le calmer si on ne trouve la cause de cette agitation. Ces manifestations se prolongent parfois des heures entières, puis diminuent insensiblement.

Le prurit se renouvelle chaque soir (*vesperis inquietus*, Linné), avec une remarquable périodicité, à l'heure où le malade se couche, tel le petit malade de Cruveilhier, cité par Davaine. On admet, en effet, que c'est la chaleur du lit qui provoque cette grande activité des Oxyures : il est puéril d'invoquer, comme on l'a fait, la crainte de ces vers pour la lumière du jour.

A cette opinion classique, d'après laquelle le prurit est toujours et uniquement vespéral, nous nous permettons d'objecter quelques faits (Voy. p. 162). Sur 13 enfants qui nous ont été adressés pour être débarrassés de leurs Oxyures, 6 seulement avaient du prurit anal : 2 éprouvaient des démangeaisons vespérales ; les 4 autres les ressentaient à heure fixe, sans doute, mais chacun à des heures différentes : l'un le matin, l'autre à midi, le troisième vers trois heures et le dernier le jour, sans plus de précision. Ces observations, malgré leur petit nombre, prouvent que l'opinion classique a besoin d'être contrôlée ; si des faits nouveaux viennent s'ajouter à ceux-là, il faudra chercher la cause de l'activité des Oxyures ailleurs que dans la chaleur du lit.

On peut d'ailleurs faire l'expérience bien simple proposée par R. Blanchard : changer les heures du coucher et voir si les démangeaisons se produisent à ce moment.

Grassi a vainement cherché à retarder ou à avancer le prurit vespéral en changeant l'heure des repas et des selles. Fraysse a remarqué une recrudescence des démangeaisons quelque temps avant les garde-robes, au moment où les matières arrivent dans la partie terminale de l'intestin ; elles se continuent environ une demi-heure après la selle. Lallemand explique ce fait par le retour périodique des phénomènes digestifs qui se terminent dans la dernière partie du gros intestin.

Quelle que soit la cause de la périodicité du prurit, sa cause directe n'est nullement discutée : il est dû aux Oxyures eux-mêmes, soit à leurs mouvements rapides, soit aux pincements, aux mordillements qu'ils exercent sur la muqueuse ano-rectale. Leur présence à ce moment peut souvent être constatée dans les plis de l'anus ou sur la région périnéo-ano-vulvaire; des mères et des infirmières nous ont même signalé de véritables pelotons d'Oxyures errant dans les draps! La muqueuse de l'anus est congestionnée, rouge, enflammée, excoriée par le grattage. Elle montre une quantité de points rouges dus aux morsures répétées des vers; de plus, elle est recouverte d'un mucus épais et souvent sanguinolent renfermant des Oxyures et de nombreux œufs (Brumpt). Ce piqueté hémorragique peut aussi s'observer sur la muqueuse rectale (Frœhlich).

Le prurit n'est pas spécial à l'Oxyure. L'émission d'anneaux de Ténias s'accompagne souvent d'une sensation de brûlure et de prurit (Voy. par exemple les observations de *Dipylidium caninum*). Le malade éprouve tout à coup des démangeaisons anales, puis la sensation de quelque chose qui s'échappe et qui glisse (Baumel). Un petit malade de Rochebrune ne ressentait aucun malaise, si ce n'est qu'il se sentait mouillé; cette impression, dit l'auteur, est produite par un liquide assez abondant, blanc opalin, sécrété par les proglottis en se contractant après s'être détachés de la chaîne.

Oxyurose cutanée.

La littérature médicale ne comporte que 5 cas de cette affection, décrite par Majocchi sous le nom de *dermite intertriginoïde oxyurique* (Scezlecki, Michelson, Majocchi, Barbagallo et C. Vignolo-Lutati).

Deux seulement, ceux de Michelson et de Barbagollo, ont trait à des enfants.

L'affection se présente sous la forme d'un eczéma intertrigineux, pouvant suinter et suppurer. Ces lésions occupent le pli de l'aine, le périnée, le scrotum, la partie supérieure de la cuisse. Elles sont déterminées non par l'Oxyure lui-même, mais par ses œufs; ceux-ci sont découverts par hasard, à l'examen microscopique. Dès lors, on peut instituer un traitement étiologique véritablement utile.

Comme le fait remarquer à juste titre C. Vignolo-Lutati, on peut s'étonner de l'extrême rareté de l'affection en regard de la fréquence des Oxyures ; cette rareté est probablement plus apparente que réelle, et si l'on songeait à rechercher les Oxyures chez les enfants qui présentent des lésions cutanées péri-anales, sans doute les trouverait-on plus souvent. Vignolo-Lutati, en dépit des quelques observations publiées, pense que les enfants doivent être plus fréquemment atteints que les adultes, d'abord parce que les Oxyures sont plus communs chez eux, ensuite parce que la peau de l'enfant doit offrir aux Oxyures un terrain plus favorable, se prêtant à leur colonisation *in situ*.

Un champ intéressant reste ouvert aux recherches cliniques.

Urticaire. — Eczéma.

Guiart pense que les toxines de l'Ascaride et de l'Oxyure peuvent jouer un rôle dans la pathogénie de ces affections; il en aurait vu guérir à la suite de l'expulsion d'Ascarides.

Prurigo.

Nous avons observé chez une fillette de dix ans un prurigo localisé aux fesses, coexistant depuis deux ans avec un *T. saginata*. Nous ne pouvons malheureusement pas affirmer le rapport de cause à effet, l'enfant ayant été perdue de vue avant même l'expulsion de son ver.

Érythèmes.

Teissier et Schæfer ont émis l'hypothèse que les toxines secrétées par les vers intestinaux, l'Ascaride surtout, pouvaient avoir un rôle dans la production de certains érythèmes, de l'érythème polymorphe ou de l'érythème noueux en particulier. Il n'y a rien là que de très logique, *a priori*.

Nous avons examiné les selles de 3 garçons atteints d'érythème noueux; l'un d'eux (huit ans), qui relevait de fièvre typhoïde, n'avait pas un œuf de parasite; chez le second (trois ans), nous avons trouvé un œuf de Trichocéphale dans la sixième préparation; le troisième (onze ans) avait des œufs de Trichocéphale assez abondants.

Ces quelques faits ne permettent aucune conclusion, mais ils appellent des recherches nouvelles.

Œdème.

Le gonflement de la paupière inférieure circonscrit par un demi-cercle azuré, la tuméfaction des narines, l'apparence pâle et comme œdémateuse de la lèvre supérieure sont décrits par beaucoup d'auteurs.

Wintrebert a publié un cas singulier où un œdème dur atteignant la face, les cuisses et surtout l'abdomen, céda après l'expulsion d'Ascarides. Guermonprez considère qu'il s'agit d'un œdème réflexe. Ce fait est unique jusqu'à ce jour.

Anasarque.

A côté de l'œdème, nous signalerons que l'anasarque a été attribuée un certain nombre de fois aux vers. Cette lésion serait due à l'irritation des tuniques vasculaires par les toxines vermineuses, irritation qui favoriserait la transsudation séreuse, peut-être en agissant sur les centres nerveux (G. Guidi).

4° Troubles génitaux.

Les Oxyures surtout déterminent des troubles du côté des organes génitaux, soit par action locale, directe ou de voisinage, soit par action réflexe.

Chez les filles, les Oxyures constituent une des causes locales qui peuvent provoquer la *vulvo-vaginite catarrhale* pyodermique (Dalché).

Les phénomènes inflammatoires avec écoulement leucorrhéique peuvent être assez violents pour simuler une infection gonococcique consécutive au viol (Spitzer).

L'onanisme est souvent la conséquence de ces accidents.

Comme phénomènes réflexes, nous ne connaissons point chez l'enfant de cas d'aménorrhée ou de dysménorrhée, de nymphomanie, d'agalactie.

Sauf l'onanisme fréquent, nous n'avons pas davantage connaissance, chez les garçons, des troubles suivants signalés chez l'homme en général et consécutifs aux démangeaisons de la marge de l'anus : érections, rêves érotiques, pertes séminales, élancements douloureux partant de la base de la verge et se terminant à l'extrémité du gland, calmés seulement par le tiraillement incessant du prépuce.

Signalons brièvement le passage possible, mais tout accidentel, des vers intestinaux *dans les voies urinaires* ; il s'agit en ce cas de fistule vésico-intestinale, se présentant avec ses symptômes habituels et relevant du traitement chirurgical, accompagné de l'administration d'anthelminthiques.

On aura soin de ne pas considérer comme appartenant à cette catégorie les faits dans lesquels des Oxyures, par exemple, ont été balayés par l'urine et trouvés dans le vase.

Nous n'avons pas trouvé, concernant l'enfant, de faits analogues à ceux de Simons (Oxyures dans le canal cervical), de Vix (œufs d'Oxyures dans l'utérus), de Marro (œufs dans un kyste de la trompe).

5° Troubles digestifs.

Ascarides.

Les auteurs sont généralement très sobres de détails sur les troubles digestifs dus aux Ascarides. Nous devons reconnaître que ces manifestations sont souvent légères ; certains points cependant méritent quelque développement.

Nous passons d'abord sur les troubles qui se produisent lors de la migration des vers dans l'estomac : crises gastralgiques, nausées, vomissements accompagnés parfois de phénomènes nerveux.

Lorsque les vers se tiennent dans leur habitat normal, ils déterminent parfois des perturbations de l'appétit ; en général, pourtant, celui-ci reste normal. Les vomissements sont rares ; toutefois nous avons vu un cas où l'on avait songé à une forme fruste de *vomis-*

sements périodiques. Par contre, les troubles intestinaux s'observent plus fréquemment : constipation, plus habituelle que la diarrhée; alternatives de constipation et de diarrhée, celle-ci survenant par débâcles ; il n'est pas très rare de noter des selles glaireuses ou muco-membraneuses et même sanglantes ; à vrai dire, ce sont là les signes d'une *entérite muco-membraneuse* qui coexiste quelquefois avec les vers, sans qu'on puisse établir de relation certaine entre les parasites et le syndrome constaté. La diarrhée peut exceptionnellement revêtir une intensité suffisante pour prendre les allures de la dysenterie, du choléra (Marini, d'Alep). Davaine cite le cas de l'enfant de du Périer, qui serait mort de dysenterie causée par les vers (Bonet, 1608).

Selon Verdun, les symptômes observés rappellent ceux des dyspepsies et des gastralgies. Cet auteur distingue des symptômes fonctionnels affectant la motilité de l'estomac : accès d'éructation, de régurgitation, spasme de l'estomac ou incontinence de ses orifices, vomissements ; d'autres consistant en déviations de la sensibilité : boulimie, anorexie, hyperesthésie ou paresthésie de la muqueuse gastrique, sentiment de poids épigastrique avec sensation pénible de ballonnement ou douleurs plus ou moins vives ; d'autres encore dus aux perversions des sécrétions : hyper-, hypo-, ou anachlorhydrie.

Il s'agit là d'un groupement de symptômes qu'on rencontre rarement, même isolés.

Ténias.

Monti écrit que, chez les porteurs de Ténias, l'*appétit*, quelquefois diminué, est le plus souvent normal. Bouchut a noté des faits d'appétit dévorant. Descroizilles dit que la boulimie est peu fréquente. Il est certain que la perversion de l'appétit est habituelle. L'anorexie est relativement rare (2 fois sur 15 cas observés aux Enfants-Malades) ; elle peut être suivie d'amaigrissement. Une fois nous notons un appétit capricieux. Mais d'ordinaire il est exagéré, voire boulimique (7 cas) ; un de nos petits malades, sujet aux fringales, devait emporter du pain à l'école ; d'un autre, ses voisins disaient qu'il n'y avait jamais assez à manger pour lui. Enfin 5 ne présentaient aucun trouble de ce côté. Dans les observations d'*Hymenolepis nana*, nous relevons l'anorexie 5 fois, avec appétit dépravé 2 fois.

Les *troubles gastriques* sont variables. Sur nos 15 malades, 2 avaient exclusivement présenté des nausées. Les auteurs signalent aussi des vomissements, rares, le plus souvent en rapport avec un accès de colique (Monti), des régurgitations matutinales, des spasmes de l'estomac, des digestions pénibles avec éructations et pyrosis, du hoquet, tous phénomènes qui font penser à une dyspepsie ou à une gastralgie (Verdun). Les vomissements sont notés trois fois pour l'*H. nana*.

Les *troubles intestinaux* sont inconstants; ils faisaient défaut chez 8 de nos malades; 6 étaient constipés; 1 avait de la diarrhée; les deux symptômes peuvent alterner. La diarrhée peut s'accompagner de coliques intenses; on trouve souvent alors des chaînes entières d'anneaux ou des amas muqueux contenant des œufs de Ténia (Monti). Plusieurs auteurs insistent sur les selles promptes, impérieuses (Descroizilles, Monti). Ces divers troubles sont signalés chez 14 porteurs d'*H. nana*.

Les vomissements de sang et les hémorragies intestinales signalés par Bouchut n'ont été constatés ni par Monti ni par les autres auteurs.

Les *douleurs abdominales*, qui constituent pour Davaine le symptôme le plus fréquent du Ténia, affectent tantôt le caractère de coliques, tantôt celui de gastralgie; elles siègent dans les diverses parties du ventre, dans les flancs (Davaine); pour Monti, il s'agit d'une entéralgie passagère, localisée surtout dans la région ombilicale. Ces douleurs sont parfois très vives, transcruciantes (Monti); elles ne sont accompagnées ni suivies de diarrhée (Davaine). Monti ajoute qu'elles peuvent apparaître à la suite de l'ingestion de mets salés, aromatiques ou acides, et qu'elles sont calmées par le lait, les aliments gras ou huileux. D'autres fois, il s'agit d'une simple sensation désagréable dans l'abdomen, sensation de pincement, de chatouillement, de reptation, de boule qui se déplace. Nous relevons dans nos propres observations des douleurs épigastriques (2 fois), une sensation de chatouillement épigastrique (1 fois), des douleurs abdominales généralisées, non subites, durant plus d'une heure (1 fois). Nous n'avons vu qu'une fois les douleurs revêtir les caractères que nous décrivons à la colique vermineuse.

Le *météorisme* existe à un degré variable (Monti) ; il serait plus intense au moment des crises entéralgiques.

Troubles hépatiques. — Les auteurs décrivent, comme rares du reste, des troubles hépatiques accompagnant parfois les troubles gastro-intestinaux, phénomènes d'ictère, de colique hépatique, ou désordres simulant un début de cirrhose ; nous n'avons rien relevé de semblable chez l'enfant.

Colique vermineuse.

A part ces troubles assez vagues et peu importants, les cliniciens notent que les malades se plaignent de « douleurs pongitives dans diverses parties du bas-ventre » (Laennec) ; de « coliques péri-ombilicales, douleurs vives, subites, pongitives » (Laboulbène).

Bien des auteurs parlent de *colique vermineuse* sans spécifier autre chose que la localisation péri-ombilicale.

Müller de la Fuente est, à notre connaissance, le premier qui ait cherché à décrire soigneusement ce syndrome.

L'enfant se plaint de douleurs abdominales soudaines et assez violentes. L'interrogatoire révèle qu'il avait déjà éprouvé auparavant de semblables douleurs auxquelles on n'avait prêté nulle attention, à cause de leur fugacité ; que dans les derniers temps il était agité, criait, refusait la nourriture ; que ces phénomènes duraient un jour au plus, parfois quelques heures seulement. Ces douleurs ont pour caractère particulier de pouvoir être très exactement localisées ; assez souvent on trouve une plus ou moins grande sensibilité à la pression au point indiqué par le malade ; on peut palper le ventre sans provoquer la moindre défense, mais aussitôt que la main arrive à ce point, l'enfant tressaille soudain et crie. Cette colique s'accompagne habituellement d'une élévation thermique modérée et passagère ; en outre, signe de haute valeur, les selles existent toujours, soit diarrhéiques, soit tout à fait normales.

En 1909, Weill et Mouriquand écrivent que, en dehors des accidents graves, les Ascarides manifestent leur présence par un syndrome bénin dont la note dominante est la suivante : colique douloureuse, généralement péri-ombilicale, survenant souvent d'une façon brusque, durant plusieurs heures, cessant quelque temps pour recommencer ensuite ; ces caractères seraient assez nets pour que le diagnostic fût possible avant l'émission des vers.

Nous n'avons jamais eu l'occasion d'assister à ces crises douloureuses; mais des interrogatoires minutieux nous permettent de confirmer dans l'ensemble l'exposé de Müller de la Fuente et celui de Weill et Mouriquand. Voici, d'après nos observations, comment se passent les choses, dans les cas les plus typiques :

Un enfant, par ailleurs bien portant, mais présentant ou non depuis un temps variable des troubles intestinaux, de la diarrhée ou plus habituellement de la constipation, est pris *brusquement, à n'importe quelle heure* de la journée, parfois après le repas, et non pas de préférence le matin à jeun, de coliques plus ou moins vives; la douleur est quelquefois telle qu'il est obligé de s'arrêter au milieu de ses jeux ; il se courbe en deux, comprimant son abdomen de toute la force de ses deux poings. Ces coliques siègent d'une façon presque absolue dans la *région ombilicale*. Leur durée est variable, de quelques minutes à deux heures, rarement davantage.

Le paroxysme douloureux s'accompagne souvent de troubles vaso-moteurs fort manifestes au niveau de la face : l'enfant devient subitement pâle, et cette pâleur est surtout intense — les parents insistent sur ce fait — autour du nez. Ce phénomène paraît être la manifestation d'une lipothymie pouvant aller jusqu'à la syncope. Ce syndrome de *coliques périombilicales soudaines, fugaces, avec pâleur de la face*, nous paraît présenter une individualité assez nette pour attirer l'attention sur la présence de vers intestinaux, Ascarides surtout.

Le diagnostic néanmoins devra être discuté. Le siège même de la douleur, toujours périombilicale, permettra d'éliminer les autres coliques abdominales : néphrétique, hépatique, etc. ; une réserve cependant doit être faite pour la colique appendiculaire ; nous avons vu plusieurs enfants opérés pour appendicite chronique, alors que, porteurs d'Ascarides, ils n'avaient présenté que de vagues douleurs abdominales, et dont l'appendice était apparemment sain. Deux autres malades à douleurs périombilicales nettes accusaient en outre une certaine sensibilité à la pression au point de Mac Burney.

A plusieurs reprises, nous avons entendu notre maître,

le Dr Hutinel, narrer l'histoire de petits malades qui avaient subitement été pris de douleurs abdominales affectant le caractère que nous attribuons à la colique vermineuse, et chez qui ces douleurs étaient causées par l'inflammation d'un appendice de longueur démesurée. Nous avons en vain recherché, par un minutieux interrogatoire, ces symptômes chez plusieurs enfants auxquels notre maître, Aug. Broca, avait réséqué des appendices de 10 à 14 centimètres ; aucun n'était porteur d'Ascarides. Néanmoins il y a là un point qui mérite d'être élucidé.

Quoi qu'il en soit, lorsque le syndrome que nous avons décrit ci-dessus se présentera avec quelque netteté, que l'enfant soit bien portant, qu'il ait un appétit normal, qu'il ait ou non des troubles intestinaux, il importera, avant de poursuivre ses recherches étiologiques, de s'enquérir s'il n'a pas ou n'a pas été porteur d'Ascarides ou de Ténias. Au besoin, on fera un examen des selles ; on administrera un anthelminthique dont le succès permettra de confirmer le diagnostic, tout en se rappelant que les œufs de Ténia peuvent faire défaut, comme nous l'avons constaté.

Nous avons insisté sur ce point, en raison de notre conviction qu'une sémiologie attentive et minutieuse peut éviter au clinicien de grosses erreurs (1).

Oxyures.

Outre les troubles qu'ils déterminent du côté de l'anus (Voy. *Prurit*) et de l'appendice (Voy. *Appendicite*), les Oxyures semblent susceptibles de provoquer et d'entretenir un état catarrhal de l'intestin qui se traduit, d'après tous les traités, par des selles molles, faciles, fétides, enveloppées de mucosités épaisses, souvent striées de sang, parfois diarrhéiques ; par des douleurs abdominales vagues, des nausées, des vomiturition, de l'anorexie totale ou élective. Nous avons constaté la plupart de ces symptômes chez les petits malades qui nous ont été adressés : plusieurs ne présentaient aucun trouble digestif ; quelques-uns avaient des douleurs abdominales revêtant à peu près le type de la colique vermineuse ; la plupart

(1) En ce qui concerne cette séméiologie des douleurs abdominales chez l'enfant du second âge, nous renvoyons le lecteur au fort intéressant article de E. Périer.

offraient des troubles intestinaux, indépendamment de toute affection classée : constipation, assez rare, ou alternant avec la diarrhée plus fréquente ; selles molles ou diarrhéiques, parfois glaireuses ou sanglantes ; épreintes. Nous avons noté aussi la diminution d'appétit.

Arullani a publié un cas de *sigmoïdite* qu'il attribue aux Oxyures.

Trichocéphales.

Dans la trichocéphalose, on observe assez souvent des troubles gastro-intestinaux plus ou moins vagues : nausées, vomissements, douleurs variées dans l'abdomen, constipation opiniâtre ou diarrhée ; troubles d'origine nerveuse, indépendants du processus catarrhal, cessant dès que les vers sont expulsés. Mais nombre d'individus sont porteurs de Trichocéphales sans en avoir jamais éprouvé le moindre malaise.

Il y a lieu d'insister sur la diarrhée, car récemment Guiart et Garin se sont efforcés d'individualiser une entérite trichocéphalienne.

Entérite trichocéphalienne.

Sans être constante, dit Garin, l'entérite est au moins aussi fréquente dans la trichocéphalose que l'anémie et les troubles nerveux. Le petit nombre des observations tient à ce que, dans la plupart des cas, on pense à une entérite banale ou tuberculeuse, ou à ce qu'on néglige l'examen microscopique, particulièrement dans les cas bénins.

Cette entérite, qui peut s'observer à tout âge, semble cependant frapper plutôt les enfants (9 fois sur les 17 cas relevés par Garin).

Elle se manifeste par quatre symptômes principaux : diarrhée, coliques, vomissements, fièvre.

La diarrhée et les coliques sont surtout constantes. Il y a 5 ou 6 selles par jour, parfois 20 à 24. On y trouve très souvent du sang. Le caractère le plus important de cette diarrhée est d'être absolument rebelle à l'opium et au bismuth (1).

(1) Ce qui n'a rien de bien pathognomonique, semble-t-il.

La douleur se traduit par de violentes coliques accompagnées de ténesme et d'épreintes, survenant par accès avant la défécation, et à peine calmées par celle-ci. Parfois on note une simple douleur plus ou moins localisée en un point de l'abdomen, le plus souvent au niveau du cæcum ; cette douleur est exaspérée par la pression ; elle peut s'accompagner d'une véritable défense de la paroi, simulant à s'y méprendre l'appendicite. D'ailleurs, dans nombre de cas, il y a une appendicite véritable.

Les vomissements sont fréquents; alimentaires ou bilieux, parfois sanglants, ils surviennent sans horaire fixe.

En outre, il existe des phénomènes généraux : poussées fébriles vers 38°, pouvant atteindre 40° durant deux ou trois jours. D'autres manifestations de l'helminthiase : troubles nerveux, anémie, peuvent coexister avec ces symptômes propres à l'entérite.

Dans un nouvel article (1910), Cade et Garin insistent sur le polymorphisme fréquent de l'affection. A côté de la *forme diarrhéique* habituelle, la trichocéphalose intestinale peut revêtir la forme de *dysenterie*, d'*entéro-colopathie muco-membraneuse*, d'*appendicite chronique* ou de *typhlo-colite*, de *dyspepsie nerveuse* ou *neurasthénique*.

Ainsi constituée, l'entérite évolue d'une façon essentiellement chronique : c'est là sa principale caractéristique. Elle peut durer des années, s'atténuant parfois à l'occasion d'un régime, et reprenant ensuite avec plus d'intensité. Elle ne se termine jamais spontanément, et, ajoute Guiart, « si l'on ne guérit pas le malade par la médication thymolée, *il est bien rare qu'il ne contracte pas quelque jour l'appendicite ou la fièvre typhoïde* » ! Nous ne saurions nous associer à ces conceptions.

Le *diagnostic* varie selon la forme clinique observée. La forme diarrhéique en particulier devra être soigneusement distinguée de l'entérite tuberculeuse.

L'examen des fèces montrera des œufs de Trichocéphales. L'éosinophilie n'a rien de probant. La recherche des hémorragies occultes a plus de valeur. Le vrai critérium serait l'épreuve du traitement, mais celui-ci ne donne pas toujours de résultats nets.

Il est bien évident que, avant d'aboutir au diagnostic d'entérite trichocéphalienne, il faudra, par la clinique et le laboratoire, avoir constaté l'absence de toute autre étiologie.

Quant à la *pathogénie* de tous ces troubles, Garin la conçoit ainsi :

1° La diarrhée peut être due à l'irritation de la muqueuse plus ou moins lésée par le parasite ; elle paraît due aussi à une sécrétion réflexe exagérée de la muqueuse, effet de l'excitation des terminaisons nerveuses par le Trichocéphale;

2° Les douleurs abdominales localisées semblent résulter d'un certain degré de péritonite due à l'infection de la paroi intestinale par les piqûres du Trichocéphale en milieu septique ;

3° Les vomissements paraissent d'origine réflexe, dérivant de l'irritation de la muqueuse intestinale par des parasites.

On pourrait peut-être y voir aussi un phénomène commandé par les centres nerveux ; il se passerait alors là quelque chose d'analogue aux vomissements méningés ;

4° La température peut être attribuée aux toxines sécrétées par le parasite, toxines dont les propriétés sont d'ailleurs mal connues. Il se peut aussi qu'elle soit due parfois à l'infection sanguine par le parasite qui va piquer les vaisseaux sous-muqueux pour se nourrir de sang, et qui entraîne forcément avec lui des germes pathogènes.

L'*anatomie pathologique* a été ébauchée par Stcherbak. Les altérations du gros intestin peuvent faire défaut, même s'il existe une grande quantité de parasites; mais, dans certains cas, on trouve des descriptions de la colite catarrhale. La muqueuse du côlon, dans un cas de Cima, avait la teinte ardoisée du catarrhe chronique avec ulcérations; dans un autre, de Moosbrugger, la muqueuse intestinale était couverte d'ulcérations, et ces lésions ne pouvaient être attribuées qu'à la présence des vers intestinaux, etc.

Nous ne considérons pas comme invraisemblable, *a priori*, que la présence de Trichocéphales dans l'intestin puisse causer des symptômes d'entérite; mais les faits sur lesquels se base Garin pour individualiser l'entérite trichocéphalienne nous paraissent passibles de bien des critiques.

Ces faits sont avant tout extrêmement disparates. L'observation 225 est celle d'une fièvre typhoïde au cours de laquelle on a constaté le Trichocéphale. Parfois il existe des associations parasitaires : c'est le cas, pour les observations 220 et 221, où l'Ascaride peut être invoqué aussi bien que le Trichocéphale. Dans la plupart des autres, l'entérite n'est qu'un symptôme, rarement prédominant d'ailleurs ; l'anémie habituelle occupe une place souvent aussi importante dans le tableau clinique ; les mêmes observations ont servi à édifier, d'une part, l'anémie trichocéphalienne et, d'autre part, l'entérite trichocéphalienne : n'est-ce pas là la preuve que cette dissociation clinique est un peu arbitraire ? Enfin, et surtout, le critérium thérapeutique manque dans la presque totalité des cas. Cade et Garin reconnaissent eux-mêmes que l'épreuve du traitement anthelminthique est bien souvent incapable de trancher la question. Ce serait cependant la seule preuve valable de l'individualité de l'affection. Sans cet élément décisif, il sera toujours possible d'objecter l'argument de coïncidence ; est-ce qu'un sujet porteur de Trichocéphales ne peut être atteint d'entérite tuberculeuse ou d'entérite muco-membraneuse ?

En outre, si l'on nous dit bien que les malades avaient des œufs de Trichocéphales dans les selles, aucune observation ne nous renseigne sur l'état fonctionnel de l'intestin.

C'est là une lacune que les recherches ultérieures devront combler.

Aussi bien, jusqu'à plus ample informé, pensons-nous avec Stcherbak que l'individualité de l'entérite trichocéphalienne, si elle est possible, n'est pas assez solidement démontrée.

Néanmoins, nous devons reconnaître à Garin le mérite d'avoir attiré l'attention sur ces faits et d'avoir plaidé en faveur de l'examen parasitologique des selles, procédé d'investigation si simple et si négligé (1).

(1) Ce chapitre était rédigé lorsque parut un nouvel article de Garin sur la pathogénie et l'anatomie pathologique de l'entérite trichocéphalienne. Dans ce travail, qui constitue un document de valeur à l'appui de sa thèse, Garin cherche à établir que les lésions intestinales observées dans cette affection sont spéciales, qu'elles consistent en ulcérations du gros intestin procédant de la profondeur vers la surface ; que ces ulcérations se forment aux dépens de petits foyers hémorragiques sous-muqueux créés par le Trichocéphale, puis infectés. De plus, le parasite agit également à distance sur la circulation intestinale, en apportant dans le courant sanguin des bactéries pathogènes, agents des thromboses vasculaires constatées anatomiquement ou point de départ d'anémies graves et de poussées thermiques quand l'infection sanguine se généralise.

6° Fièvre.

Les vers sont-ils susceptibles de déterminer de la fièvre ?

La coexistence de fièvre et de vers est souvent signalée; les anciens auteurs ont décrit des fièvres vermineuses, surtout sous forme d'épidémies. Nous renvoyons à Davaine pour ce chapitre d'histoire. Les uns ont cru à des fièvres intermittentes, les autres à des fièvres continues. Davaine écrit : « Quant aux fièvres continues, dans lesquelles la présence des Ascarides lombricoïdes et des Trichocéphales a été souvent signalée, elles en sont sans doute indépendantes ; cependant la coïncidence fréquente de ces fièvres avec les vers mériterait peut-être plus d'attention qu'on ne lui en accorde généralement aujourd'hui. »

Nous verrons que cette question a été reprise de nos jours et qu'elle est encore en suspens.

Mais, bien auparavant, Laennec, à une époque où il fallait encore démontrer que la teigne et la pleurésie n'étaient pas dues aux vers, écrivait cette phrase sensée : « Ce n'est pas que les vers, lorsqu'ils sont réunis en grand nombre et qu'ils produisent une vive irritation locale, ne puissent déterminer la fièvre ; mais cette fièvre est erratique, purement symptomatique et n'a jamais ni les caractères ni la marche d'une fièvre essentielle, encore moins sa durée ou un caractère épidémique. »

Les deux opinions ne s'excluent pas. Les vers sont susceptibles de déterminer des poussées fébriles passagères, le fait ne paraît plus discutable; et ils pourraient être l'origine de fièvres à type continu, c'est la question à l'étude.

Mais ici, comme toujours en matière de pathologie helminthologique, se pose l'éternelle question de coïncidence.

Dans le cas particulier, le problème se double d'un cercle vicieux auquel nous avons déjà fait allusion. L'élévation de température favorise d'une façon indiscutable les mouvements des vers, et cela est particulièrement net avec l'Ascaride, qui, dans l'eau froide, reste immobile, tandis qu'il se déplace, s'agite lorsqu'on chauffe à 37°. Si bien qu'on a pu dire que les vers n'aiment pas l'organisme fébricitant : c'est une observation fort exacte, que nous avons pu vérifier. Aussi bien conçoit-on que si, dans un village où la plupart des enfants sont infestés par l'Ascaride, survient une épidémie de fièvre typhoïde par exemple, tous les petits malades, à la faveur de leur fièvre, rejetteront des vers, et l'on invoquera la « fièvre vermineuse ». Est-ce à dire que les vers soient tout à fait innocents? C'est un point sur lequel nous aurons à revenir.

En regard du fait bien établi que nous venons d'exposer : *la fièvre chasse les vers*, le suivant est hors de conteste : *les vers peuvent déterminer de la fièvre.* Il est fréquent de voir des enfants expulser des Ascarides sans en éprouver le moindre inconvénient, sans même interrompre leurs jeux, tant la chose est, pour eux, banale. Par contre, chacun a pu observer des enfants qui éprouvent un jour un peu de malaise, quelques douleurs abdominales, puis font le soir 39 ou 40° ; tout se termine en quelques heures ou en une journée par l'expulsion d'un ou de plusieurs Ascarides avec des selles diarrhéiques. Les vers ont produit la fièvre, et la fièvre a chassé les vers. Ce sont ces cas bénins qui peuvent parfois simuler l'appendicite, comme le signalait naguère notre maître Aug. Broca (Voy. *Pseudo-appendicite*, p. 108). Le médecin serait bien souvent dérouté si, à la deuxième visite, la maman ne lui présentait le diagnostic sous la forme d'Ascarides dans un bocal.

Par quel mécanisme les helminthes déterminent-ils la fièvre ? Est-ce en inoculant dans la muqueuse lésée par eux les germes de la flore intestinale et en produisant ainsi une petite poussée septicémique de durée variable (1)? Est-ce en sécrétant des toxines pyrétogènes qui seraient résorbées par l'organisme? Les deux hypothèses sont possibles, mais ne satisfont pas entièrement l'esprit. En effet, ni l'une ni l'autre n'expliquent la soudaineté de ces accidents ; la seconde, toutefois, cadre mieux avec leur cessation brusque, lors de l'expulsion du ver; on conçoit que, les toxines n'étant plus déversées dans l'intestin, les phénomènes disparaissent; on conçoit mal qu'une septicémie, si légère soit-elle, cesse aussi vite.

Mais la fièvre n'a pas toujours le caractère fugace et passager que nous venons de décrire ; parfois elle dure plus longtemps,

(1) Demateis, poursuivant des recherches sur les Ascarides rejetés par 6 enfants qui présentaient tous des accès de fièvre irrégulière avant l'expulsion des vers, constata dans l'intestin de ces parasites de nombreux microorganismes ; les plus fréquents étaient : *B. coli*, *B. acidi lactis*, streptocoques, staphylocoques variés.

faisant croire même à une dothiénentérie : c'est à ces faits que Chauffard a donné le nom de « lombricose à forme typhoïde ».

Avant d'en aborder l'étude, qu'il nous soit permis d'émettre une hypothèse. Certains enfants ont, pendant des semaines et des mois une courbe thermique assez régulière, mais supérieure à la normale ; les uns des végétations adénoïdes, les autres une appendicite chronique ; chez d'autres encore, on ne trouve rien, et l'on songe à la tuberculose. Nous nous demandons si la présence de vers dans l'intestin ne serait pas capable d'entretenir un tel état subfébrile, et nous nous proposons d'étudier ultérieurement ce point de sémiologie.

Ascaridiose a forme typhoide.

Voici, d'après Béranguier, le tableau clinique de cet état morbide, connu des anciens médecins, et sur lequel Chauffard a de nouveau attiré l'attention en 1895.

Après une *période prodromique* plus ou moins longue, le facies devient péritonitique et souffreteux ; les traits sont tirés, les yeux cernés, les paupières bleuâtres, l'abdomen ballonné. On entre ainsi peu à peu dans la *période d'état*, où l'on constate des signes semblables à ceux de la fièvre typhoïde : céphalalgie, fièvre ; narines et lèvres fuligineuses, langue saburrale avec, quelquefois, des points rouges, saillants, qui, selon Romans, seraient pathognomoniques de la présence des Ascarides dans l'intestin (?) ; haleine fétide ; nausées, vomissements ; parfois épistaxis ; hébétude profonde, analogue à la stupeur des typhiques, faisant place la nuit à un délire plus ou moins agité. La diarrhée s'établit si elle n'existait déjà ; elle peut d'ailleurs faire défaut ; les selles sont fréquentes, fétides, de couleur jaunâtre ou verdâtre. Gargouillement intestinal souvent généralisé à tout l'abdomen, quelquefois localisé ou plus accentué dans la fosse iliaque droite. Le ventre est douloureux, le météorisme constant, la rate à peine augmentée de volume.

Il y a, dans quelques cas, un peu d'éréthisme cardiaque. Poumons et reins sont indemnes. La température du soir peut atteindre 39°. On pense à une fièvre typhoïde, mais bien souvent l'expulsion spontanée ou provoquée d'un ou de plusieurs Ascarides est suivie à bref délai d'une *rémission* aussi subite qu'inattendue : la fièvre tombe ; l'aspect typhique disparaît. Cette défervescence est parfois définitive ; d'autres fois, après quelques jours d'amélioration, les phénomènes généraux et locaux reprennent de plus belle ; ils cèdent pourtant bientôt sous l'action d'un traitement anthelminthique. La guérison peut être un peu retardée par des perturbations du système nerveux. Le tube digestif, appareil le plus touché, revient le premier *ad integrum*. A cette période, des complications sont possibles, par migration des Ascarides dans les voies biliaires, pancréatiques ou respiratoires, dans le péritoine.

Ce tableau clinique, on le voit, ressemble singulièrement à celui de la fièvre typhoïde. Certaines particularités, cependant, permettent, par un examen très attentif, d'établir le *diagnostic*. L'affection, dit Béranguier, n'a pas l'allure franche de la fièvre typhoïde ; les symptômes sont moins marqués et moins nets ; les douleurs et le gargouillement sont généralisés à tout l'abdomen ; la langue est étalée et ne tremble pas. La température a une marche des plus irrégulière.

D'autres signes manquent totalement : il n'existe aucune manifestation pulmonaire ni rénale ; la rate n'est pas hypertrophiée de façon évidente ; les taches rosées font défaut. En outre, on peut constater des modifications pupillaires et des troubles salivaires. Et si on se livre à un interrogatoire serré, on relèvera une période prodromique d'ascaridiose pure.

A la vérité, ces nuances ne constituent encore que des signes de probabilité ; la constatation d'œufs d'Ascarides ou des parasites eux-mêmes dans les selles n'est pas un suffisant élément de certitude. Le diagnostic ne nous paraît pouvoir être admis qu'au cas où, après un séro-diagnostic négatif à plusieurs reprises, tant avec l'Eberth qu'avec les paratyphiques, la maladie cède *rapidement* à l'expulsion thérapeutique d'un ou de plusieurs Ascarides.

Telle est la forme grave de l'ascaridiose à type typhoïde ; mais il peut exister une série de cas plus bénins, simulant la typhoïdette, l'embarras gastrique fébrile et l'embarras gastrique simple.

Nous acceptons volontiers l'individualisation de l'ascaridiose à forme typhoïde, d'après les cas évidemment impressionnants où la guérison a suivi de près l'expulsion des Ascarides ; encore faut-il que cette expulsion n'ait pas lieu à la fin du troisième septenaire de la fièvre. Malheureusement, au moins en ce qui concerne les enfants, il est fort peu d'observations probantes. Des cas où la guérison s'est fait attendre dix jours (Tauchon), trois semaines (Weill, *in* Guglielmi), nous paraissent peu valables.

Par contre, dans la plupart de ceux où la guérison a suivi à brève échéance l'expulsion, le tableau clinique ne ressemblait que d'assez loin à la typhoïde ; il s'agissait d'une fièvre irrégulière avec des rémissions.

Restent donc les faits de syndromes pseudo-typhoïdes avec ascaridiose intestinale et séro-réaction négative. Comment les interpréter ? Guiart écrit que « des cas de fièvres typhoïdes parfaitement caractéristiques, à séro-diagnostic positif, ont été guéris par la simple expulsion d'Ascarides ». Nous ne connaissons aucun fait de ce genre relatif à l'enfance, et d'ailleurs, même en admettant l'hypothèse de l'inoculation du bacille d'Eberth par les Ascarides, on s'explique mal que, les vers inoculateurs expulsés, la dothiénentérie cesse brusquement son évolution.

Néanmoins, acceptons l'opinion de Guiart : les vers ont été les agents inoculateurs de l'Eberth ; mais, au même titre que le bacille d'Eberth, ils peuvent inoculer les paratyphiques, ou le colibacille, ou d'autres agents de la flore intestinale. Or, si un certain nombre d'observations notent un séro-diagnostic négatif pour l'Eberth, aucune ne signale que la recherche des paratyphiques ait été pratiquée. Nous croyons donc indispensables, avant de faire de l'ascaridiose à forme typhoïde une entité morbide, de nouvelles recherches sur l'existence et la nature de l'infection sanguine dans les cas d'helminthiase avec fièvre.

Notons en terminant que Sziklassy rapporte un cas de syndrome typhoïde simulé par le Ténia.

Fièvre typhoïde et vers intestinaux.

Ascarides. — Après avoir exposé ce que nous pensons de l'ascaridiose à forme typhoïde, il importe d'établir les rapports des Ascarides avec la dothiénentérie authentique. Guiart rappelle que Bouchut avait noté la fréquence des Ascarides dans l'intestin des enfants atteints de fièvre typhoïde. Il pense que l'Ascaride peut inoculer des formes graves, et que sa présence dans l'intestin assombrit beaucoup le pronostic en raison des perforations possibles (Jerinici). Tout en reconnaissant la moindre fréquence de l'Ascaride par rapport au Trichocéphale dans la typhoïde, il reproche aux cliniciens de ne pas s'enquérir de la cause des perforations, de ne pas rechercher le parasite mort, macéré même, dans le pus abdominal ou au milieu des anses intestinales!

Remarquons seulement la rareté relative de l'Ascaride, à Paris tout au moins, sa rareté chez les typhiques (1 fois sur nos 13 malades), la rareté des perforations intestinales par rapport au nombre des typhiques, et enfin la rareté des Ascarides dans les cas de perforation. Nous aurons ainsi une idée assez exacte du danger que les Ascarides font courir aux typhiques : ce danger existe, sans aucun doute, mais il se manifeste bien rarement.

Trichocéphales. — Il y a longtemps qu'a été constatée la fréquence du Trichocéphale dans l'intestin des typhiques (Voy. Thèse Raspail). Mais c'est Guiart, en 1901, qui s'est attaché à démontrer le rôle de ce ver dans la production de la dothiénentérie. A son avis, il agit seulement comme agent d'inoculation de l'Eberth dans le sang, lors de sa fixation sur la muqueuse; il ne possède aucune action spécifique; son importance tient uniquement à sa fréquence. « Il est bien évident, dit-il, qu'un Ascaride, une larve de Mouche, un parasite quelconque capable de léser l'intestin pourront agir de même. »

Jusque-là, rien que de raisonnable; de même lorsque l'auteur tient compte de l'état de moindre résistance de l'organisme. Où cette conception devient dangereuse, c'est quand Guiart affirme qu' « un individu dont l'intestin est libre de vers intestinaux peut boire impunément l'eau souillée par le redoutable microbe » ! Cependant, même d'après Guiart, tous les typhiques ne sont point porteurs de Trichocéphales.

D'autre part, on sait que les lésions de la typhoïde siègent sur la portion terminale de l'iléon, tandis que les Trichocéphales ont leur habitat normal dans le cæcum. Mais Guiart, se fondant sur une autopsie de typhique, considère que le Trichocéphale adulte habite aussi l'intestin grêle. Au surplus, les partisans de la doctrine invoquent la migration de l'embryon et son développement dans l'intestin grêle, ou encore la disposition anatomique des lymphatiques (Voy. Raspail, p. 161).

Des assertions aussi manifestement exagérées devaient attirer des contradictions.

De fait, tandis qu'un certain nombre d'auteurs apportaient des statistiques à l'appui de l'hypothèse de Guiart, d'autres publiaient des documents opposés. A Lyon même, Vaulande estime que le Trichocéphale n'a aucun rôle dans la genèse de la typhoïde. En pareille matière, toute polémique est vaine et doit céder le pas aux faits consciencieusement observés.

En ce qui concerne les enfants, Julien Raspail a trouvé 5 fois des œufs de Trichocéphale sur 6 malades examinés. Nous-même, chez 13 typhiques âgés de ving-deux mois à douze ans, avons trouvé 9 fois des œufs de Trichocéphale, 1 fois des œufs d'Ascaride et 3 fois, entre autres chez l'enfant de vingt-deux mois, aucun œuf (l'examen n'a pu être fait qu'une fois). Ce qui nous donne une proportion de Trichocéphales de 69 p. 100, très voisine de la normale. Eussions-nous obtenu un pourcentage plus élevé que nous ne voudrions actuellement en tirer aucune conclusion ferme : qu'il nous suffise de rappeler que, dans 5 cas de chorée examinés à ce point de vue, nous avons trouvé 5 fois des œufs de Trichocéphale, — d'aucuns diraient dans 100 p. 100 des cas. — Ce n'est pas en effet sur des statistiques aussi restreintes qu'il est possible d'édifier des conclusions définitives. Nous pensons, comme Brumpt, que seules peuvent avoir de la valeur des statistiques parallèles, portant sur des autopsies, non sur des examens de selles, de sujets typhiques et de non typhiques de même âge, dans les mêmes conditions de milieu : la thèse de Balland peut être considérée comme un modèle pour ce genre de recherches.

Encore, pour ne point s'étonner des discordances constatées, faut-il tenir compte du pays où les recherches ont été faites.

En terminant ce chapitre, nous déclarons que, nullement adversaire en théorie du rôle du Trichocéphale dans l'étiologie de la fièvre typhoïde, nous ne sommes pas convaincu par les faits. Nous ne laissons pas cependant d'être impressionné par les chiffres récents de Barabaschi, qui, en Italie, trouve le Trichocéphale chez 95 p. 100 des typhiques, et seulement chez 28 p. 100 des sujets sains. L'écart est frappant, mais on jugera sans doute qu'il est bon d'attendre encore de nouveaux documents.

Oxyures. — Par extension, la doctrine de Guiart s'applique à l'Oxyure ainsi qu'à l'Anguillule (*Strongyloides stercoralis*) et même aux Trématodes.

Choléra. — Dysenterie. — Béribéri.

Il y a longtemps qu'on a attribué un rôle aux helminthes dans les épidémies de *choléra*. Gros, pendant l'épidémie de Moscou (1848), trouve des Ascarides chez 1200 individus. On signale l'abondance des vers, surtout des Trichocéphales, chez les cholériques de Naples (1837), alors que le Trichocéphale était rare dans cette ville. D'ailleurs ces helminthes se rencontraient aussi chez les individus qui succombaient à d'autres maladies (Fidelin). Fidelin a vu des Ascarides dans les selles de cholériques sans y attacher d'importance, à cause de la fréquence des vers dans la région où il observait. La question demeure à l'étude.

Les helminthes auraient encore un rôle dans la production de la *dysenterie*, indépendamment des entérites dysentériformes, dont la possibilité n'est pas contestée.

L'origine helminthique du *béribéri* est aussi en discussion. Dans un tout récent travail, Brau montre toutefois qu'elle est loin d'être établie.

7° Anémies.

Anémie bothriocéphalique.

L'anémie et la cachexie bothriocéphaliques sont exceptionnelles chez l'enfant, qui héberge très rarement le Bothriocéphale large, même dans les pays contaminés. Dans les observations de Ravaud, le sujet le plus jeune a dix-sept ans. Deux d'entre eux, à la vérité, hébergeaient leur parasite depuis l'enfance. Des 13 malades atteints d'anémie pernicieuse bothriocéphalique observés par Reyher à Dorpat, le plus jeune avait quatorze ans.

Cliniquement, l'anémie bothriocéphalique se présente sous l'aspect d'une anémie pernicieuse, et la question de l'identité des deux affections a été résolue par de nombreux auteurs dans le sens de l'affirmative.

Signes généraux, signes cardio-vasculaires, avec hémorragies rétiniennes, troubles gastro-intestinaux sont identiques à ceux de l'anémie pernicieuse.

L'examen du sang montre également une diminution parfois extrême du nombre des globules rouges (395 833 dans le cas de Kissel); le taux de l'hémoglobine baisse aussi; la valeur globulaire, parfois un peu inférieure à l'unité, est en général augmentée, mais elle le serait un peu moins que dans l'anémie pernicieuse. Le nombre des globules blancs est d'habitude diminué.

L'évolution de l'affection est toujours grave, et le traitement par l'extrait de fougère mâle, suivi de l'expulsion du ver, et *a fortiori* d'un fragment de ver, n'est efficace que s'il intervient à temps. Dans les cas de Kissel et de Zinn, la mort survint après cette expulsion.

ANÉMIE ANKYLOSTOMIASIQUE (*anémie des mineurs*).

Cette forme d'anémie s'observe, sans distinction de sexe et d'âge, chez les individus qui sont exposés, de par leur profession, à s'infester avec les larves de l'Ankylostome : il s'agit en général d'ouvriers, ce qui explique la rareté relative de l'affection chez l'enfant. Bien que n'ayant pu consulter l'énorme bibliographie de la question, nous avons relevé un certain nombre d'observations concernant les enfants : il s'agit surtout de faits publiés en Italie et en Amérique. Kütz (1907), étudiant l'ankylostomiase chez les nègres du Cameroun, constate souvent chez les enfants une anémie grave. Dans une statistique récente (1909), faite à l'hôpital des enfants de Verceil, et portant sur 2 115 enfants, Baravalle relève 18 cas d'anémie par Ankylostome. Le premier travail spécialement consacré à l'enfant nous paraît être celui d'Arslan (1892); nous lui empruntons en grande partie la description suivante.

La *symptomatologie* est à peu près la même, à quelques différences près, que chez l'adulte. Le début est toujours caractérisé par des troubles digestifs : douleur épigastrique, qui s'observe dans les cas typiques et est notée dans deux cas; inappétence habituelle; vomissements bilieux ou muqueux, diarrhée, rarement constipation. L'enfant commence à pâlir ; son caractère s'altère, il devient triste et silencieux. Cette première période passe d'ordinaire inaperçue, parce que parents et même médecins attribuent cet état à la mauvaise alimentation ou à un catarrhe gastro-intestinal. Chez le malade de Cima, on avait d'abord porté le diagnostic d'entérite. Mais à ces premières manifestations se joignent bientôt les signes de l'anémie, qui s'aggravent rapidement : peau et muqueuses se décolorent, prenant l'apparence de la vieille cire; les malades s'affaiblissent parfois au point de ne plus pouvoir marcher; certains ont un peu de fièvre le soir. Les petits patients deviennent taciturnes, hébétés, perdent leur entrain, passent des nuits agitées. Les plus âgés accusent des bourdonnements d'oreilles, des vertiges, des troubles oculaires, de la céphalée. Du côté de l'appareil cardio-vasculaire, on note des palpitations, des souffles anémiques à la base du cœur et dans les vaisseaux du cou ; l'aire de matité précordiale peut être augmentée (Allyn et Behrend). Arslan écrit que, en dépit de ces troubles, les malades conservent en apparence leur embonpoint.

Après un temps variable, l'affection prend une marche rapide : la fièvre augmente, l'amaigrissement survient ainsi que les œdèmes (œdème des paupières et des jambes) ; les malades ont l'apparence cachectique des phtisiques. Néanmoins l'évolution est plus lente que chez l'adulte, parce que le processus assimilatif et histogénétique des appareils hématopoiétiques se trouve dans l'enfance au maximum de vigueur et oppose une grande résistance aux causes anémigènes (Arslan).

L'*examen du sang* révèle une diminution constante et parfois très considérable du nombre des globules rouges, qui sont pâles, facilement altérables et non réunis en pile; de la micropœcilocytose, une légère augmentation des globules blancs ; de l'éosinophilie; un abaissement notable du taux de l'hémoglobine. La valeur globulaire n'est pas signalée dans les observations que nous avons relevées.

Le foie et la rate sont habituellement normaux.

Les urines sont très peu colorées et peu denses ; elles sont en général augmentées et parfois albumineuses.

Les selles sont variables, soit normales, soit dures, soit plus souvent diarrhéiques, pouvant être striées de sang. Elles contiennent des œufs d'Ankylostomes, et, si elles datent de plus d'un jour, des *larves* de ce Nématode. Il existe fréquemment une association parasitaire, et l'on voit en outre des œufs d'Ascarides, de Trichocéphales ou de Bilharzies, des Anguillules.

L'examen du sang, en révélant l'éosinophilie, celui des fèces, en montrant les œufs de l'Ankylostome, feront en partie le diagnostic. La notion du pays d'origine du malade, de sa profession ; la présence d'autres ankylostomiasés dans son entourage (Möhlau, Cozzolino) ; la résistance de l'affection aux divers traitements sont autant de données utiles.

Le succès de la cure anthelminthique fait seul la preuve du diagnostic ; il permettra de ne pas considérer comme tuberculeux, ou atteints d'autres affections cachectiques, des enfants ankylostomiasés, ainsi que l'a vu Arslan, et de faire la part de l'ankylostomiase et du paludisme, comme dans le cas de Tebault jeune.

Le *pronostic* est sérieux, fatal même, si le malade n'est pas bien soigné ou si le traitement est institué trop tardivement.

Anémie trichocéphalienne.

Une très complète étude de cette anémie a été publiée tout récemment par Guido Guidi, élève de Mya ; c'est à ce travail que nous empruntons la description suivante.

La plupart des observations sur lesquelles est fondé ce syndrome sont les mêmes qui ont servi à établir l'entérite trichocéphalienne (1) (Voy. p. 67).

C'est donc de façon un peu artificielle qu'on a isolé ces deux syndromes, d'ordinaire associés et probablement connexes. Ils ne se rencontrent que dans les formes sévères de l'infestation par le Trichocéphale et de préférence chez les enfants.

Les cas d'anémie doivent être regardés comme exceptionnels, eu égard à la fréquence du Trichocéphale.

Étude clinique. — Le premier fait qui attire l'attention est une

(1) L'observation de Sandler, à laquelle les auteurs semblent attacher grande importance, nous paraît très douteuse : il s'agit vraisemblablement d'un purpura grave et, à notre avis, les quelques œufs de Trichocéphale constatés dans les selles du malade ne prouvent en rien que ce parasite ait causé l'anémie.

pâleur plus ou moins marquée des téguments et des muqueuses; on constate tantôt un aspect cireux, tantôt un teint terreux, tantôt une coloration pâle à fond verdâtre ou jaune verdâtre, faisant songer à une chlorose. On observe en outre une série de symptômes qui paraissent en rapport avec une diminution de l'activité fonctionnelle du système nerveux, due sans doute à l'altération du sang : faiblesse générale, fatigue musculaire rapide avec sensation d'épuisement; vertiges presque constants, céphalalgie fréquente. La lipothymie est rare.

Du côté de l'appareil circulatoire, essoufflement facile, souffles anorganiques, souffles des jugulaires, augmentation de la matité cardiaque. Hémorragies sous forme de pétéchies, d'hémorragies rétiniennes (Sandler), d'épistaxis, d'ecchymoses sous-conjonctivales ou de suintement gingival.

Les troubles digestifs méritent une attention particulière: appétit habituellement conservé, parfois exagéré (G. Guidi); néanmoins, diminution de poids. Quelquefois, vomissements pouvant contenir du sang. La diarrhée est notée dans la plupart des cas; la fréquence des selles varie de 3 ou 4 à 20 ou 25 ; selles liquides, jaunâtres, muqueuses, roussâtres par présence de sang. Cette diarrhée, qui peut cesser quelque temps, est remarquable par sa persistance et sa ténacité; elle dure des semaines et des mois, résiste aux médicaments habituels et fait parfois croire à une entérite tuberculeuse. La constipation, bien plus rare, peut alterner avec elle.

Il existe chez certains des douleurs abdominales, sous forme de crises intermittentes, ou de vraies coliques, diffuses ou localisées, spécialement à la fosse iliaque droite.

Le foie et la rate sont rarement augmentés de volume.

La température reste normale dans les cas bénins, mais tend à s'élever dans les cas graves.

L'examen microscopique des matières est de la plus haute importance, car il révèle la présence des Trichocéphales dans l'intestin.

Rien de particulier du côté des urines.

Examen du sang. — Les caractères les plus fréquents du sang sont les suivants :

Diminution plus ou moins considérable du nombre des globules rouges, qui peut tomber à 1 025 000 (G. Guidi) et même à 690 000 (Sandler).

Pœcilocytose et diminution de l'hémoglobine constantes ; valeur globulaire toujours diminuée, sauf dans le cas de Sandler.

Dans quelques cas, on a noté des macrocytes, des globules rouges à noyaux.

Le nombre des globules blancs, parfois diminué, proportionnellement d'ailleurs à celui des hématies, est plutôt augmenté. La formule leucocytaire, d'ordinaire normale, a montré à G. Guidi de l'éosinophilie dans un cas, quelques myélocytes dans l'autre, de la mononucléose dans les deux.

Les caractères hématologiques de cette anémie sont donc ceux d'une anémie simple plastique ; aucun cas, sauf celui de Sandler, dans lequel la valeur globulaire était augmentée, ne revêt la forme d'anémie pernicieuse.

L'*évolution* varie selon l'intensité de l'anémie. Dans les formes légères, bénignes, la maladie dure de quelques semaines à quelques mois et cède aux anthelminthiques associés aux reconstituants et à une bonne hygiène.

Les formes graves, parfois progressives, peuvent présenter des alternatives d'amélioration et d'aggravation, mais finissent par aboutir à la mort ; celle-ci survient au milieu de vomissements continus, d'une dyspnée intense, de fièvre et de douleurs abdominales avec anasarque (G. Guidi) au milieu de vomissements incoercibles, de délire, de convulsions (Sandler), à la suite d'une épistaxis abondante (Letulle et Lemierre).

Diagnostic. — L'examen du sang ayant fait éliminer la chlorose et montré la forme de l'anémie, l'examen des fèces ayant révélé des œufs de Trichocéphale en grand nombre, on ne sera en droit de conclure à l'anémie trichocéphalienne que si toute autre étiologie fait défaut et si, après échec des traitements ordinaires de l'anémie, l'expulsion des parasites par le thymol entraîne une amélioration rapide.

Anatomie pathologique. — Des 4 cas où l'autopsie a été pratiquée, on peut tirer les conclusions suivantes :

Présence, en nombre variable, de Trichocéphales dans l'intestin ; altérations de la muqueuse intestinale consistant en tuméfaction, hyperémie, ulcérations (petites ulcérations à bords nettement arrondis, n'intéressant que la muqueuse, entourées d'une auréole inflammatoire et correspondant aux points d'implantation des Trichocéphales). Dans le cas de Letulle et Lemierre, l'absence de ces lésions concordait bien avec l'absence de tout trouble intestinal.

En outre, tuméfaction des ganglions mésentériques, anémie intense de tous les organes, piqueté hémorragique sur le péricarde, les plèvres, etc. ; dégénérescence graisseuse du foie, du rein, du myocarde ; hyperplasie médullaire dans le deuxième cas de G. Guidi.

Anémie due aux autres helminthes.

Oxyures et Ascarides. — Les autres Nématodes vulgaires de l'intestin, les Oxyures et les Ascarides, ne semblent pas déterminer d'anémie bien marquée. Nous ne connaissons pas de cas indiscutable d'anémie par Oxyures. En ce qui concerne les Ascarides, Guiart écrit que leur toxine peut provoquer l'anémie par hémolyse. « Il est indubitable, ajoute-t-il, que la plupart des porteurs d'Ascarides ont le teint plombé, les yeux cernés, la peau et les muqueuses décolorées, et la numération des globules rouges atteste une diminution plus ou moins intense, à tel point que François a montré que, dans certains cas, cette anémie pouvait en imposer pour l'anémie des mineurs. Le nombre des globules remonte d'ailleurs à la normale peu de jours après l'expulsion des Ascarides. » Nous n'avons sur ce sujet aucun élément de critique. Notons cependant que Demme a publié des cas d'anémie grave causée par la présence d'un grand nombre d'Ascarides.

Trématodes. — Les Trématodes seraient aussi susceptibles de causer des anémies ; mais l'étude de celles-ci n'est pas encore faite.

Pathogénie des anémies vermineuses.

Les vers intestinaux peuvent produire les anémies par plusieurs procédés.

1° *Action spoliatrice.* — Le Trichocéphale et l'Ankylostome, se fixant sur la muqueuse, détermineraient de petites hémorragies qui, répétées, finiraient par entraîner un état d'anémie plus ou moins prononcée. Ces hémorragies seraient très discrètes, cliniquement inappréciables en général, et seulement décelables par les réactions chimiques ; elles ne seraient pas toujours proportionnelles au nombre de parasites. Cette hypothèse, très plausible au premier abord, ne satisfait pas pleinement l'esprit ; elle n'est d'ailleurs pas valable pour le Bothriocéphale.

2° *Action toxique.* — Aussi a-t-on invoqué l'influence de toxines hémolysantes sécrétées par les vers. Mais pourquoi ces toxines ne manifesteraient-elles pas leurs effets sur tous les sujets infestés par les parasites? Se produiraient-elles seulement dans certaines conditions? dans quelles conditions? autant de problèmes à résoudre.

C'est pourtant cette action qui paraît primordiale dans l'anémie bothriocéphalique, l'action spoliatrice du parasite étant à peu près nulle : on assure en effet que les toxines sécrétées par le Bothriocéphale peuvent encore faire sentir leur influence après la mort et même après l'expulsion du ver.

3° *Action traumatique et inoculatrice.* — En raison de l'insuffisance des deux hypothèses précédentes, d'aucuns attribuent un rôle important à l'inoculation légère, mais constante, des microbes de la flore intestinale au moment de la fixation des vers : il en résulterait un état de subinfection qui se traduirait par l'anémie. On note en effet, dans la plupart des cas, un léger mouvement fébrile.

4° Nous ne devons pas non plus perdre de vue que ces anémies s'accompagnent habituellement de troubles digestifs, à forme d'entérite assez prononcée, dans la trichocéphalose par exemple. Or on sait la relation intime qui existe, chez les enfants en particulier, entre les troubles gastro-intestinaux et l'anémie (Léon Tixier).

Il est probable que chacune de ces hypothèses contient une part de vérité. Néanmoins, on s'explique mal la rareté relative de ces accidents, étant donné le nombre des sujets parasités. Il intervient évidemment d'autres facteurs, que nous ignorons encore.

Il y a longtemps qu'on a fait la distinction entre *ankylostomés* et *ankylostomiasés*, c'est-à-dire entre les sujets porteurs d'Ankylostomes et ceux qui éprouvent préjudice du fait de ces parasites. Sans doute, Weinberg et Léger protestent contre cette division ;

à leur sens, quel que soit le nombre des parasites, tout individu qui en héberge résorbe sans cesse des substances hémotoxiques. Mais, si scientifiquement exact que soit le fait, la distinction ne s'en impose pas moins au point de vue clinique.

De même il y a lieu, avec Guido Guidi, d'établir une distinction entre *trichocéphalés* et *trichocéphalosés*.

Probablement doit-on faire entrer en jeu les conditions d'hygiène et de résistance individuelles de chaque sujet. Pour le Bothriocéphale, il intervient en outre une question de climat ou de latitude : l'anémie, assez commune sur les bords de la Baltique, est exceptionnelle en Suisse. Enfin il faut peut-être tenir compte aussi de l'activité plus grande des organes hématopoiétiques dans le jeune âge, les enfants étant bien plus atteints que les adultes (11 enfants sur les 16 cas d'anémie trichocéphalienne rapportés par Guido Guidi).

Traitement des anémies vermineuses.

Le diagnostic de cause étant porté grâce à la présence des œufs dans les selles, à l'éosinophilie, aux entérorragies occultes, la première indication sera d'expulser au plus vite les vers incriminés, au moyen de l'anthelminthique de choix, extrait de fougère mâle pour l'Ankylostome et le Bothriocéphale, thymol pour tous les vers anémigènes. Il importera d'agir sans retard, puisque, après une certaine période, l'expulsion du parasite reste sans effet et n'empêche pas la mort ; de même, si la cachexie est trop prononcée, le traitement pourra se trouver contre-indiqué. Mais la tâche du médecin ne sera point terminée quand il aura expulsé les vers : il lui restera à relever par les toniques et les ferrugineux l'organisme débilité.

8° Troubles de la nutrition.

L'anorexie, les vomissements, les troubles intestinaux, la diarrhée surtout, provoqués par les helminthes, entraînent parfois une altération de la nutrition générale, qui se manifeste par un temps d'arrêt dans l'accroissement, et même par de l'amaigrissement qui cesse dès l'expulsion des parasites.

Les Cestodes pourraient être capables d'entraver le développement de l'enfant, surtout dans le premier âge. Dans le cas de Pollak, relatif au *Dipylidium caninum*, l'infestation se manifesta par un arrêt dans l'augmentation du poids. Blanchard ne doute pas que le fait soit dû à l'influence d'une substance irritante élaborée par le parasite.

Siccardi déclare qu'il existe un appauvrissement physique et mental, ainsi qu'un véritable arrêt de développement chez les enfants et les adolescents parasités par l'Ankylostome. Lutz avait déjà noté un retard remarquable dans l'apparition de la puberté. Ce fait, observé également en Italie par Siccardi et par Curti, a été confirmé par Stiles et les auteurs de Porto-Rico.

D'autre part, les enfants nés de femmes parasitées, — dont on sait au surplus la tendance à l'avortement, — restent chétifs et d'une santé précaire (Siccardi).

Gobert et Catouillard, enquêtant dans le sud de la Tunisie, remarquent de même que, chez les enfants, l'ankylostomose provoque un arrêt très marqué du développement.

Asthénie. — Cachexie.

Nous réunissons sous ce titre un certain nombre de faits qui sont rangés par Davaine et par Guermonprez sous la rubrique *Coma*. Il s'agit, dans la plupart des observations, d'enfants parvenus à un extrême degré de faiblesse, d'anéantissement, de cachexie, parce qu'ils étaient porteurs de vers intestinaux. Bien que peu enclin de prime abord à admettre ces troubles, nous croyons cependant à leur possibilité : le petit malade de notre ami Eschbach (Voy. *Méningisme*) était arrivé à un tel degré de cachexie que son état rappelait l'athrepsie, lorsqu'il fit les accidents nerveux que deux médecins des plus instruits prirent sans hésitation pour une méningite tuberculeuse ; son état général s'améliora bien vite après l'expulsion des Ascarides.

9° Accidents chirurgicaux.

Perforations intestinales.

Discussion. — Le ver habituellement, sinon uniquement incriminé, est l'Ascaride. Or la question de savoir si ce Nématode est par lui-même susceptible de perforer les parois intestinales est une des plus controversées. Nous ne nous appesantirons pas sur cette discussion, qu'on trouvera exposée dans les thèses récentes d'Arrault (1896), de Béranguier (1906), de Raspail (1906), de Feltmann (1908), et dans le travail de Frœhlich (1897).

Le fait certain est qu'on a constaté à maintes reprises des Ascarides dans la cavité péritonéale à l'autopsie de sujets morts de péritonite.

Comment les vers sont-ils parvenus là? Ont-ils profité d'une perforation accidentelle de l'intestin, au cours d'une maladie ulcéreuse, telle que tuberculose ou fièvre typhoïde? Ou bien sont-ils les auteurs de la perforation et par suite de la péritonite? C'est là tout le débat.

Que des vers aient profité d'une perforation préalable pour passer dans la cavité péritonéale, le fait est incontestable, s'agît-il d'ulcérations typhiques, comme dans les cas de Cloquet, de Pinnoy, ou d'ulcérations tuberculeuses, comme dans les cas de Siebenhaar, de Mangon.

Parmi les auteurs qui croient à la perforation, sans remonter à Hippocrate comme le fait Raspail, nous citerons Siebenhaar (1834), Fleischmann (1835), Mondière (1838). Ce dernier pense que les Ascarides peuvent réellement se frayer un chemin à travers l'intestin et la paroi abdominale, non par destruction des tissus, mais par écartement des fibres au moyen de leur extrémité antérieure rigide. En raison de la contractilité des fibres, l'ouverture se fermerait immédiatement, de sorte que tout symptôme dangereux ferait défaut. Nous ferons remarquer d'abord que cette hypothèse est en contradiction avec les faits de péritonite mortelle consécutive à la perforation, et ensuite qu'elle n'est pas valable pour la traversée du péritoine.

Dechambre rapporte, d'après les journaux italiens, un fait qu'il considère comme un exemple typique de perforation intestinale par les Ascarides sans inflammation.

Ritter, Charcelay, Grisolle, Rilliet et Barthez partagent l'opinion de Mondière. D'autre part, Brera, Lieutaud, Sédillot, de Blainville, Rust, Leuckart, etc., croient la perforation consécutive à une sorte d'érection du ver.

Les cas de Bailly, de Palm, de Marcus, sont invoqués en faveur de la perforation.

Demateis considère comme condition primordiale l'amincissement des parois intestinales ou gastriques, ainsi que l'élévation de température qui provoque des mouvements plus actifs du ver.

Par contre, Rudolphi, Bremser, Küchenmeister, Scoutetten, Cloquet, Watson, Cruveilhier, nient la perforation produite par les Ascarides, parce que la tête de ces vers n'est pas capable de perforer. Davaine se range aussi à cette opinion. Henoch croit plutôt que les vers, agglomérés en un point quelconque, peuvent, par l'irritation qu'ils provoquent, enflammer les anses intestinales en question, entraînant adhérence à la paroi, formation d'abcès, puis de fistule par laquelle s'évacuent fèces et vers. Mosler et Peiper n'admettent pas non plus la perforation.

Cependant, parmi ces adversaires, on voit que Cruveilhier considère le cas de Bailly comme démonstratif, et que Davaine retient l'observation de Royer comme résistant à la critique.

En présence de ces opinions variées, certains auteurs restent dans une prudente réserve ; ainsi Variot considère l'interprétation de son cas comme très embarrassante ; l'incertitude où nous sommes, ajoute-t-il, justifie à un certain point l'opinion des anciens médecins qui croyaient les Lombrics capables de perforer l'intestin. Renon (Voy. *Occlusion intestinale*) dit avoir vu, au cours de l'opération, les vers faire effort comme pour franchir la paroi intestinale amincie et distendue.

Parmi les plus récents auteurs, Arrault admet la perforation de l'intestin sain par les Ascarides comme exceptionnelle, mais n'en rejette pas la possibilité.

Et c'est l'opinion qui nous semble devoir être adoptée, d'après les travaux de ces dernières années (Blanchard, Joyeux, etc.). Les helminthes peuvent perforer la paroi intestinale, mais ils le font par un mécanisme indirect.

Leur fixation ou leur mordillement répété entame la muqueuse ; cette plaie est une porte ouverte aux germes intestinaux ; il peut se constituer un petit abcès qui, en s'ulcérant, sera capable d'aboutir à la perforation de la paroi, perforation à la faveur de laquelle un Ascaride passera dans la cavité péritonéale.

Or, de deux choses l'une : ou le processus irritatif n'a pas retenti sur la séreuse, aucune réaction de défense ne s'est produite et il survient une péritonite généralisée rapidement mortelle ; ou des adhérences se sont développées, et il se produit une collection dans laquelle le ver peut passer et être retrouvé vivant : c'est la péritonite localisée, l'*abcès vermineux* (Voy. p. 92).

Un autre mécanisme est possible ; la perforation peut être consécutive à une obstruction considérable et à une distension excessive de la paroi abdominale par des pelotons de vers, comme dans le cas de Zotoff.

Mais Lebedeff refuse d'admettre la perforation par compression, car, dit-il, on voit des masses stercorales plus dures et plus volumineuses qu'un paquet d'Ascarides ne jamais produire cette perforation ; il y aurait d'abord inflammation de la paroi, puis nécrose. Pour Yvanoff, cette perforation est survenue à la faveur d'une entéro-colite provoquée par le liquide corrosif élaboré et excrété par les Ascarides, et la réunion des vers en pelotons n'a fait qu'aider, par sa compression, à la perforation finale.

Frœhlich admet que, si les vers sont nombreux, ils peuvent produire dans certaines conditions une irritation de l'intestin accompagnée de phénomènes généraux ; mais cette irritation est-elle due, comme le pense Yvanoff, aux sécrétions des parasites, ou bien la présence de ceux-ci met-elle la muqueuse intestinale en état d'infériorité dans sa défense contre les germes infectieux, hôtes habituels du tractus intestinal ? La réponse est difficile. Néanmoins, il semble qu'un intestin qui héberge des helminthes puisse être congestionné ou ulcéré (Frœhlich).

Anatomie pathologique. — Siège des perforations. — La perforation peut se produire en un point quelconque du tube digestif ; mais, contrairement à ce qu'avance Davaine, nous trouvons que le plus souvent elle siège sur l'intestin grêle, habitat normal de l'Ascaride. Aussi Guiart émet-il une hypothèse toute gratuite lorsqu'il écrit que « nombre de péritonites post-appendiculaires relèvent de cette étiologie ».

Indépendamment de toute discussion sur la valeur des observations, le siège des perforations est noté ainsi : estomac, 4 fois ; intestins, 2 ; intestin grêle, 4 ; duodénum, 1 ; jéjunum, 1 ; iléon, 3 ; cæcum, 1 ; côlon, 1 ; pas d'indication, 1 (pour les 6 observations de perforation de l'appendice, voy. p. 184).

Enfin, dans 4 cas, il n'y a pas d'indication sur la perforation, (Dechambre, Kovatsch), ou bien il est dit qu'on n'en a trouvé aucune (Mondière, Sangalli).

Nombre. — La multiplicité des orifices était considérée par Davaine, et à juste titre, nous semble-t-il, comme un argument défavorable à l'origine vermineuse des perforations. Si on s'explique bien qu'un Ascaride (à la rigueur quelques-uns) puisse provoquer une perforation, on comprend moins bien qu'un grand nombre de vers arrivent simultanément au même résultat, à moins d'admettre, comme Demateis, un affaiblissement, un amincissement préalable de la paroi de l'intestin.

Tout ce qui précède concerne des faits de coexistence de péritonite et de vers dans le péritoine.

Dans quelques circonstances, des vers ont été constatés dans une cavité péritonéale saine, indépendamment de toute trace de péritonite (?) (cas anciens de Cloquet, van Dœveren, Mangon, Gaultier de Claubry). S'il existe une perforation, on peut à la rigueur admettre avec Davaine qu'ils ont franchi la paroi intestinale après la mort.

Si on ne retrouve aucune trace de perforation, faut-il adopter la théorie de Mondière ? faut-il supposer que le passage du ver n'a pas provoqué de péritonite et s'est cicatrisé, ou bien que de très jeunes Ascarides ont perforé la paroi sans grande lésion et qu'ils ont continué à évoluer comme des parasites erratiques dans le péritoine (Brumpt) ? Il nous semble plus probable que la perforation a passé inaperçue.

Si maintenant nous voulons entrer dans le détail des observations publiées, nous voyons que beaucoup n'ont aucune valeur ; nous avons cité plus haut celles de Cloquet et de Pinnoy où il s'agit de fièvre typhoïde indiscutable, celles de Mangon et de Siebenhaar, où la tuberculose péritonéale paraît évidente. Mais, parmi les autres, si les renseignements cliniques étaient suffisants, il serait facile de retrouver à l'origine de la perforation une cause autre que le ver : les cas de perforation de l'estomac en particulier sont bien suspects, étant donné que les Ascarides ne semblent pas capables de séjourner dans cet organe ; ils en sont expulsés par le vomissement. Le cas de Sédillot concerne certainement une péritonite post-opératoire.

En ce qui concerne les perforations de l'appendice, rappelons que Schwankhaus lui-même considère l'entérolithe constaté comme plus important que l'Ascaride dans la production de la lésion. Ainsi il est difficile de trouver des cas franchement probants. La question reste donc pour nous en suspens et nécessite de nouvelles observations étudiées avec la plus parfaite attention.

Clinique. — Quoi qu'il en soit, aux points de vue clinique et thérapeutique, la péritonite par perforation vermineuse, en admettant qu'elle existe, ne présente aucun caractère particulier. Le diagnostic n'est fait qu'à l'autopsie ou, s'il y a lieu, lors de l'intervention.

On assiste suivant les cas à l'évolution d'une péritonite aiguë généralisée ou localisée.

Quelquefois on a pu croire à une péritonite tuberculeuse (Variot).

Passage des Oxyures dans la cavité péritonéale. — On peut trouver aussi parfois des Oxyures dans le *péritoine* pelvien, particulièrement dans le cul-de-sac de Douglas, où ils provoquent une réaction inflammatoire et s'entourent d'une capsule fibreuse. Pour Vuillemin, ils y parviendraient en franchissant la paroi intestinale.

Mais, comme ces faits concernent exclusivement des femmes, on a émis l'avis que les Oxyures suivaient les voies génitales. Bien qu'on ait rencontré des œufs dans un kyste de la trompe, la preuve n'est pas faite de la présence d'Oxyures dans ce conduit. Néanmoins, Unterberger tient cette migration pour possible.

Reste à savoir combien de temps peuvent vivre des Oxyures encapsulés dans le Douglas.

ABCÈS VERMINEUX. — FISTULES VERMINEUSES.

C'est encore l'Ascaride presque uniquement qui est responsable de cet accident. Ici aussi se pose la question de savoir si l'abcès a précédé ou suivi la migration des vers.

Nous avons vu que la perforation est souvent suivie de péritonite généralisée ; mais, si des adhérences ont eu le temps de se produire, il se forme une péritonite localisée, un abcès péritonéal ; et lorsque la perforation survient, les vers sont susceptibles de pénétrer dans la collection purulente.

Or celle-ci peut perdre ses connexions avec l'intestin et s'ouvrir soit dans un viscère, soit à l'extérieur.

Qu'elle s'ouvre dans un viscère, on s'explique la présence d'Ascarides dans les voies urinaires, dans le vagin ou dans l'utérus.

Mais, le plus souvent, c'est vers la paroi abdominale que le pus se dirige et qu'a lieu l'effraction. Ainsi se constituent les fistules vermineuses, plus ou moins difficiles à tarir selon que la cavité purulente a gardé ou non sa communication avec l'intestin. Au cas où cette communication persiste, on comprend que de nouveaux vers y cherchent leur issue, prolongeant la durée de la lésion.

C'est au niveau de l'ombilic, chez l'enfant, que s'ouvrent ordinairement ces abcès vermineux, alors que chez l'adulte c'est à l'aine. Davaine fait remarquer que ce fait est en rapport avec le siège des hernies à ces deux périodes de la vie, les Ascarides vivant plus sédentaires dans une anse herniée où le cours des matières est ralenti. Hypothèse ingénieuse ! Mais en vérité, même chez l'enfant, la hernie inguinale est incomparablement plus fréquente que l'ombilicale. Est-il bien nécessaire d'invoquer la hernie ? La région ombilicale n'est-elle pas, chez l'enfant, pour des raisons obscures d'ailleurs, le lieu d'ouverture habituel de certaines collections péritonéales, particulièrement de la péritonite à pneumocoques ? Or, dans ce cas, on n'invoque pas, que nous sachions, la hernie. D'ailleurs, il n'est pas question de hernie dans la plupart des observations.

En tout cas, les faits sont rares, chez l'enfant, d'abcès ouverts ailleurs qu'à l'ombilic. Notons quelques observations où les vers sont sortis par une *fistule ombilicale congénitale*. Enfin on a pu voir des Ascarides dans des abcès de diverses régions : région lombaire (De Sanctis, Slocker de la Rosa), région sacrée (Medlin), ligne blanche (Guastamachia), aine (Courbon-Perusel), bourses (Termini).

Nous n'accorderons qu'une mention à l'issue de vers par une *plaie chirurgicale* (von Genser, Broca, Rabetz, Tillaye) : il s'agit de la sortie accidentelle d'un ver par une fistule pathologique.

D'autres vers que l'Ascaride sont-ils susceptibles de provoquer la formation d'abcès? Nous ne connaissons que la curieuse observation de Frœhlich qui concerne un *abcès périanal*, où l'on trouva un grand nombre d'Oxyures vivants. La fistule invoquée par Vuillemin pour expliquer le passage de ces vers du rectum à la poche de l'abcès était impossible à déceler. Frœhlich rejette l'idée de migration d'Oxyures adultes et pense qu'il s'agit d'œufs éclos sur place, soit qu'une femelle ait pénétré dans le tissu cellulaire sous-fessier à la faveur d'une ulcération de la muqueuse rectale, provoquant un abcès au moment de la ponte, soit que les œufs aient été transportés par la voie lymphatique (?).

Cliniquement, l'abcès vermineux n'a rien de bien caractéristique par lui-même. Cependant il est souvent précédé d'une période de douleurs périombilicales, durant depuis plusieurs mois, depuis plus d'un an même, et dont la cause est généralement méconnue. Peu à peu, il survient une tuméfaction de la région ombilicale ; puis l'abcès devient évident et finit par s'ouvrir spontanément si on n'intervient pas. Dès lors, plusieurs éventualités sont possibles, suivant que la collection communique ou non avec l'intestin ; dans ce dernier cas, l'évacuation amènerait une guérison rapide ; dans le premier, au contraire, et c'est la règle, il persiste une fistule longtemps intarissable par laquelle sortent des matières et du pus et, de temps à autre, des vers. A la longue, la fistule peut se tarir, mais, dans quelques cas, le sujet s'est cachectisé et a fini par succomber.

Le *pronostic* dépend donc du diagnostic et de la conduite tenue ; toutefois, il est plutôt favorable si le sujet est résistant.

Pour le *diagnostic*, il ne semble pas qu'il faille faire grand cas d'un symptôme signalé par Mondière en particulier, à savoir un certain frémissement analogue au frémissement hydatique.

Le diagnostic sera à faire avec toutes les collections purulentes abdominales et variera suivant le siège.

On pourrait croire à une péritonite pneumococcique spontanément ouverte à l'ombilic, et il est possible qu'un certain nombre de cas anciens ne soient autres que des péritonites à pneumocoques avec ouverture simultanée dans l'intestin et à l'ombilic, chez un porteur d'Ascarides. Dans un cas (De Sanctis), on a pu croire à un phlegmon périnéphrétique.

Notre avis est que le diagnostic est toujours impossible et qu'on peut trouver des vers dans toute collection abdominale en communication avec l'intestin.

Au point de vue *thérapeutique*, tout abcès sera ouvert. Ultérieurement, à la phase fistuleuse, s'il communique avec l'intestin, il sera indiqué de débarrasser avec prudence le tube digestif des parasites qu'il peut encore contenir et dont la présence peut entretenir la lésion. Si cela est insuffisant pour amener la fermeture de la fistule, il faudra faire appel au chirurgien, soit pour la combler, soit pour l'extirper.

Conclusion. — Il ressort des faits que la présence d'Ascarides dans un abcès est un événement accidentel, n'offrant le plus souvent, selon la remarque de Huber, pas plus d'intérêt que l'évacuation d'un noyau de fruit. Cet auteur cite un cas d'abcès ouvert à l'ombilic, chez un enfant, et ayant donné issue à toutes sortes de matières non digérées. « Si, par hasard, un ver avait été évacué, ajoute Huber, on n'aurait pas manqué de parler d'*abcès vermineux* ».

Si absolue que soit cette opinion, elle contient un élément sérieux de vérité. Notons cependant que, une fois l'abcès fistulisé, le rôle du ver dans la persistance de la fistule n'est pas douteux, tel le cas de Villemin.

Occlusion intestinale.

Contrairement à ce que pensait Davaine, les Ascarides sont capables, en se pelotonnant, d'obstruer de façon complète la lumière de l'intestin et d'entraîner, par suite, des accidents sérieux, parfois mortels.

Dans la plupart des cas, le tableau clinique est celui d'une occlusion intestinale de cause quelconque. C'est cette cause qu'il y a grand intérêt pratique à rechercher. Feltmann, à qui nous empruntons en grande partie ce qui suit, pense que le diagnostic étiologique peut être établi.

La douleur est variable, rarement très vive, avoisinant l'ombilic; tantôt elle irradie vers la fosse iliaque droite (Renon), tantôt le malade éprouve une sensation de barre dans le côlon transverse (Rocheblave). Le météorisme et le péristaltisme seraient moins accentués que dans l'occlusion ordinaire. La constipation n'est pas absolument constante.

Les selles sanglantes, que Feltmann considère comme un signe précieux, nous paraissent d'une valeur et d'une constance toutes relatives. A la palpation abdominale, on peut avoir la sensation soit de tumeurs véritables, dures, parfois sensibles, soit de ficelles pelotonnées (Renon) (1). La fièvre est habituelle.

L'évacuation d'Ascarides par la bouche ou par l'anus, soit spontanément, soit à la suite de l'administration d'un anthelminthique, est un signe de grande valeur, surtout si les accidents cèdent à ce traitement. C'est un renseignement à ne pas négliger et dont on aurait tort de ne pas tenir compte (Simon).

Quant à la présence d'œufs dans les selles, c'est une donnée qui fera le plus souvent défaut, vu la constipation habituelle.

Ces accidents peuvent être de courte durée et cesser spontanément (Vinoconroff) ou à la suite de l'administration d'un anthelminthique ; mais ils sont susceptibles de récidiver (Renon).

Évidemment, la rareté de ces accidents fait qu'on les néglige, et pourtant la déduction thérapeutique qui s'en dégage a un grand intérêt pratique. En présence d'un syndrome d'occlusion présentant les quelques anomalies symptomatiques que nous venons de signaler, surtout si on sait que le petit malade héberge des Ascarides, on pourra administrer un anthelminthique ; mais on le fera avec prudence, car c'est peut-être le vermifuge qui a occasionné le pelotonnement et l'obstruction dans le cas de Stepp, fait exceptionnel à la vérité. Il sera sage de ne pas trop escompter le résultat de ce traitement, et on ne laissera pas passer l'heure de l'intervention efficace. La laparotomie faite dans ces conditions commence par être exploratrice : le diagnostic causal de l'obstruction a pu être établi à ce moment.

Les Ascarides, plus ou moins nombreux, donnent plus nette-

(1) Il est avéré que les Ascarides sont susceptibles d'être reconnus par la palpation. Chatelin put en percevoir dans une hernie.

ment que par la palpation abdominale la sensation de paquets de ficelle ou de cordon dur.

De la conduite tenue à ce moment dépend beaucoup le résultat de l'intervention : celle de Rocheblave, qui massa le gros intestin, exprimant son contenu, nous paraît préférable à celle de Schachner, qui, sentant un Ascaride, incisa l'intestin pour l'extraire ; le malade guérit dans le premier cas et mourut dans le second. De même succomba le malade de Mygind, qui avait subi une entérotomie.

Si les Ascarides passent inaperçus, l'opérateur suit naturellement la technique classique et fait, comme Heydenreich, qui opéra le malade de Simon, un anus artificiel par lequel les vers peuvent être expulsés.

Enfin Renon s'est trouvé en présence d'un cas anormal de diverticule de Meckel qu'il a enlevé avec succès. Somme toute, à moins que l'occlusion ne se lève spontanément ou après un anthelminthique, il faut intervenir en évitant l'entérotomie.

L'expectation se termine le plus souvent par la mort. La mort peut être aussi le fait d'une perforation intestinale par distension excessive et d'une péritonite consécutive (cas de Zotoff; voy. *Perforations*).

A côté de ces cas où la symptomatologie est presque celle de toute occlusion intestinale, il en est d'anormaux, comme celui de Donald Mac Rae, où le malade présente des phénomènes d'empoisonnement.

D'autres fois, l'occlusion, tout à fait méconnue, est une trouvaille d'autopsie.

Le siège habituel de l'occlusion paraît être l'intestin grêle, habitat normal des Ascarides. Parfois c'est le côlon transverse (Rocheblave) ou un diverticule de Meckel (Renon). Malheureusement, beaucoup d'observations manquent de précision à cet égard.

Les vers peuvent produire ces accidents par deux modalités principales (Feltmann) :

Ou bien ils obstruent la lumière intestinale par leur enchevêtrement, donnant des signes d'occlusion le plus souvent incomplète ;

Ou bien ils entraînent le glissement d'une portion de l'intestin dans la portion sous-jacente, réalisant une véritable invagination

(Schachner, Bourreau et Tillaye). Ces deux mécanismes peuvent s'associer (Porot).

Plus rarement, le mécanisme est indirect, comme dans le cas de Renon, les Ascarides se trouvant réunis dans un diverticule.

Notons enfin, au point de vue étiologique, que la plupart des observations où le sexe est signalé concernent des garçons. Sur 13 cas où l'âge est indiqué, 10 enfants ont moins de six ans et demi.

Tumeurs vermineuses.

Il arrive que les vers intestinaux, surtout les Ascarides, déterminent la production de tumeurs qui, selon leur siège, entraînent des erreurs de diagnostic variées, quelquefois très curieuses (1).

Nous éliminons du groupe de ces tumeurs vermineuses les tuméfactions symptomatiques des collections ombilicales précédemment étudiées (Voy. *Abcès vermineux*).

Nous ne parlons ici que des masses formées par des vers accumulés en un point de l'intestin ; c'est au chapitre de l'*Occlusion intestinale* que la plupart de ces faits sont relatés. Mosler, en 1860, trouve une tumeur dans la région cæcale. Renon constate une tumeur ombilicale dure, douloureuse, assez volumineuse, donnant la sensation d'une hernie épigastrique étranglée. Miyake perçoit deux tumeurs dures et sensibles au voisinage de l'ombilic. Pelczyński en découvre une à l'angle colique gauche, et Del Lago à l'angle hépatique. De même Bourreau et Tillaye notent une tumeur sous-ombilicale dure et douloureuse.

Somme toute, tumeur de siège variable en un point variable de l'intestin ; tumeur dure, quelquefois sous forme de cordon, sensible et même douloureuse à la pression. Un caractère frappant est la disparition après expulsion d'Ascarides (Pelczyński). Dans la plupart de ces cas, les signes concomitants imposaient le diagnostic juste, quoique incomplet, d'occlusion intestinale.

D'autres fois, l'erreur a été différente ; il existait plusieurs tumeurs semblables et plus petites qui furent prises pour des

(1) Qu'il nous soit permis de noter ici, bien qu'il s'agisse d'une adulte, le fait suivant observé par notre maître, M. Demelin, à l'hôpital Tenon : un paquet d'Ascarides amoncelés dans une anse tombée dans le cul-de-sac de Douglas fut pris pendant quinze jours pour une grossesse ; l'erreur ne fut reconnue que par la disparition de la tumeur consécutivement à l'expulsion des vers.

ganglions mésentériques tuberculeux, comme dans les cas rapportés par Fidelin. Deux de ces cas cependant, relatifs à des Oxyures, sont loin d'être démonstratifs. Parfois aussi on pense à une péritonite tuberculeuse (Bourquin).

Ces faits ne semblent pas très communs. Cependant Stoll écrivait que la présence des vers « se manifeste très souvent par une tumeur *subite* dans l'abdomen, tumeur qui souvent disparaît en peu de temps ou qui s'étend, se produit ailleurs ou en fait naître d'autres... Chez les enfants atteints de la maladie vermineuse, les coliques devenant plus douloureuses, j'ai vu se produire, à l'endroit où la douleur est plus forte, des tumeurs comme celles qui caractérisent le farcin ; ces tumeurs se déplaçaient ».

Appendicite et vers intestinaux.

Aperçu historique. — Il y a longtemps déjà qu'on a trouvé des Ascarides dans l'appendice : tels les cas de Jadelot en 1808, rapporté par Howard A. Kelly (1903), de Guersant et de Becquerel (1841). Mais les Trichocéphales et les Oxyures, plus grêles, de recherche plus délicate, passèrent longtemps inaperçus. Il y a quinze ans seulement, dans une thèse qui comporte 79 observations d'appendicites chez l'enfant, aiguës pour la plupart, Mlle Gordon ne signale pas le moindre parasite.

En 1899, Stoll fait d'intéressantes recherches sur la fréquence des Oxyures dans l'appendice, reconnaît qu'en général on ne constate pas de signes abdominaux, mais publie plusieurs faits où les douleurs abdominales ont fait porter le diagnostic d'appendicite et où l'appendice était épaissi.

L'année suivante paraît l'observation de Mme Arboré-Rally, — syndrome appendiculaire causé par des Ascarides, — qui fait date et suscite diverses publications, en particulier celle de Jullien en 1901, d'ailleurs peu probante. Mais c'est Metchnikoff, en 1901, qui attire réellement l'attention sur l'appendicite vermineuse. Son importante communication est suivie d'un certain nombre d'observations, puis des travaux de Guiart (1904), R. Blanchard (1906), Weinberg (1907), des thèses de Bertholet (1904), Ragaine (1905), Desaunais de Guermarquer (1906).

Néanmoins, malgré des examens histologiques probants, la

question reste encore discutée, niée ou ignorée, même dans certaines études toutes récentes sur l'étiologie de l'appendicite. Comby, dans un travail sur l'appendicite chronique chez l'enfant (1908), écrit : « On a signalé parfois la présence d'Oxyures ou de Trichocéphales. Mais ces parasites ne semblent avoir joué aucun rôle dans la pathogénie des lésions ».

Fréquence des vers intestinaux dans l'appendicite. — C'est volontairement que nous intitulons ainsi ce paragraphe, au lieu de dire « fréquence de l'appendicite vermineuse », car, ainsi qu'on le verra, nous ne considérons pas ces deux formules comme synonymes.

Les cas publiés se multiplient, et bien que n'ayant pu vérifier toute la bibliographie étrangère que nous possédons, nous avons relevé 42 cas concernant des enfants : 8 avec Trichocéphales, 14 avec Oxyures, 20 avec Ascarides (dont 4 cas anciens). Les 2 cas connus d'appendicite avec anneaux de Ténias sont relatifs à des adultes. Tous ne sont pas également probants, il s'en faut de beaucoup. Ces chiffres, d'ailleurs, sont susceptibles de donner une idée très fausse de la fréquence des parasites de l'appendice, ainsi que le démontrent nos recherches (Voy. *Supplément*).

L'Ascaride est le plus souvent incriminé, car il attire plus facilement l'attention ; c'est du reste le parasite le plus rare, à Paris du moins, le plus fréquent étant le Trichocéphale. En réalité, contrairement à ce qu'affirme Garin, l'hôte le plus banal de l'appendice n'est nullement le Trichocéphale, c'est l'Oxyure, et cela d'une façon qui ne prête pas prise à la moindre controverse, — nous parlons toujours de l'enfant.

Dès que l'attention fut attirée sur cette question, Kirmisson, puis Lannelongue firent pratiquer la recherche des œufs de parasites dans les selles d'enfants atteints d'appendicite. Sur 21 enfants, Kirmisson trouve 17 fois des œufs de Trichocéphale et 1 fois des œufs d'Ascarides. Sur 21 appendicites également, 16 aiguës et 5 refroidies, Guillot, préparateur de Lannelongue, ne trouve que six fois des œufs : de Trichocéphales (3 fois), de Tr. et d'Asc. (1 fois), d'Ox. et d'Asc. (1 fois), d'Ox. (1 fois). Dans un cas accompagné de péritonite généralisée, les œufs de Trichocéphales étaient en grand nombre. Bien que trouvant un pourcentage de parasites un peu plus fort chez des enfants atteints d'affections quelconques, Lannelongue ne doute pasque les parasites puissent léser l'appendice.

Toutes les statistiques concordent sur la prédominance du Trichocéphale par rapport aux autres parasites. D'où l'affirmation que le Trichocéphale doit être cause fréquente d'appendicite. Or *c'est là une erreur considérable.*

L'origine de cette erreur tient à ce qu'on a cru pouvoir conclure du résultat de l'examen des selles au contenu de l'appendice. N'a-t-on pas dit : examinez les selles de tout individu atteint d'appendicite ; si elles contiennent des œufs de Trichocéphales, c'est ce parasite qui est responsable : il s'agit d'une appendicite vermineuse ; en conséquence, vous guérirez votre malade avec un anthelminthique?

Eh bien, nous n'hésitons pas à affirmer que cette pratique est blâmable : elle ne peut aboutir qu'à de continuelles erreurs de diagnostic et à des désastres thérapeutiques.

Non ! la présence d'œufs de Trichocéphales dans les selles d'un malade n'a jamais signifié que celui-ci hébergeait des Trichocéphales dans son appendice : nos examens comparatifs systématiques de selles et d'appendices sont des plus frappants à cet égard.

Nous avons en effet trouvé 58 fois des Oxyures sur 119 appendices réséqués comme malades et une seule fois un Trichocéphale, associé d'ailleurs à des Oxyures. Sur 27 autres appendices opérés également dans le service de notre maître Aug. Broca, Brumpt a rencontré 10 fois des Oxyures et pas un Trichocéphale.

Évidemment, la fillette dont l'appendice contenait un Trichocéphale — un mâle d'ailleurs — avait bien des œufs dans les selles ; mais, à côté de ce fait, combien d'autres où, avec des œufs dans les selles, il n'y avait pas même un œuf dans l'appendice. Par contre, sur 58 malades qui hébergeaient des Oxyures, nous n'avons trouvé que deux fois des œufs de ce parasite dans les selles.

Il n'est donc pas exagéré d'affirmer que l'examen des selles ne peut donner aucune certitude sur le contenu de l'appendice.

L'étude des appendices opérés demande à être contrôlée par des recherches parallèles sur des appendices prélevés à l'autopsie de sujets du même âge. Dès 1899, Still publiait une intéressante statistique : sur 200 autopsies d'enfants âgés de moins de douze ans, 38, soit 19 p. 100, présentaient des Oxyures. Sur 25 de ces 38 cas, des Oxyures avaient été trouvés dans l'appendice (deux tiers des cas), et 6 fois il n'en existait que dans cet organe. Dans l'un d'eux, on avait pu en compter jusqu'à 111 ; il s'agissait en général de jeunes ; nous avons constaté l'inverse. Brumpt, sur 13 enfants morts d'affections quelconques, n'a trouvé que 2 fois des Oxyures ; nous-même en avons trouvé 27 fois sur 81, soit un pourcentage moindre. Mais diverses conditions font que ces statistiques ne sont pas absolument superposables (Voy. *Supplément*).

Mieux vaudrait faire la comparaison avec des appendices réséqués au cours d'une laparotomie quelconque ; c'est ce que nous avons essayé dans un nombre de cas malheureusement trop restreint (Voy. p. 226).

De ces recherches encore insuffisantes se dégage un premier fait : la très grande fréquence des Oxyures dans l'appendice et l'extrême rareté des Trichocéphales. Les différences constatées entre les appendices d'opération et ceux d'autopsie, montrant la moindre fréquence des Oxyures dans ces derniers, ne sont pas un argument irrécusable pour affirmer, sur le seul vu des statistiques, le rôle de l'Oxyure dans la pathogénie de l'appendicite.

Anatomie pathologique. — L'histologie seule pouvait démontrer la réalité de l'appendicite vermineuse en fournissant trois preuves : 1°, la pénétration des parasites dans la muqueuse ; 2° l'existence des lésions intenses et prédominantes autour du ver ; 3° la présence de microbes autour du ver. Bien que reposant sur un nombre restreint d'examens, cette preuve semble faite à l'heure actuelle.

Appendicite à parasites fixés dans la muqueuse. — Trichocéphales. — L'observation de Girard montre avec la plus parfaite évidence l'extrémité antérieure du parasite fixée à l'intérieur même de la muqueuse. Des lésions inflammatoires analogues à celles qu'on rencontre dans les appendicites ordinaires, mais localisées autour du ver, ainsi que la flore bactérienne constatée, indiquent le rôle du parasite.

Oxyures. — Les lésions dues à ces vers commencent à être mieux connues (1). Macroscopiquement, rien de bien spécial, si ce n'est le point rouge indiqué par Brumpt et que nous avons rencontré isolé dans quelques cas.

Pour l'étude microscopique détaillée, nous renvoyons aux observations de Galli-Valerio, de Weinberg, d'Hippius et Lewinson, de Brumpt et Lecène, à celle toute récente de Romanovitch et aux nôtres.

Qu'il nous suffise de dire que ces auteurs ont constaté des lésions inflammatoires surtout localisées autour du ver, des propagations lymphangitiques gagnant les couches profondes et des microbes divers au niveau du parasite.

Un fait de Menetrier concernant l'Oxyure montre que, même sans pénétrer dans les parois de l'organe, même avec intégrité de l'épithélium, le parasite peut déterminer des lésions profondes.

En dépit de ces quelques observations, cette étude anatomo-pathologique n'est pas encore au point et nécessite de nouvelles recherches.

Ascarides. — En ce qui concerne ces Nématodes, il y a lieu de distinguer toute une série de cas. Dans les uns, la découverte des vers dans l'appendice a été une trouvaille fortuite d'autopsie ; il peut n'y avoir aucune lésion (Poucel, Le Roy des Barres).

Dans d'autres cas, on a constaté la présence simultanée d'une perforation de l'appendice et de vers dans le péritoine enflammé, et l'on n'a pas manqué de voir là un rapport de cause à effet. Nous ne pouvons que renvoyer à ce que nous avons dit à propos des perforations intestinales. Ou bien le malade a été opéré pour une appendicite franche, et l'on a trouvé un Ascaride dans l'appendice : Castellani a vu du pus à colibacille entre le ver et la paroi. Il est évident que, dans ce cas, l'organe était altéré et que le ver devait être responsable des lésions. Mais il s'agit là de faits exceptionnels.

Dans une dernière catégorie de cas, qui paraissent les plus fréquents et répondent au syndrome que nous décrivons sous le nom de pseudo-appendicite, l'absence d'opération et le pronostic favorable ne permettent pas de se prononcer sur l'existence de lésions. Il semble *a priori* qu'elles doivent faire défaut.

(1) Voy. *Oxyures dans les parois intestinales*, p. 215.

PATHOGÉNIE. — Nous n'insisterons pas sur cette étude, qui est bien exposée dans les thèses de Bertholet et de Desaunais de Guermarquer, ainsi que dans les précis de parasitologie.

Laissant de côté la question de la perforation de l'appendice par les Ascarides (Voy. *Perforations intestinales*), nous nous rallions volontiers à la théorie de Guiart : les parasites agissent comme agents d'inoculation, ce que prouvent bien les coupes de Weinberg et de Romanovitch chez l'enfant, de Menetrier chez l'adulte. L'inoculation pourrait même se faire à distance, au niveau du cæcum, et l'infection se propager à l'appendice (Metchnikoff, Guiart). Bertholet pense qu'il s'agit d'une intoxication vermineuse à localisation appendiculaire ; mais ceci est plus hypothétique.

Des objections ont été faites à la doctrine parasitaire de l'appendicite, en particulier par Matignon et Le Roy des Barres.

En quatre ans et demi de séjour en Chine, Matignon n'a jamais constaté un *seul* cas d'appendicite chez les indigènes ; or, la plupart ont l'intestin farci de vers intestinaux : 95 à 98 p. 100 des enfants sont porteurs d'Ascarides. Il tend à voir la cause de cette sorte d'immunité dans le régime de ce peuple, qui ne mange pas de viande.

Le Roy des Barres, en Indo-Chine, a observé des faits semblables. Sur 200 autopsies de tout âge, il a rencontré 10 fois dans la cavité appendiculaire un Ascaride engagé par l'extrémité caudale (4 fois) ou céphalique (6 fois). Dans 9 cas, la muqueuse était intacte, le dixième cas concernant un cholérique. Cela prouve que la seule présence des Ascarides ne suffit pas à créer de toutes pièces l'appendicite. Leur migration dans l'appendice est possible pendant la vie ; c'est peut-être à ce fait qu'il faut attribuer les douleurs passagères qui surviennent parfois dans la région cæco-appendiculaire. Treille a fait de semblables observations chez les Arabes.

Dans quelle mesure y a-t-il lieu de tenir compte du régime ? C'est ce qu'il est difficile de préciser. Guiart répond en effet aux objections précédentes qu'Arabes et Chinois, végétariens, ignorent la constipation, condition favorable à l'action des helminthes (1), alors que Garin donne la diarrhée habituelle dans l'intervalle des

(1) C'est donc admettre que les helminthes ne sauraient agir sans le concours d'autres facteurs.

crises d'appendicite vermineuse comme un bon signe de cette affection.

Silhol fait remarquer qu'un appendice contenant des Trichocéphales pouvant être sain, malade ou convalescent, on ne saurait attribuer à ces vers un état plutôt que l'autre. Étant donnée même leur rareté dans les appendices malades en regard de leur fréquence dans l'intestin normal, on peut se demander si l'inflammation de l'appendice ne leur rend pas le séjour défavorable, puisqu'on n'a rencontré le Trichocéphale que dans les appendices refroidis.

Pour Hall, l'Oxyure agit surtout comme corps étranger, mais la possibilité d'infection secondaire existe toujours.

Unterberger insiste aussi sur les différences locales observées entre la fréquence relative des vers et celle de l'appendicite : celle-ci est aussi fréquente à Genève qu'à Königsberg, quoique l'Oxyure et surtout le Trichocéphale soient excessivement répandus dans cette dernière ville. Mais il apporte un argument bien plus frappant que des statistiques, en montrant que l'Oxyure peut pénétrer dans l'appendice sans y déterminer la moindre lésion ; il attribue l'absence de réaction à ce fait que les Oxyures ne séjournent pas longtemps à la même place. Il ne nie pas d'ailleurs que les microbes du canal appendiculaire puissent être accidentellement inoculés par le parasite et se livrer dès lors à leur œuvre destructrice. Mais cela ne paraît pas être la règle.

Cette conclusion nous semble bien proche de la vérité ; s'il suffisait en effet d'héberger des Oxyures dans l'appendice pour avoir l'appendicite, un bon tiers des enfants de Paris seraient frappés, puisque, à l'autopsie, nous avons trouvé des Oxyures dans un tiers des cas. Or, malgré la fréquence réelle de l'appendicite, cette proportion est loin d'être atteinte.

En résumé, nous admettons que la présence des Oxyures dans l'appendice peut être la cause d'appendicite, dans une mesure très difficile à apprécier, qu'elle constitue en tout cas une cause d'aggravation possible et de persistance des lésions, et qu'il est indiqué de se débarrasser de ces hôtes dès que leur présence se révèle.

Étude clinique. — L'appendicite vermineuse n'a cliniquement aucun caractère propre, et cela se conçoit sans peine, l'épithète « vermineuse » n'ayant qu'une signification étiologique. Cependant certains auteurs ont cru lui trouver des signes spéciaux. Guégan pense que le facies péritonéal, commun dans l'appendicite banale, ferait défaut dans l'appendicite vermineuse : si cela revient à dire que l'appendicite vermineuse n'affecte pas souvent la forme aiguë, nous pouvons à la rigueur accepter la formule. En effet, Bertholet trouve que le type le plus fréquent, presque constant, est la forme d'appendicite chronique à répétition, avec des crises de moyenne intensité, séparées par des intervalles variables pendant lesquels le malade ne se plaint que de malaises, de douleurs vagues. Nous sommes enclin à adopter cette opinion : dans les formes aiguës, nous n'avons rencontré que rarement des parasites, et nous n'en avons point vu dans les cas mortels (sauf l'observation 124, douteuse); ceci d'ailleurs n'a rien d'absolu, ainsi que nous l'a montré l'étude de la littérature concernant la question. Mais, dans ces cas aigus, il est habituel de retrouver des traces d'inflammation ancienne.

Garin pense que le diagnostic peut trouver un appoint, entre les crises, dans les symptômes propres de l'helminthiase : le Trichocéphale surtout donne une diarrhée abondante, — cinq ou six selles quotidiennes, — qui tranche avec la constipation habituelle. En vérité, nous avons été frappé de ce que nos malades étaient en majorité des constipés.

Somme toute, l'appendicite vermineuse n'offre pas d'individualité clinique nette, du moins lorsqu'il s'agit d'Oxyures ou de Trichocéphales. Notons cependant une petite particularité étiologique qui peut avoir son importance diagnostique : le *caractère familial* de l'appendicite. Nous avons eu de petits opérés dont un ou plusieurs frères et sœurs, porteurs de vers, avaient été atteints d'appendicite; Galli-Valerio a fait la même remarque (Oxyures chez le frère, Ascarides chez la sœur).

Appendicite à Ascarides. — Pseudo-appendicite. — L'Ascaride attire bien plus l'attention que les Nématodes précédents. Aussi, lorsqu'un petit malade atteint d'appendicite rejette un ver, certains ont-ils tendance à voir en ce parasite la cause du mal. De même, lorsqu'un porteur d'Ascarides fait une poussée douloureuse un peu à droite de l'ombilic, avec fièvre, les mêmes n'hésitent pas à porter le diagnostic d'appendicite vermineuse. Malheureusement la clinique ne peut pas être aussi simpliste, sous peine d'aboutir à des conclusions pratiques parfois dangereuses, comme l'administration intempestive d'un purgatif (Voy. ci-après). Il ne faut pas oublier que, si les vers peuvent déterminer de la fièvre, le moindre état fébrile est susceptible de provoquer leur expulsion : le difficile est d'interpréter les faits. Pourtant, lorsque le syndrome appendiculaire constaté s'améliore dès le rejet des vers, même d'une façon passagère, et que cette amélioration se reproduit à chaque nouvelle expulsion de ver, il n'est pas illogique d'incriminer le parasite. Ces cas, dont la symptomatologie est quelquefois très sérieuse, ont un pronostic des plus favorable, témoins ceux de Mme Arboré-Rally, de Fayon, de Santillana, de Fauquet, de Porte, de Galli-Valerio. Plusieurs fois l'état était tellement désespéré que l'opération d'urgence jugée indispensable fut refusée par la famille, et même par le chirurgien. L'expulsion d'Ascarides amena une détente très rapide, une véritable résurrection. Ces faits sont très impressionnants et rappellent de point en point les accidents méningés provoqués par les mêmes Ascarides.

Ce rapprochement nous semble absolument justifié. Chameroy, récemment, a proposé pour les faits de ce genre le terme d'*appendicisme* (1); c'est le pendant du *méningisme* de Dupré. Les deux syndromes sont tellement superposables qu'ils peuvent coexister. Deléon a en effet décrit un cas de méningisme et de péritonisme associés.

Mais, de même que le méningisme implique l'absence de lésion méningée, l'appendicisme implique l'absence de lésion appendiculaire. *Il ne s'agit point ici d'appendicite vermineuse.* En vérité, nous manquons de documents anatomiques, puisque, dans la règle, les malades guérissent. On pourrait nous objecter les faits de Guersant, Becquerel, von Dueben, Brun, von Genser et Cannaday (2), où il y eut perforation; mais nous ne reviendrons pas sur le rôle du ver dans la production de cette lésion (Voy. p. 88) D'ailleurs, nous pourrions répondre en citant les faits de Poucel,

(1) L'appendicisme peut être considéré comme une forme particulière et localisée du *péritonisme*. Nous préférons cependant l'expression *pseudo-appendicite*, comme celle de *pseudo-méningite*.

(2) L'observation de Schwankhaus s'élimine d'elle-même, cet auteur accusant plutôt l'entérolithe présent que le ver. Dans celle de Bertholet, le diagnostic paraît douteux.

où la présence de deux Ascarides dans un appendice sain chez un enfant mort de variole fut une trouvaille d'autopsie, celui de Depierris, qui trouva un Ascaride dans l'appendice d'un enfant mort avec des signes de méningite, et les constatations de Le Roy des Barres.

Donc ces pseudo-appendicites existent réellement et méritent d'être bien connues des cliniciens. Les chirurgiens surtout ont intérêt à ne pas les ignorer, pour éviter des incidents comme ceux que nous signalions plus haut. D'ailleurs, il y a plusieurs années déjà, à la Société de pédiatrie, notre maître, M. Broca, attirait l'attention sur ces ascensions fébriles brusques, à 39°, 40°, avec douleur dans la fosse iliaque droite, qui se terminent en douze à vingt-quatre heures par l'expulsion d'un Ascaride sans qu'il persiste le moindre signe permettant de croire à une appendicite, et il conseillait de ne pas se presser d'intervenir dans ces cas ; pourtant il lui semblait exagéré de conclure à une appendicite vermineuse. Il avait d'autant plus raison que ces faits représentent la forme la plus légère de ce que Chameroy nomme appendicisme.

Comment faut-il comprendre la pathogénie de ces accidents ? Nous les concevons comme une colique vermineuse à localisation anormale, siégeant vers le point de Mac Burney au lieu de siéger à la région périombilicale, et d'une durée plus prolongée. Les divers modes d'action de l'Ascaride sont sans doute en jeu, l'action réflexe étant représentée par la douleur, l'action toxique par l'altération de l'état général et l'action inoculatrice par le mouvement fébrile parfois très accusé.

Complications. — Nous ne connaissons point d'exemple certain de *perforation* de l'appendice due à l'Oxyure ou au Trichocéphale. Tous les cas signalés sont attribués à l'Ascaride. Les mêmes remarques s'appliquent à l'*abcès*.

Diagnostic. — Le diagnostic de l'appendicite vermineuse ne diffère en rien de celui de toute appendicite. L'essentiel, disent les parasitologistes, est de rechercher si les vers ne sont pas en cause. Ce diagnostic étiologique est fort simple : il suffit, selon eux, d'examiner les selles. Encore peut-on avoir un résultat négatif : par exemple s'il s'agit d'un sujet mâle, unique. Alors c'est le traitement qui jugera le diagnostic : la guérison prouvera qu'il s'agit bien d'appendicite par helminthiase. Nous estimons que cette solution n'est pas une preuve, et nous la trouverions un peu puérile si elle n'était dangereuse.

Quant à la valeur de l'examen des selles en vue du diagnostic du contenu appendiculaire, nous pensons en avoir suffisamment démontré l'inanité pour n'y plus revenir.

N'existe-t-il pas alors un autre moyen de savoir si les vers sont responsables de l'appendicite ? La présence de sang, décelable par le Weber, serait, pour Garin, un indice de présomption en faveur de l'appendicite vermineuse. Nos recherches personnelles, faites avec le réactif de Meyer, ne nous ont permis aucune conclusion à cet égard. D'ailleurs, on sait que les lésions hémorragiques sont des plus fréquentes au cours de l'appendicite, en dehors de toute helminthiase.

La conclusion qui s'impose est que, dans l'état actuel de nos connaissances, le diagnostic de l'appendicite vermineuse est impossible.

Quant au diagnostic de la *pseudo-appendicite* ascaridienne, il y aurait d'autant plus de nécessité à pouvoir l'établir de façon ferme que la conduite à tenir doit être différente de celle qui est indiquée dans l'appendicite vraie. Pour établir l'absence de méningite vraie, nous avons la ponction lombaire. Ici, rien de semblable. Il faut nous en rapporter à la seule clinique, c'est-à-dire à des nuances susceptibles de prêter à erreur. Cependant il semble que le tableau clinique soit plus bruyant, les douleurs plus vives, la température plus élevée ; mais l'hypothermie peut se rencontrer (Porte). La diarrhée, inconstante, n'est d'ailleurs pas exceptionnelle dans l'appendicite. Le vrai signe clinique différentiel, sur lequel aucune observation n'est suffisamment précise, serait sans doute la souplesse au moins relative de la paroi abdominale, l'absence de défense musculaire ; mais de ceci, la preuve est encore à faire. Somme toute, le diagnostic restera souvent en suspens.

Traitement. — L'impossibilité de formuler un diagnostic certain doit-elle entraîner comme corollaire l'incertitude thérapeutique ? Nous ne le pensons pas. Vermineuse ou non, l'appendicite relève du traitement médico-chirurgical tel qu'il est conçu aujourd'hui.

Un vermifuge ne saurait seul guérir les lésions créées ou aggravées par le ver ; le bistouri garde tous ses droits, et ce serait, à notre avis, une erreur désastreuse que de croire avoir accompli tout son devoir après avoir administré du thymol ou de la santonine.

Certaines observations semblent prouver l'heureux résultat du traitement anthelminthique, mais ce sont les plus rares, quoique les plus frappantes, celles où l'Ascaride est en jeu.

Encore croyons-nous qu'il faut avoir la main très prudente dans l'administration de l'anthelminthique (1) et s'abstenir absolument des purgatifs, dont nous n'avons que trop souvent constaté les conséquences *mortelles*, parmi la clientèle des Enfants-Malades ! Nous sommes persuadé qu'il y a moins d'inconvénients à retarder l'expulsion, le plus souvent spontanée, de quelques Ascarides, que d'exposer l'enfant aux risques d'un purgatif !

Quant aux appendicites à Trichocéphales ou à Oxyures, elles doivent être en tous points, et de par la force des choses, traitées indépendamment de leur étiologie toujours douteuse. D'ailleurs, nos expériences nous ont prouvé de la façon la plus nette que des doses, même fortes, de thymol, administrées trois jours de suite, avant l'opération, ne tuaient pas les Oxyures contenus dans l'appendice (G. Railliet, 1911 *b*).

Cependant, si nous préconisons l'abstention médicamenteuse pendant la crise, nous estimons que le traitement prophylactique conserve toute sa valeur.

Affections du rectum et de l'anus (2).

Prolapsus rectal. — On voit parfois le prolapsus rectal chez des enfants porteurs d'Oxyures. Y a-t-il un rapport de cause à effet entre la présence des parasites et la chute du rectum ? D'aucuns le pensent. Schmitz croit que le prolapsus peut être la conséquence directe du ténesme déterminé par les Oxyures, ou qu'il est favorisé par la proctite. Ungar n'en doute pas et trouve qu'on n'a pas attaché une importance suffisante à cette question. Pour Henoch, qui a vu des cas semblables, il est difficile de préciser s'il s'agit réellement d'un rapport de cause à effet ou d'une complication accidentelle.

(1) Voy. obs. d'Aguinet, 819.
(2) D'après Aurel Schmitz.

Fissures à l'anus. — Ungar voit encore un rapport étiologique possible entre la présence des Oxyures et les fissures anales : celles-ci seraient consécutives aux érosions de grattage.

Fistules rectales. — Trendelenburg est convaincu que les Oxyures pourraient même être l'origine de fistules rectales.

Abcès périanaux. — Pour Guiart, il est vraisemblable que l'Oxyure joue un rôle important dans l'étiologie des abcès de la région anale (Voy. le cas de Frœhlich).

10° Migrations.

Il ne s'agit guère ici que des Ascarides. La présence de ces vers a été assez souvent constatée dans les voies biliaires et dans le foie ; leur pénétration dans le pancréas est plus exceptionnelle. Les auteurs ont discuté longuement sur la question de savoir si cette migration se fait pendant la vie (Vidal, Guersant, Laennec) ou après la mort de l'hôte (Cruveilhier, Davaine). En réalité, les deux cas peuvent s'observer, et c'est l'opinion de Müller. Xémard, dont le travail nous a guidé pour la rédaction de ce chapitre, admet la pénétration pendant la vie, en se basant sur les symptômes constatés, ainsi que sur les lésions parfois considérables des tissus hépatique et pancréatique.

Migration dans le pancréas.

Nous n'avons relevé que 3 cas chez l'enfant. Deux fois (Rokitanski, Vierordt) il y avait eu migration concomitante et prépondérante dans les voies biliaires.

Seule l'observation de Ghedini se rapporte à un fait de migration exclusive dans le pancréas, avec production de pancréatite interstitielle. Les vers occupaient les canaux excréteurs de l'organe gros et dur ; ces canaux étaient dilatés et à paroi épaissie ; le tissu conjonctif intestinal était infiltré de cellules rondes.

Le diagnostic ne peut guère être établi, bien que Vierordt assure que la présence des Ascarides dans le pancréas avait été présumée pendant la vie.

Migration dans les voies biliaires et dans le foie.

Anatomie pathologique. — Le plus souvent, il s'agit d'une constatation nécropsique. A l'autopsie d'un enfant mort d'une maladie quelconque, ou à la suite de phénomènes vagues, indéterminés, on trouve des Ascarides dans le foie ou dans les voies biliaires, et ces organes présentent en général des lésions plus ou moins graves.

Le nombre des Ascarides constatés est variable, de 1 ou 2 à 12, 16 et plus (40 dans le cas de Mya) ; ils sont ordinairement vivants. On les trouve surtout dans les gros canaux excréteurs, dans la vésicule, mais ils peuvent pénétrer plus avant, dans les plus petits canaux, atteignant presque la périphérie de l'organe, où ils seraient visibles sous forme de proéminences blanchâtres (Rokitanski). Leur extrémité caudale est toujours la plus proche du duodénum.

Les lésions qu'ils déterminent sont insuffisamment décrites; toujours ils dilatent le canal où ils se logent ; quelquefois ils sont plusieurs côte à côte dans le même canal ; la dilatation est irrégulière s'ils se pelotonnent sur eux-mêmes.

L'absence d'inflammation est quelquefois notée (Bourgeois, Flögel). Mais, le plus souvent, les parois des canaux dilatés sont épaissies. Cet épaississement porte en partie sur la muqueuse, qui présente des rougeurs ou des arborisations vasculaires (Laennec, Pellizzari). La muqueuse peut être rongée et détruite, les vers se trouvant au contact direct du parenchyme hépatique, s'il s'agit des voies biliaires intrahépatiques (Laennec), ou pendant dans la cavité abdominale s'il s'agit des voies extrahépatiques (Flögel). Ces perforations des voies biliaires peuvent prêter aux mêmes discussions que les perforations intestinales ; cependant il existe ici un élément assez spécial : la compression mécanique des parois, et si une chose est surprenante, c'est que la perforation des voies biliaires ne soit pas plus fréquemment signalée. Quant à l'obstruction, sans doute elle est rarement complète, car elle entraînerait un ictère par rétention, ce qui est assez exceptionnel.

Parvenus dans le foie, les vers provoquent des lésions variées. Agissant mécaniquement, ils se creusent de petites cavités (Laennec) ; ils comprimeraient le parenchyme. Mya signale la dégénérescence graisseuse des cellules hépatiques. Borger note de petites taches où l'examen microscopique révéla des cristaux d'hématoïdine et des œufs d'Ascarides. Agissant comme corps étrangers septiques, les vers peuvent entraîner la production d'abcès du foie (8 cas : Tonnelé, Lebert, Scheuthauer, Sinnhold, Bernhard, Mya, Vierordt, Borger).

Le nombre et le volume de ces abcès sont variables : abcès multiples (Vierordt), du volume d'un pois à celui d'une pomme (Lebert); abcès unique occupant toute la moitié postérieure du lobe droit (Bernhard) ; gros abcès atteignant la capsule et petits abcès au sein du parenchyme (Mya).

Ces collections communiquent ou non avec les voies biliaires.

Dans certaines d'entre elles, on trouve des Ascarides, vivants ou morts, plus ou moins altérés.

Les cas de Sinnhold et de Bernhard concernent des abcès du foie chez des porteurs d'Ascarides, sans que le rapport de cause à effet soit bien établi.

Dans plusieurs cas d'abcès hépatique, il existait des lésions pleurales graves : pyopneumothorax (Lebert), pleurésie purulente (Scheuthauer, Bernhard), en relation évidente avec l'abcès.

Somme toute, comme le fait remarquer Xémard, les lésions observées ici sont de tous points superposables à celles que nous avons étudiées au niveau de l'intestin : inflammation, épaississement, ramollissement, ulcération, perforation des canaux biliaires et formation d'abcès.

Pathogénie. — Le mode de formation des abcès du foie a été longuement discuté ; on a incriminé successivement l'appareil de succion des Ascarides (Laennec, Leuckart), l'action directe, locale, et prolongée de ces vers vivants (Scheuthauer), leur action chimique (Huber), etc.

Aujourd'hui, on tend à considérer les Ascarides comme agents d'inoculation dans le foie des germes apportés de l'intestin.

Mais, sans qu'il soit besoin d'admettre ce rôle inoculateur, on conçoit que, vivant dans le milieu intestinal normalement septique, les vers infectent par leur seul passage les voies biliaires, normalement aseptiques du moins dans leur partie la plus élevée : ils pratiquent une sorte de cathétérisme septique des voies biliaires (Dupré).

Étiologie. — Leuckart et Frerichs sont d'avis que les Ascarides des voies biliaires sont plus fréquents chez les enfants ; Davaine exprime une opinion contraire, basée sur ce fait que l'orifice des canaux biliaires est plus étroit dans le jeune âge, et sur cette autre considération que, chez les adultes, des affections antérieures — un calcul, par exemple — peuvent avoir produit des dilatations favorables à l'introduction des vers. Ceux-ci, d'autre part, pénètrent d'autant plus facilement qu'ils sont plus petits.

Ajoutons qu'Epstein considère la migration des Ascarides dans les voies biliaires comme une cause possible de l'ictère des nouveau-nés. La chose nous paraît bien invraisemblable, étant donnée la rareté des Ascarides chez les tout jeunes enfants.

Au point de vue clinique, la migration des vers dans les voies biliaires, d'ailleurs assez rare, ne se révèle par aucun signe spécial; nous avons dit que c'était souvent une découverte d'autopsie. Il semblerait *a priori* que l'on dût toujours trouver à la fois des signes d'ictère par rétention et d'ictère infectieux. Mais les symptômes hépatiques sur lesquels on serait en droit de compter sont inconstants : on a signalé l'hypertrophie du foie (Tonnelé, Lebert, Pellizzari, Vierordt), lequel serait presque toujours sensible à la pression, parfois très douloureux (Lebert). Ces signes, joints à la fièvre, aux troubles digestifs, aux phénomènes généraux plus ou moins graves, sont surtout des signes d'angiocholite ou d'abcès du foie.

L'ictère est noté par Steiner (ictère variable pendant plusieurs semaines) et par Flögel ; il l'est aussi dans les cas de Batterbury et de Padley, qui n'ont pas été vérifiés anatomiquement. Par contre, beaucoup d'auteurs, Variot entre autres, ont été frappés de l'absence d'ictère.

Nous avons déjà signalé les symptômes pulmonaires graves qui accompagnaient les abcès du foie; il existait ainsi de la toux et de l'expectoration dans le cas de Pellizzari, où il n'y avait pas d'abcès hépatiques.

Parfois la scène est dominée par des phénomènes nerveux : les malades de Guersant et de Flögel succombèrent avec des convulsions.

Vierordt a cru pouvoir sérier les faits de la façon suivante :

L'affection, dont la durée est indéterminée (quatre jours à un an, en général plusieurs semaines à deux mois), peut se présenter sous trois formes :

1° Cas de courte durée avec caractères septiques, par angiocholite sans foyer hépatique : ictère, cardialgie grave, convulsions. A l'autopsie, on ne trouve qu'un ou quelques grands vers qui ont provoqué l'affection grave par occlusion du cholédoque et par infection concomitante résultant de leurs sécrétions et des bactéries intestinales dont ils sont porteurs ;

2° Fièvre irrégulière, souvent très élevée, pendant plusieurs semaines, et qui plaide en faveur de la formation d'un abcès. Anatomiquement, abcès multiples, parasites dans les canaux biliaires, angiocholite ;

3° Cas à longue évolution, avec température peu élevée, parfois fièvre hectique et peu de phénomènes hépatiques. Les cas sont rares d'abcès unique où la fièvre manque. Le diagnostic différentiel doit se faire avec l'occlusion calculeuse du cholédoque, qui n'offre jamais un tableau aussi grave que les cas violents d'ascaridiose. La lithiase est d'ailleurs peu vraisemblable avant vingt ans.

Ainsi, dans la règle, le DIAGNOSTIC n'est pas établi. On pourrait cependant penser à cette migration, dit Müller, lorsqu'un enfant porteur de vers présente des symptômes d'ictère chronique, avec fièvre, convulsions, douleurs dans la région hépatique, ou bien d'abcès du foie. Batterbury, en présence d'un ictère progressif légèrement infectieux, chez un enfant porteur d'Ascarides, a supposé qu'un Ascaride pouvait avoir pénétré dans le cholédoque ; mais, l'enfant ayant guéri, la preuve n'a pu être faite ; de même dans le cas de Padley.

C'est qu'en effet nous nous heurtons ici encore à l'habituelle objection : ne s'agit-il pas d'une simple coïncidence, et un porteur d'Ascarides n'a-t-il pas le droit de faire un ictère catarrhal comme un sujet non parasité ? Le fait de rendre des Ascarides par la bouche ou par l'anus, ou d'avoir des œufs de ce Nématode dans les selles, n'implique point un rapport de cause à effet entre la présence des vers et les troubles constatés. La solution de cette question aurait un gros intérêt THÉRAPEUTIQUE : on pourrait administrer un anthelminthique, tout en sachant que son action sur les parasites des voies biliaires sera nulle ou très limitée ; au besoin on se déciderait à une intervention chirurgicale, sérieuse il est vrai, pour débarrasser les voies biliaires de ces hôtes dangereux.

La chose en vaut la peine, puisque le PRONOSTIC est toujours très sombre, sinon absolument fatal.

MIGRATION DANS LES VOIES RESPIRATOIRES.

Bien que relativement rare, la pénétration d'Ascarides dans les voies respiratoires, larynx, trachée et bronches, n'est pas de mince importance : elle entraîne en effet des accidents aussi brusques que graves, puisque la mort s'ensuit souvent à brève échéance par asphyxie ou par spasme de la glotte. Et ces faits sont susceptibles de provoquer une intervention médico-légale (Keber, etc.).

ÉTIOLOGIE. — Comme cause occasionnelle, on peut invoquer le vomissement (Nauwerk), l'action de pencher la tête en bas (?), la fièvre (Tonnelé) ; Demateis considère même la fièvre comme la cause primaire, et la migration des vers comme la cause secondaire de la mort.

ANATOMIE PATHOLOGIQUE. — Le plus souvent les vers ont pénétré dans les voies respiratoires pendant la vie : on ne saurait le nier lorsque le patient est mort à la suite de troubles respiratoires graves ; cependant il peut se faire que le parasite ne reste pas en place après la mort et qu'on ne puisse imputer avec certitude les accidents respiratoires à un ver trouvé dans le pharynx à l'autopsie (obs. 10 de Davaine). Comme corollaire à ce fait, on doit admettre que des vers peuvent passer de l'œsophage dans les voies respiratoires après la mort ; rien n'ayant attiré l'attention du côté de l'appareil respiratoire pendant la vie, il ne s'agit que d'une trouvaille d'autopsie.

Les Ascarides découverts sur le cadavre sont en général vivants. Dans un cas comme celui de Nauwerk, les vers macérés n'ont pas été directement cause des accidents ; ils ont passé dans les voies respiratoires d'une façon fortuite, avec les matières vomies au milieu desquelles ils se trouvaient.

Qu'ils aient pénétré, morts ou vivants, durant la vie ou après la mort de l'hôte, dans le larynx et la trachée, les vers proviennent toujours de l'œsophage, d'ordinaire par le pharynx : plusieurs observateurs les ont vus à cheval sur le larynx et l'œsophage. Par exception, ils peuvent profiter d'une fistule œsophago-trachéale (Sievers).

Leur volume est généralement proportionnel à la durée des accidents : plus le ver est gros, plus vite survient la mort, dit Müller.

Leur présence prolongée entraîne des lésions plus ou moins accentuées. La muqueuse voisine présente très souvent une rougeur inflammatoire (Aronssohn, Keber, Smyly, Dressler, Fürst). Steiner a observé une inflammation du parenchyme pulmonaire environnant consécutive à un séjour prolongé du ver dans une bronche. D'habitude, on trouve de l'œdème pulmonaire : les vaisseaux pulmonaires, le cœur droit, quelquefois aussi le cerveau sont remplis de sang veineux.

SYMPTÔMES. — Ce sont ceux de toute occlusion brusque des voies respiratoires : suffocation et asphyxie plus ou moins rapide.

Le premier phénomène de défense du malade est la toux ; par ses violents efforts de toux, il cherche à se débarrasser du corps étranger ; s'il n'y parvient pas, la dyspnée augmente vite ; il suffoque, il asphyxie. Angoissé, il porte les mains au niveau du sternum et de la face antérieure du cou ; il présente une vive agitation, ou même des convulsions, a des sueurs profuses ; ses traits sont fort altérés.

L'aphonie est le plus souvent complète ; cependant, selon Tonnelé, alors que le ver est déjà dans la glotte, le malade peut exceptionnellement émettre quelques paroles inarticulées et même pousser des cris. Parfois l'aphonie est précédée d'un léger enrouement.

Plusieurs éventualités peuvent se présenter :

Ou les secousses de toux parviennent à expulser le ver (Aronssohn fils), ce qui est rare ;

Ou elles n'y parviennent pas : la glotte se ferme convulsivement, faisant pénétrer le ver plus profondément. Souvent la mort survient en quelques minutes, avant la pénétration complète ; habituellement lucide, le malade peut perdre connaissance avant de mourir (Pouppé-Desportes) ;

Ou le ver franchit la glotte : la suffocation s'apaise, mais le malade meurt au bout de quelques jours, de bronchite ou de pneumonie ;

Ou enfin une thérapeutique appropriée parvient à supprimer la cause des accidents et réussit à sauver le malade.

Il y aurait donc un intérêt majeur à établir un DIAGNOSTIC précoce. Malheureusement, ce diagnostic présente presque toujours des difficultés insurmontables.

Des convulsions peuvent masquer l'accès de suffocation.

Les laryngites simples ou diphtériques, l'œdème, le spasme de la glotte, l'ouverture d'un abcès froid seront éliminés après un examen plus attentif du malade. On admettra l'existence d'un corps étranger en raison surtout de la soudaineté des accidents. Reste à en déterminer la nature. L'expulsion antérieure d'Ascarides est un élément à ne pas négliger. L'examen du pharynx a pu, dans quelques cas, révéler directement la cause du mal (Delasiauve). La trachéotomie elle-même ne permet pas toujours d'assurer le diagnostic étiologique.

TRAITEMENT. — Si le ver n'est pas évacué spontanément, peut-être pourrait-il l'être à l'aide d'expectorants ou d'émétisants : moyen aussi défectueux qu'incertain.

Aronssohn recommande de tenter l'extraction manuelle ou instrumentale ; le fait n'est possible que quand le ver est visible dans le pharynx. Le procédé a réussi à Delasiauve.

La trachéotomie faite d'urgence par Smyly, Steiner, Fürst, comme traitement symptomatique, sans notion étiologique, ne leur a donné que des insuccès. Il se pourrait que, pratiquée plus tôt, elle donnât de meilleurs résultats. Le succès de Rabot n'est pas absolument démonstratif.

Quoi qu'il en soit, la trachéotomie reste le palliatif nécessaire en cas d'urgence.

Peut-être un jour la bronchoscopie, après avoir été utilisée pour le diagnostic, permettra-t-elle d'extraire les vers comme les autres corps étrangers.

MIGRATIONS RARES (ESTOMAC, OESOPHAGE, TROMPE D'EUSTACHE, etc.).

La présence des *Ascarides* dans l'ESTOMAC n'offre pas grand intérêt; en général, elle n'est pas de longue durée, car elle provoque rapidement des vomissements, précédés ou non de nausées et de douleurs vagues.

Le rejet des vers par la bouche est d'ailleurs chose assez banale; d'autre part, on a plus d'une fois l'occasion, à l'autopsie des enfants porteurs d'Ascarides, de trouver quelques exemplaires de ces parasites dans l'estomac.

Il n'y a donc pas lieu de s'attarder à cette étude, pour laquelle on pourra consulter la thèse de Gallier (1903-1904). Disons seulement que cet auteur distingue la régurgitation et le vomissement de vers intestinaux. Parfois, en effet, le ver sort de la bouche, non pas avec des matières vomies, mais avec des mucosités glaireuses, grâce sans doute à ses mouvements propres, aidés peut-être par les mouvements antipéristaltiques de l'œsophage. On voit encore ce rejet survenir après administration d'un vomitif, d'un purgatif ou d'un anthelminthique : il se peut aussi que les vomissements où l'on trouve des vers soient le fait d'une maladie n'ayant rien à voir avec l'helminthiase.

Le passage de l'intestin dans l'estomac se ferait, dit Gallier, au moment de la digestion, alors que le pylore est momentanément béant, ou à la faveur d'une insuffisance pylorique liée à des troubles dyspeptiques, fréquents chez les malades helminthiasés.

Le décubitus dorsal favoriserait aussi le passage des vers dans l'estomac.

L'arrêt des Ascarides dans l'ŒSOPHAGE s'observe assez rarement; il en existe cependant quelques faits certains. Ou cet arrêt n'est que transitoire, et un vomissement entraîne la guérison immédiate (Tonnelé); ou il se prolonge, et des accidents graves s'ensuivent s'il s'est produit au niveau de la trachée : cet organe est comprimé, et le malade meurt d'asphyxie (Cobbold, Salvolini, Wagner).

Arrivés dans le PHARYNX, dit Davaine, les Ascarides occasionnent des picotements, une constriction incommode, des efforts de vomissement qui aboutissent à leur expulsion. Quelquefois les malades peuvent les retirer avec les doigts. Du pharynx, les vers ont la possibilité de s'échapper par les orifices voisins.

Leur sortie par le nez est relativement banale, soit au cours de vomissements, soit même après la mort du malade. La guérison de maux de tête rapportée à ce fait, remarque Davaine, semble n'être qu'une coïncidence.

Ils peuvent aussi s'engager dans la TROMPE D'EUSTACHE, atteindre l'oreille moyenne et sortir par le conduit auditif ; ils sont alors généralement de faibles dimensions.

Il est enfin quelques cas non contestables d'Ascarides sortis au niveau du GRAND ANGLE DE L'ŒIL, par les points lacrymaux.

Quant aux prétendus « vers » sortis des sinus de la face, ce sont de simples larves d'insectes.

Il n'existe à notre connaissance qu'un seul cas de *Ténia* rendu par vomissement chez l'enfant, celui de Seeger (obs. 518).

Les *Oxyures* sont également susceptibles de se déplacer et de se rencontrer dans des régions très éloignées de leur habitat normal (Verdun). On en a vu dans l'estomac (Frank), l'œsophage, le nez et la bouche (Frank, Pomper, Seligsohn). Hartmann a noté l'issue fréquente d'Oxyures par le nez.

Le *Trichocéphale* ne paraît jamais avoir été vu dans l'estomac.

Il n'existe aucun fait d'*embolie des branches de l'artère pulmonaire* par l'Ascaride ni par le Trichocéphale chez l'enfant.

De même aucun fait d'Ascaride dans la *plèvre*.

Dechambre rapporte, d'après les journaux italiens, le cas d'un enfant de six ans chez lequel existait, *entre la plèvre et les côtes*, une cavité contenant du liquide séro-sanguinolent où nageait un Ascaride. Il y avait aussi 2 Ascarides dans l'œsophage, qui paraissait rongé ; de même dans l'intestin grêle et l'estomac. C'est certainement le cas de Gaddi.

11° Les vers intestinaux en médecine légale.

Nous ne sachons pas que cette rubrique existe en aucun traité de médecine légale ; c'est pourquoi nous rassemblons ici quelques observations éparses.

Bajon et Pouppée-Desportes, cités par Davaine, disent avoir fait ouvrir des enfants et des nègres morts dans des convulsions affreuses et qu'on soupçonnait d'avoir été empoisonnés ; mais ils n'ont trouvé d'autre cause de mort que des paquets de vers entortillés dans l'estomac et les intestins. Plus récemment, en 1907, Broquet, à l'île Maurice, a fait l'autopsie judiciaire d'un jeune enfant, également pour soupçon d'empoisonnement : il n'a trouvé qu'un peloton d'Ascarides dans l'intestin.

Davaine relate encore plusieurs observations d'autopsies judiciaires, dont l'une, celle de Bourguet (de Rodez) ne porte pas d'indication d'âge.

Celles d'Ebermaier, de Sterz et de Perrin sont relatives à des morts subites, inopinées.

Julien Raspail rapporte un fait publié par son grand-père.

Plus intéressant est le cas d'asphyxie par Ascaride dans la trachée publié par Negresco. Vibert nous a donné connaissance d'une observation analogue de Descouts : un enfant meurt suffoqué ; la personne qui en était chargée l'avait abandonné par crainte d'être inquiétée.

Le fait de Keber (Voy. *Voies respiratoires*) est du même ordre : le père ayant l'habitude de battre son enfant, on crut à une mort par coups, alors que l'enfant avait un Ascaride dans la trachée.

Outre les autopsies judiciaires que nous venons de relater, les lésions provoquées par les vers intestinaux pourraient être le point de départ d'expertises médico-légales. C'est ce qui aurait pu se produire dans le cas de Spitzer, où une vulvite intense provoquée par les Oxyures fit penser à un viol possible.

TROISIÈME PARTIE

DIAGNOSTIC DE L'HELMINTHIASE INTESTINALE

EXAMEN DES FÈCES.

Examen macroscopique. — Les vers minces ou de petite taille (Trichocéphales, Ankylostomes) passent facilement inaperçus sans certaines précautions. Il faut, pour les mettre en évidence, laver les matières sur un tamis assez fin, de façon à entraîner tout ce qui n'est pas partie solide ou parasite. On peut aussi, après multiples décantations, répartir les matières très diluées dans une série de petites cuvettes de porcelaine mi-partie noires et mi-partie blanches, comme on le fait en coprologie générale.

Examen microscopique. — L'examen microscopique des fèces permettra de reconnaître la présence des œufs de parasites et de déterminer l'espèce à laquelle ils appartiennent. Nous renvoyons aux traités spéciaux pour leur description.

A quel procédé recourir pour examiner une selle ? Le plus simple, celui que nous avons toujours mis en œuvre, est l'examen direct d'une parcelle de matières, diluée dans un peu d'eau lorsque celles-ci sont trop dures. Il suffit d'un peu d'habitude pour étaler cette parcelle avec la lamelle en couche suffisamment mince et uniforme. Les œufs brun rougeâtre ou jaunes du Trichocéphale sautent aux yeux dans la préparation la moins claire ; ceux de l'Ascaride, plus gros, sont caractéristiques, même lorsqu'ils ont perdu leur enveloppe albumineuse ; ceux de l'Oxyure, tout à fait incolores, caractérisés par une coque à contour double et réfringent, sont plus difficiles à identifier au milieu des matières et demandent plus d'attention. Nous avons en moyenne examiné cinq ou six préparations de chaque selle, parfois dix, et nous avons renouvelé cet examen à deux ou trois reprises chaque fois que cela nous a paru nécessaire et que cela nous a été possible. La platine mobile du microscope permet un examen complet de la préparation, mais n'est pas absolument indispensable. Dans la règle, quand nous n'avons pas trouvé d'œufs dans la sixième ou septième préparation, c'est qu'il n'y en avait pas. Des examens ultérieurs confirmaient en général le précédent.

Comme le fait remarquer justement Stcherbak, la quantité d'œufs constatée est assez stable et le nombre trouvé aux différents examens varie peu.

Nous avons quelquefois utilisé la méthode de Teleman — agitation de quelques parcelles recueillies en divers points d'une selle dans un mélange à parties égales d'éther et d'acide chlorhydrique pur ; filtration sur tamis de crin ; centrifugation d'une minute ; les œufs sont dans la couche inférieure du culot. — Ce procédé élégant, excellent pour un examen délicat, a l'inconvénient de nécessiter des manipulations qui, souvent répétées, prennent beaucoup de temps.

Quant à la technique de French et Boycott, qui consiste à laver un peu de matières avec du sérum artificiel, à laisser déposer une demi-heure, à décanter, et à laver ainsi plusieurs fois de suite, elle est aussi peu pratique que possible.

Sans doute, cet examen donne les renseignements les plus utiles, *mais il ne faut pas s'y fier d'une façon absolue :* nous avons dit et répété que les Oxyures ne manifestaient qu'exceptionnellement leur présence à l'examen microscopique des selles ; de même les œufs de Ténias peuvent faire défaut alors que l'existence du parasite est certaine.

Enfin la présence d'œufs d'une espèce de parasites dans les selles ne donne aucune indication sur la localisation de ces parasites : *nous ne saurions trop répéter combien il est erroné de diagnostiquer une appendicite à Trichocéphales parce qu'un sujet atteint d'appendicite a des œufs de Trichocéphales dans les selles.*

Ceci bien établi, est-il possible d'apprécier, d'une façon même approximative, le degré d'infestation du sujet ? Quelques auteurs, Leichtenstern et Stcherback, en particulier, le prétendent ; des calculs relativement simples leur ont permis d'évaluer le nombre des Trichocéphales.

En ce qui concerne l'Ascaride, Brüning indique un procédé pratique pour se faire une opinion sur le nombre des individus hébergés: lorsque les œufs sont foncés, ont une coque épaisse, un vitellus granuleux, il existe en même temps des mâles et des femelles, et on en fait expulser de 2 à 25 ; lorsque, au contraire, les œufs sont plus grands, plus clairs, plus longs, ont une coque plus mince et un contenu formé de gouttelettes graisseuses, c'est qu'il n'existe que des femelles non fécondées, et on n'en fait expulser qu'une ou deux.

Recherche du sang. — On emploiera la teinture de gaïac fraîche (réaction de Weber), la phénolphtaléine (réaction de Meyer) ou la benzidine. Toute autre cause d'hémorragies intestinales étant éliminée, Guiart prétend que la réaction est habituellement positive chez les porteurs de Trichocéphales. Cade et Garin ont appuyé ces conclusions en les amplifiant : chez 63 malades, les hémorragies discrètes décelées par la réaction de Meyer n'ont pu être attribuées à d'autre cause qu'à l'helminthiase (Trichocéphale seul ou associé dans la majorité des cas, Ascaride seul ou Ténia seul dans quelques cas). Nous avons cherché à vérifier ces faits en utilisant la réaction de Meyer, et nous ne sommes arrivé qu'à des résultats très contradictoires, qui ne nous permettaient pas de nous associer aux conclusions des auteurs lyonnais. Bien souvent, en effet, des Oxyures méconnus pouvaient être accusés au même titre que les Trichocéphales décelés par l'examen des selles (G. Railliet, 1910).

Cristaux de Charcot-Leyden. — Bizzozero le premier en nota la présence dans les cas d'ankylostomiase ; ce fait fut confirmé par Perroncito ; seul Leichtenstern dit les avoir rencontrés dans toute espèce d'helminthiase. Cima, malgré des recherches répétées, ne les a trouvés que dans quelques rares occasions ; cet auteur incline à croire qu'ils se trouvent plus facilement dans les selles avec mucosités. Pour notre compte, mais sans y avoir à la vérité prêté une attention systématique au cours de nos examens de fèces, nous ne les avons rencontrés qu'exceptionnellement.

Examen des urines.

Nous ne ferons que signaler la méthode préconisée par Iéfimov, destinée à reconnaître l'helminthiase quand l'examen des selles est en défaut. Il suffirait d'ajouter quelques gouttes (V à X) de solution officinale de nitrate acide de mercure à 5 ou 10 centimètres cubes d'urine fraîche bouillie pour savoir si le sujet héberge des vers. Lorsque le patient n'est pas parasité, l'urine se trouble, devient lactescente et dépose un précipité blanc. En cas d'helminthiase, ce précipité prend une coloration grise, même noirâtre.

Cette méthode, contrôlée par Fumajoli, n'a donné à cet auteur que 6 résultats positifs sur 114 examens d'urines d'enfants parasités. Christol, puis Carletti et Dozzi ont repris cette étude, et il ressort de leurs travaux que, si la réaction n'a rien de pathognomonique, elle peut être utilisée à titre d'indication (Delcourt).

Examen du sang : éosinophilie.

C'est chez les porteurs d'Ankylostomes que l'*éosinophilie* helminthiasique a été découverte ; c'est en effet chez eux qu'elle est le plus élevée (70 p. 100 environ). Dans les autres helminthiases, elle est en général très modérée (8 à 12 p. 100). Elle constitue une manifestation de l'intoxication de l'organisme, qui paraît agir directement sur la moelle osseuse (Weinberg et Alexander). La réaction de l'organisme dans la production de l'éosinophilie est d'ailleurs individuelle ; elle n'est nullement proportionnelle au nombre des parasites intestinaux ni à l'association de plusieurs espèces parasitaires (Weinberg et Alexander). Radaeli, qui a fait des recherches sur l'éosinophilie dans l'ascaridiose des enfants, croit au contraire qu'elle est en rapport direct avec le nombre de parasites ; elle ne dépassait pas 3 p. 100 dans 5 cas où il n'y avait eu que 5 ou 6 ascarides expulsés, alors que, dans 5 autres, le taux variait entre 9 et 15 p. 100. Mais il est bien des cas d'helminthiase intestinale où toute éosinophilie fait défaut, en particulier dans la trichocéphalose (French et Boycott, Andrikidis, Siccardi) ; Launois et Weill l'ont toujours trouvée nulle ou faible chez les porteurs de Ténias, d'Oxyures et d'Ascarides (Thèse de Limasset).

QUATRIÈME PARTIE

TRAITEMENT DE L'HELMINTHIASE INTESTINALE

Principes fondamentaux pour l'administration des anthelminthiques. — Le principe du traitement anthelminthique, clairement exposé par Lynch, consiste à engourdir ou, si possible, à tuer les vers, avec un vermifuge ou un vermicide, puis à les expulser avec un purgatif administré une demi-heure ou une heure après.

Malheureusement, l'application est plus difficile que le principe : la plupart des anthelminthiques efficaces sont d'un goût repoussant, qui provoque des nausées ou des vomissements ; ils sont de plus assez toxiques pour nécessiter des précautions spéciales.

Il faut, en tout cas, procéder avec prudence, surtout chez les enfants délicats, débilités, tuberculeux, anémiés, entéritiques, etc.

Pour l'exécution du traitement, on peut suivre deux procédés :

Ou bien instituer une cure préparatoire (diète relative et laxatifs) destinée à vider le mieux possible l'intestin, de manière à favoriser l'action du médicament sur le parasite ; cette pratique offre toutefois l'inconvénient d'exposer à l'intoxication ;

Ou bien s'abstenir de toute préparation et donner des doses plus fortes de l'anthelminthique et du purgatif ; les dangers d'intoxication sont écartés, mais ce procédé n'est pas applicable à tous les cas.

Nous ne saurions passer en revue les innombrables vermifuges utilisés jusqu'à ce jour ; nous signalons seulement les plus classiques avec les petites précautions qui nous paraissent capitales pour éviter de trop fréquents échecs ; nous ajouterons les procédés les plus récemment préconisés, en consacrant une rubrique spéciale au thymol.

Contre les Cestodes, l'extrait éthéré de fougère mâle, que Monti place seulement en seconde ligne, semble rester le médicament le plus efficace et en tout cas le plus employé ; puis viennent l'écorce de racine de grenadier avec ses alcaloïdes, le kousso et les semences de courges.

Pour les Ascarides et les Oxyures; la santonine ou le semen-contra associés au calomel représentent les agents de choix.

Enfin le thymol, qui paraissait être le spécifique du Trichocéphale, est de plus en plus préconisé contre tous les vers intestinaux, à l'instigation surtout de Guiart.

Traitement des Cestodes.

Étant données les difficultés parfois considérables qu'on éprouve à débarrasser les malades de ces parasites, étant donné surtout que le succès est d'autant plus aléatoire que les tentatives infructueuses ont été plus nombreuses (1), il importe de s'entourer de toutes les conditions les plus favorables et de suivre à la lettre certaines recommandations. C'est pour les omettre qu'on échoue souvent, et nous n'avons eu que trop d'insuccès chez les enfants soignés par leur mère. Sans doute on obtiendra difficilement, dans une famille, des préparatifs prolongés ; nous n'en croyons pas moins devoir reproduire ici les indications très minutieuses de Descroizilles, relatives aux Ténias. Tout d'abord, y-a-t-il des contre-indications au traitement ? Descroizilles dit qu'on doit toujours traiter les enfants bien constitués, après dix-huit mois. Nous ne pensons pas, *a priori*, qu'il y ait un inconvénient quelconque à expulser le parasite avant cet âge. En ce qui concerne le *Dipylidium caninum*, le kamala a été employé chez des enfants de six mois (Friis), de quarante jours (Köhl), la fougère mâle chez des enfants de quatorze mois (Thomson), de treize mois (Rosenberg), de dix mois (Papillon), de six mois (Sonnenschein). La question d'âge mise à part, il n'y a de réelle contre-indication que le mauvais état de l'intestin.

Un peu sévère sans doute, Descroizilles conseille la cure préparatoire suivante, qu'il y aura avantage à suivre, lorsque la chose sera possible.

Six semaines avant le traitement, donner à l'enfant une alimentation légère où le lait tiendra une place prépondérante :

(1) Vierge de traitement, le Ténia résiste moins à la thérapeutique (Descroizilles).

supprimer gâteaux et sucreries. Tous les quinze jours, léger purgatif; pas de drastiques. Les trois ou quatre derniers jours, régime presque exclusivement lacté. Éviter la viande. Pas de marches ni de fatigues. La veille, à neuf heures du matin, lavement simple; vers cinq heures du soir, second lavement. Le jour du traitement, administrer le ténifuge le matin, en l'espace d'une heure au plus. L'enfant gardera le lit pendant la première heure. Les nausées seront combattues par des produits appropriés, quelques gouttes de menthe, par exemple. Le calme rétabli, le petit malade pourra se lever. Parfois il se produit une selle spontanée. Le plus souvent il convient de prescrire, au bout de deux heures, 15 à 20 grammes d'huile de ricin. En cas de vertiges, l'enfant sera remis au lit. Lorsque le besoin se fera sentir, le malade ira à la selle, sur un vase plein d'eau tiède, l'anus dans l'eau, et il ne tirera pas sur le ver. Si le résultat tarde ou reste incomplet, administrer un lavement purgatif, puis un second s'il est nécessaire.

Le soir, l'enfant mangera peu ; les jours suivants, on surveillera encore le régime.

Tous les auteurs ne sont pas aussi stricts sur la cure préparatoire. La plupart se contentent de recommander un jeûne relatif la veille du traitement : potages légers, lait, œufs; ou, à la rigueur, la diète lactée. Un grand lavement le soir, puis un second le jour même, avant la prise du ténifuge. En tout cas, la recommandation capitale, celle sur laquelle on ne saurait trop insister, est d'*aller à la selle sur un vase*, ou mieux *sur un bassin plat rempli d'eau tiède*, afin que le ver ne se casse pas en tombant et qu'il trouve une température agréable; en outre, *on ne doit pas tirer sur le parasite* : s'il résiste, on peut mettre une ligature sur la partie déjà expulsée et faire au-dessus une injection de morphine. Notons enfin que, sauf contre-indication tenant au médicament employé, l'administration avant le ténifuge de sirop d'éther (5 grammes par année d'âge) paraît avoir des avantages.

Lorsqu'on a échoué, il est indispensable d'attendre que les anneaux aient reparu dans les selles pour recommencer le traitement (environ deux mois).

Fougère mâle. — On emploie habituellement l'*extrait éthéré de fougère mâle des Vosges*, à la dose de 0gr,50 par année d'âge. Les capsules de Créquy-Limousin contiennent 0gr,50 d'extrait éthéré et 0gr,05 de calomel. On administre une par une, de cinq en cinq minutes, autant de capsules que l'enfant a d'années d'âge. Un purgatif est généralement nécessaire deux heures après : scammonée (0gr,04 par année d'âge) par exemple. L'huile de ricin, proscrite en France, est couramment employée en Allemagne : ses dangers paraissent donc plus théoriques que réels.

Duhourcau, médecin de Cauterets, substitue à cette formule l'*extrait chloroformo-huileux de fougère mâle des Pyrénées*, dans lequel la dose d'extrait de fougère est réduite au minimum et dont le mode d'emploi est des plus simple. En voici la formule :

Extrait vert de fougère mâle des Pyrénées........ 1gr,20
Dissoudre complètement dans :
Chloroforme.................................... 3gr,60
Mélanger le tout à :
Huile de ricin.................................. 4gr,80
Ajouter :
Huile de croton................................ Une demi-goutte.
A répartir en 12 capsules.

On administrera à l'enfant autant de capsules plus une qu'il compte d'années.

Ces capsules se prennent le matin à jeun sans qu'il soit besoin de la moindre préparation préalable. On les absorbe, avec une petite gorgée d'eau pure ou sucrée, en l'espace de dix à quinze minutes. Il ne reste plus qu'à en attendre les effets, tout en continuant sa vie ordinaire.

Mais les capsules ne sont pas toujours facilement acceptées, et leur administration n'est guère possible chez les enfants en bas âge. Duhourcau conseille d'ouvrir ces capsules d'un coup de ciseaux, de les bien exprimer dans une cuiller, d'en faire avaler le contenu d'un trait et de faire prendre ensuite une gorgée d'un liquide agréable, thé léger ou infusion de feuilles de coca.

A défaut de cette formule, on peut employer diverses potions, en particulier celle de Blache, que nous avons vu les enfants les plus difficiles accepter presque toujours volontiers :

Extrait éthéré de fougère mâle............ 0gr,50 par année d'âge.
Huile de ricin............................ 15 grammes.
Sirop de menthe........................... 20 —

A prendre en deux fois dans du lait. Plus simplement, on peut enrober l'extrait de fougère dans du miel.

Nous avons eu des insuccès avec la potion de Blache; les effets tardent toujours à se faire sentir, et c'est quelquefois le lendemain et le surlendemain seulement qu'on obtient un fragment du Ténia. Duchesne conseille la formule suivante, qui ne lui aurait jamais donné d'échecs :

Extrait éthéré de fougère mâle	4 à 6 grammes.
Calomel	0gr,40
Sucre en poudre	8 grammes.
Eau et gélatine	Q. S.

Deux heures après, huile de ricin.

Nous avons eu à nous louer de la formule de Comby (*Formulaire*, 1909) :

Extrait éthéré de fougère mâle	5 grammes (9 ans).
Jus de réglisse	10 —
Sirop de fleur d'oranger	20 —
Eau distillée de menthe	50 —

Une demi-heure après, faire prendre, dans une cuillerée d'eau, le paquet :

Calomel	0gr,25
Scammonée	0gr,15
Lactose	0gr,50

Mais les doses de 4 grammes à cinq ans, 5 grammes à neuf ans, 6 grammes à dix ans, sont véritablement un peu fortes.

Quelque efficace que se montre en général l'extrait de fougère mâle (éthéré ou huileux), il donne assez souvent des échecs. Et même, il n'est pas absolument sans danger si on administre des doses un peu fortes; si bien que certains auteurs l'ont complètement abandonné, au moins chez l'enfant. Il y a certes là un excès : on peut toujours essayer les capsules de Duhourcau ou, chez les petits, la potion de Comby.

Écorce de racine de grenadier. — La macération est d'un goût repoussant. D'ailleurs, certains partisans de ce médicament le considèrent comme contre-indiqué chez l'enfant. Monti cependant le place au premier plan.

Quant à la *pelletiérine*, Tanret lui-même, après avoir assisté aux essais de Dujardin-Beaumetz, Bérenger-Féraud et Laboulbène, déclare qu'elle ne doit pas être employée au-dessous de dix à douze ans. Encore à cet âge ne doit-on pas donner de doses supérieures à $0^{gr},15$ ou $0^{gr},20$. Ball conseille de ne pas l'administrer avant quinze ans.

Néanmoins Bétancès estime qu'à petites doses le sulfate de pelletiérine est efficace et sans danger : il a réussi chez un enfant de cinq ans avec 6 centigrammes. Blanchard et Drouet l'ont employé avec succès chez une fillette de deux ans atteinte de *Dipylidium*.

Semences de courge mondées. — Elles ne doivent pas dater de plus d'un an. L'efficacité de ce remède n'est pas très marquée (Descroizilles dit avoir eu 96 p. 100 d'échecs); mais il a l'avantage de n'être pas désagréable et d'être facilement accepté par les enfants. Son seul inconvénient tient à la quantité parfois considérable que l'enfant doit ingérer. Archambault, Guida et d'autres y ont volontiers eu recours :

Semences de courge mondées	30 à 60 grammes.
Huile de ricin	10 —
Sucre pulvérisé	15 —

Faire au mortier une pâte homogène; la donner à manger, en l'espace d'une heure, en trois fois chez les enfants de deux à quatre ans, en une fois de sept à dix ans. Il est bon d'administrer une heure après une nouvelle dose de 10 à 20 grammes d'huile de ricin.

Quelques auteurs donnent 100 à 120 grammes de courge.

Ritter a employé un *extrait de graines de courge*, dont il n'a eu qu'à se louer : sur 15 enfants de quatorze mois à neuf ans, porteurs de *T. solium*, il n'a eu que 3 échecs.

Kousso. — 10 à 15 grammes.

La macération a un goût horrible, nauséeux. Descroizilles recommande d'utiliser la forme de cachets. Roger préfère la poudre délayée dans de l'eau sucrée tiède avec une petite quantité d'oléo-saccharure de citron ou d'orange; les jeunes sujets de goût peu difficile prennent assez volontiers ce médicament désagréable, pourvu que le véhicule ne soit pas abondant (60 à 100 grammes au plus). On peut aussi faire usage du kousso granulé (1 partie de kousso et 2 de sucre); le remède est plus agréable, mais on ne peut assurer que l'enfant avalera trente bonbons représentant 5 grammes de kousso. Les insuccès sont d'ailleurs fréquents, peut-être à cause du manque de fraîcheur ou de l'altération du médicament (1).

Thymol. — Voy. p. 136.

Traitement des Ascarides.

Semen-contra. — La poudre est très efficace, mais d'un goût désagréable. On l'emploiera à la dose de 0gr,40 à 0gr,50 par année d'âge, mais seulement à partir de deux ans. On l'administrera soit en infusion édulcorée, soit, ce qui est préférable, incorporée à du miel ou à des confitures ; renouveler deux ou trois jours de suite, puis administrer un des paquets :

Calomel........................	ãã 0gr,05 par année d'âge.
Scammonée......................	

ou :

Scammonée......................	ãã 0gr,05 par année d'âge.
Jalap..........................	

Santonine. — C'est le médicament actuellement classique contre les Ascarides. Pouchet considère que, en raison de sa toxicité, cette substance devrait disparaître de la thérapeutique infantile. Nous l'avons prescrite bien souvent sans le moindre ennui, et, si nous avons observé une fois de la vision en *vert* (et non en *jaune*), c'était chez une jeune femme de trente et quelques années. Sans doute les enfants n'analysent qu'imparfaitement leurs sensations, mais les parents ne nous ont jamais signalé le moindre incident. Il suffit de ne pas dépasser la dose de 0gr,01 par année d'âge et de ne pas administrer le médicament avant deux ans.

Quant à la manière de prendre la santonine, les avis diffèrent sensiblement.

Certains ordonnent la diète lactée soit avant, soit pendant le traitement; mais, en général, les parents acceptent mal qu'un enfant, par ailleurs très bien portant, soit privé de nourriture

(1) *Sérothérapie.* — D'intéressants essais ont été faits par Langer à la suite des expériences de Fleckreder et Stejskal (Rome, 1905). En vaccinant des cobayes avec l'extrait de *Tænia saginata*, ces auteurs ont obtenu un sérum qui paralysait ce ver, mais celui-ci continuait à se mouvoir si on le plaçait dans l'eau ou dans le sérum. Les recherches de Langer pour obtenir un sérum spécifique contre les helminthes n'ont malheureusement abouti qu'à des résultats négatifs.

pendant deux ou trois jours; on peut se borner à conseiller une alimentation plus légère que d'ordinaire.

Faut-il que le malade soit à jeun? Les uns disent oui, les autres non. En tout cas, si l'on opère à jeun, il est recommandé de diminuer la dose.

La durée du traitement varie aussi, selon la pratique de chacun, de un à trois jours.

Nous adoptons volontiers la formule suivante :

Santonine........................	0gr,005	par année d'âge.
Calomel........................	0gr,025	—
Lactose........................	0gr,50.	

Pour 1 paquet n° 6 ; donner 2 paquets dans un peu de lait, le matin, trois jours de suite, à une heure d'intervalle.

Le troisième jour, donner un purgatif : jalap, scammonée, séné ou calomel.

D'aucuns ordonnent la santonine le soir et le lendemain matin de l'huile de ricin.

Ce vermifuge est toujours pris facilement : il est en général efficace et sans danger. Il est utile de renouveler le traitement au bout de huit jours.

On peut aussi prescrire la santonine en biscuits ou en pastilles. C'est sous ces formes qu'on la trouve dans les pharmacies et que les mères de famille l'administrent presque toujours, mais ou bien elles ne donnent qu'une seule pastille (0gr,01), dose insuffisante, ou bien elles donnent sans discernement un biscuit (0gr,05), ce qui peut être dangereux.

Quelques auteurs adoptent une façon de faire un peu différente. Pélissier fait prendre la veille, au moment du coucher, et le lendemain matin à jeun, une mixture spéciale : une gousse d'ail est coupée en menus morceaux dans une petite tasse de lait; on met à cuire à petit feu pendant dix minutes, puis on passe sur un linge et on sucre à volonté. L'ail rendrait les parasites plus vulnérables. Quelques minutes après le lait à l'ail, on donne la santonine dans un looch; deux heures plus tard, une dose de calomel.

Marini d'Alep associe au traitement classique la liqueur de Fowler et l'écorce de quinquina en décoction; au lieu du purgatif de la veille, il prescrit de la racine de jalap mélangée au vermifuge.

Huile de Chenopodium. — Nous croyons devoir signaler ce médicament, que la pharmacopée américaine place sur le même rang que la santonine et qui a donné lieu à de récents travaux en Allemagne (Brüning, 1907; Schmitz, 1908; Gockel, 1910). Voici, d'après Gockel, le mode d'administration : VIII gouttes de six à huit ans, X de neuf à dix ans, XII de onze à seize ans. Il est bon d'ajouter du menthol (0gr,05 à 0gr,20 suivant la dose d'huile). A répartir en six capsules. Prendre deux jours de suite trois capsules (une toutes les deux heures) à jeun, avec une tasse de café au lait chaud; deux heures après la dernière dose, 10 à 20 grammes d'huile de ricin.

Huile de *Chenopodium anthelminthicum*........	N gouttes.
Menthol....................................	0gr,*n* centigr.

M. s. a. A partager en 6 capsules gélatineuses.

Traitement des Oxyures.

Pendant trop longtemps on n'a dirigé contre les Oxyures qu'un traitement purement local; une connaissance plus exacte de la biologie de ce parasite a relégué ce traitement au second plan. Si, en effet, on se contente de pommades, de lavements ou de suppositoires, dont les formules sont innombrables d'ailleurs (Voy. Guida), on ne peut qu'aboutir à un échec désespérant : les Oxyures repullulent toujours dans l'intestin grêle et le cæcum.

La partie principale du traitement consistera donc dans l'administration d'un anthelminthique par la voie digestive. Le meilleur est celui qui convient aux Ascarides, la santonine; on procédera comme pour ces vers, avec cette différence qu'on renouvellera la prise du médicament plusieurs fois de suite. Nous prescrivons, par exemple, la santonine deux jours par semaine pendant un mois, puis tous les quinze jours pendant un mois ou deux.

Durant ce temps, le traitement local est pratiqué d'une façon continue tant que les selles contiennent des Oxyures : lavements salés ou savonneux tous les jours ou tous les deux jours (1). Le soir, au coucher, une mèche enduite d'onguent gris est introduite dans l'anus.

(1) Ce qui importe en matière de lavement, c'est la quantité. Hall emploie 3 litres d'une solution de savon médicinal à 0,2 à 0,5 p. 100. Il recommande en outre la position genu-pectorale.

Bien entendu, on surveille l'état de l'intestin, du rectum et de l'anus, afin d'éviter toute irritation et interrompre au besoin.

C'est un traitement de longue haleine, qui nécessite beaucoup de persévérance de la part des parents et qu'il peut être besoin de renouveler plusieurs fois dans le cours d'une année; encore les récidives sont-elles fréquentes.

La chose se comprend aisément si l'on songe que les Oxyures se logent très souvent dans l'appendice, où ils subissent difficilement l'influence des vermifuges; et nous avons montré que le thymol, vermicide, même administré à doses fortes pendant trois jours, ne parvenait pas à les tuer. Peut-être, à la longue, en renouvelant les prises du médicament, réussirait-on davantage.

Le *thymol* est en effet le dernier venu parmi les nombreux anthelminthiques préconisés contre les Oxyures.

Parmi les remèdes internes antérieurement vantés, nous signalerons la *naphtaline* (Minerbi, Ungar, Schmitz). Voici comment procède Schmitz : 1° purgatif : poudre de réglisse composée, chez les enfants très jeunes; ensuite, huile de ricin ou calomel; 2° l'intestin étant nettoyé, donner 0gr,15 de naphtaline chez les jeunes enfants, 0gr,40 chez ceux de douze ou treize ans, en 8 paquets (4 par jour). Ne prendre pendant le traitement ni huile ni graisses. Recommencer au bout de huit jours. Repos quinze jours; deux jours de naphtaline. Repos huit jours; puis quatrième cure de naphtaline. Ce remède est bien accepté et bien supporté; on peut au besoin additionner de sucre en poudre. Si la naphtaline provoque un peu de constipation, donner un laxatif. Dans les cas rebelles, adjoindre des lavages du gros intestin avec une solution d'acétate d'alumine (une cuillerée à bouche du sel par litre d'eau).

Quelle que soit la méthode employée, il importe d'empêcher l'auto-infestation; on fera tenir les mains bien propres, couper les ongles ras, et enduire les doigts d'une substance amère, par exemple d'une infusion de quassia. Enfin on considérera l'oxyurose comme une maladie contagieuse, et on ne laissera pas coucher un enfant sain avec un enfant parasité.

S'il existe des lésions locales au niveau de l'anus et de la vulve, on lavera ces régions avec une solution chaude, boriquée ou légèrement sublimée.

Contre le prurit, l'application d'onguent gris sera le meilleur topique, tout en empêchant la migration.

Traitement des Trichocéphales.

Ici, l'accord semble fait sur la valeur réelle de la médication thymolée. Les avis ne diffèrent que sur les détails de l'application. Mais il s'agit encore d'un traitement de longue haleine, qui exige beaucoup de patience. Du moins n'apporte-t-il aucune gêne à la vie journalière, ce qui est appréciable.

Parmi les autres remèdes préconisés contre les Trichocéphales, le plus efficace est la benzine en lavement (Becker) : V à VI gouttes de benzine pour 1 litre d'eau, pas davantage, sous peine de provoquer des douleurs. Même avec V gouttes, Stcherbak en a vu se produire.

Traitement des Ankylostomes.

L'extrait éthéré de fougère mâle et le thymol sont les deux anthelminthiques les plus employés.

La prophylaxie comporte un ensemble de mesures qu'on trouvera exposées dans les ouvrages spéciaux.

Traitement des Trématodes.

C'est encore au thymol employé d'une façon répétée et prolongée qu'on a recours.

Médication thymolée.

Doses. — Mode d'administration. — Guiart recommande la technique suivante : pas de diète lactée ni de purgatif la veille. Pendant trois jours consécutifs, prendre le matin à jeun, à une heure d'intervalle, deux ou trois cachets renfermant chacun 1 gramme de thymol pulvérisé. Pour les enfants, les auteurs conseillent des doses de 0gr,10 à 0gr,75 suivant l'âge. Nous avons néanmoins administré bien souvent, sans le moindre inconvénient, 3 grammes de thymol par jour à de grands enfants. Après chaque prise, le malade pourra boire un peu d'eau, *mais rien que de l'eau*. Cinq heures après le dernier cachet, un purgatif *salin* sera administré, s'il ne s'est produit aucune évacuation intestinale.

Stcherbak n'a pu se décider à donner les fortes doses généralement recommandées; il prescrit pour les enfants de 0gr,20 à 0gr,50, en commençant par 0gr,10 à 0gr,20 pour tâter la susceptibilité individuelle; il est convaincu qu'avec de pareilles doses répétées pendant plusieurs semaines ou même plusieurs mois, on obtient le résultat voulu. Des interruptions sont de rigueur; par exemple : sept jours de traitement, cinq ou six jours de repos, puis reprise; après un mois et demi, quinze jours de repos. Ce mode de traitement lent est d'une sécurité absolue, ne fatigue pas les malades et n'exige aucun changement de régime; cependant, dans les cas sérieux, il faut agir plus fort et plus vite, à moins que l'état trop grave du malade ne le permette pas.

Il importe, ajoute Stcherbak, d'éviter la résorption du médicament, d'atténuer l'irritation qu'il produit sur l'estomac, de faire en sorte qu'il atteigne le gros intestin sous la forme la plus concentrée et qu'il y séjourne le plus longtemps possible.

Il faut l'administrer *à jeun, après une purgation*, faire prendre immédiatement après une grande quantité de liquide chaud, de thé par exemple, et ne pas manger pendant une ou deux heures. Pas de purgatif ensuite.

Naturellement éviter les boissons alcooliques, l'éther, la glycérine, le chloroforme, l'huile.

Le conseil de prendre un peu d'alcool faible après chaque dose doit être tenu pour dangereux, et la potion de Hager, à l'huile d'olive, doit être rejetée. Nous l'avons cependant employée une fois sans inconvénient chez un adolescent.

Contre-indications. — Il y a contre-indication absolue dans les maladies du cœur et des reins, contre-indication relative en cas de catarrhe vésical et de lésions organiques gastro-intestinales.

Intolérance. — Avec les précautions d'usage — abstention d'huile et d'alcool, — nous avons administré du thymol à 60 enfants à des doses variant de 3 à 8 et 10 grammes réparties en trois jours. Si le plus grand nombre ont parfaitement supporté ce médicament, nous avons noté 13 fois une intolérance plus ou moins accusée; cette intolérance se manifesta par des nausées (3 fois), des vomissements (9 fois), des douleurs gastriques (1 fois); un de nos malades éprouva, outre les nausées, une sensation de saveur âcre, de picotement à la gorge et de brûlure d'estomac ; un autre, quelques heures après l'absorption de 2 grammes, fut pris de vomissements alimentaires, puis bilieux et enfin de diarrhée répétée pendant le reste de la journée. Quelquefois, malgré les nausées ou les vomissements, la dose fut renouvelée le lendemain et, chose remarquable, mieux tolérée. Un enfant qui reçut 3 fois 2 grammes vomit le premier jour, n'eut que des nausées le second et supporta très bien la troisième dose. Somme toute, nous n'avons jamais vu les accidents sérieux signalés dans la littérature : céphalée, vertiges, bourdonnements d'oreilles, délire et collapsus. Mais si le thymol, en tant que substance chimique, ne nous a point paru entraîner d'accidents toxiques, nous croyons que son administration peut parfois avoir un retentissement fâcheux. L'observation que nous a obligeamment communiquée notre excellent collègue Aguinet (de Saint-Cloud), pour unique qu'elle soit à notre connaissance, dément la réputation d'absolue innocuité du thymol et prouve qu'il ne faut le donner qu'à bon escient : il s'agit d'un enfant atteint d'appendicite chronique auquel fut prescrit, sans indication d'ailleurs, du thymol et qui, le lendemain de la première dose, eut une crise aiguë. On pourrait sans doute arguer d'une coïncidence toute fortuite ; mais à ce compte tout est discutable en médecine.

Efficacité du traitement. — L'action du thymol contre le Trichocéphale du moins est en général peu évidente ; cependant, dans quelques cas, nous avons observé une diminution notable des œufs ; dans notre observation 73, ils faisaient totalement défaut au dernier examen pratiqué ; mais nous n'oserions pas affirmer la disparition définitive des Trichocéphales ; à cet égard, l'observation 61 doit nous rendre circonspects, car, après un troisième examen négatif, les œufs reparurent au quatrième examen, alors que le malade avait de nouveau reçu du thymol. D'ailleurs, on connaît bien la ténacité du Trichocéphale.

Quant à l'action du médicament sur les Oxyures, nous l'avons essayée quelquefois sans aucun succès apparent. Nous avons dit ailleurs combien était illusoire l'action du thymol sur les parasites — presque exclusivement des Oxyures — contenus dans l'appendice, puisque ces vers n'étaient jamais tués.

Enfin le thymol a été prôné depuis de longues années contre les Ténias (Campi, 1886; Lutz, 1888; Hedmann, 1903). On peut prescrire aux enfants trois cachets de thymol à prendre le matin à jeun, à une heure d'intervalle. Une demi-heure après le dernier cachet et à un quart d'heure d'intervalle, deux verres d'eau de Sedlitz ou tout autre purgatif salin. Pour le reste, mêmes règles que précédemment.

Cette méthode nous a donné quelques succès chez l'adulte; le plus souvent le Ténia était expulsé, complètement détruit, par anneaux isolés, racornis, de sorte qu'il était impossible de retrouver la tête. Nous l'avons prescrit à quelques enfants que nous n'avons malheureusement pas revus.

CINQUIÈME PARTIE

OBSERVATIONS

ABRÉVIATIONS.

Ank. : Ankylostome.
App. : Appendice.
Asc. : Ascaride.
B. : Bothriocéphale.
Dav. : Davaine (*Traité des Entozoaires*).
Dip. : Dipylidium.
F. 12 : Fille, 12 ans.
G. 4 1/2 : Garçon, 4 ans et demi.
G. B. : Globules blancs.
G. R. : Globules rouges.
H. : Hymenolepis.
Ox. : Oxyure.
R. M. : Réaction de Meyer.
T. : Ténia.
T. 38° : Température, 38°.
Tr. : Trichocéphale.

1° Troubles nerveux.

PSEUDO-MÉNINGITE (MÉNINGISME VERMINEUX).

I. — Ascarides.

1. LEBON (1863). — Jeune enfant à symptômes de méningite tuberculeuse. Un mois de traitement sans succès. Administration alors de calomel sans confiance; quelques jours après, guérison.

2. ID. — Appelé près d'un enfant qui « mourait des vers », il le trouve froid, les membres contractés, les dents serrées. Cinq minutes après, expulsion par la bouche d'un peloton d'Asc. gros comme le poing.

3. ID. — F. 13, habitant la même rue que l'enfant précédent. Est prise, à quelques jours d'intervalle, d'accidents du même genre. Cinq heures après, ingestion de calomel, expulsion de 33 Asc.; guérison.

4. Id. — En huit ans, l'auteur a rencontré à Besançon 35 méningites dont 28 lui ont paru tenir à la présence des vers ; toutes, sauf une, ont guéri. Dans les 6 autres cas, 3 malades ont rendu des Asc. sans amélioration, et tous 6 sont morts.

5. Bouchut (*in* Grancher, Comby, Marfan, 1re éd.). — F. 3. En 1868, elle présenta pendant huit jours des vomissements, de l'anorexie, de la somnolence, des garde-robes rares, un pouls un peu inégal et irrégulier ; tout à coup elle vomit plusieurs lombrics et se rétablit promptement.

6. Vogel (1872). — Enfant réduit à la dernière extrémité et atteint, depuis quelques jours, des convulsions les plus graves, offrant tous les symptômes d'une méningite aiguë arrivée à la dernière période ; mort, A l'autopsie, cerveau et membranes parfaitement intacts ainsi que les autres viscères ; mais, dans le canal intestinal, plus de 100 Asc. réunis en pelotons qui remplissaient par endroits tout le calibre de l'intestin et avaient fortement rougi la muqueuse.

7. Fidelin (1873). — G. 12. Céphalalgie soudaine, intense, arrachant des cris. Puis délire, prostration extrême ; pupille très contractée ; vision semblant abolie ; pouls fréquent, dur, résistant. Révulsifs paraissent exacerber le mal. Calomel : 4 Asc. Vermifuges. Guérison après expulsion de 29 Asc.

8. Id. — G. 11. Convulsions, grincements de dents. Plus tard, apparence de méningite. Le lendemain, pas de connaissance ; face sans contractions et sans expression ; yeux fermés ; mouvements continus des membres supérieurs. Cris plaintifs. Pas de raideur des membres. Semen-contra. 2 Asc., nombreux Ox. Guérison complète le quatrième jour du traitement.

9. Durodié (1878). — G. 4. Habituellement bien portant. Céphalée et douleurs abdominales depuis une semaine. Anorexie. Vomissements bilieux et alimentaires. Légère constipation. Agitation nocturne. Quelques mouvements convulsifs. Abdomen ballonné. Huile de ricin. Une douzaine d'Asc. Vermifuges. Le lendemain soir, convulsions cloniques, suivies de raideur tétanique ; strabisme, mydriase, perte du réflexe lumineux ; anesthésie totale. Dix accès en une heure. Administration immédiate de calomel, santonine, extrait éthéré de fougère mâle par toutes les voies. Le matin suivant, amélioration ; persistance du strabisme, fièvre vive. Expulsion en présence du médecin de 25 Asc. et d'un fragment de Ténia. Donc accidents vermineux graves. « J'incline à penser qu'il y avait aussi un élément de pseudo-méningite, vu l'augmentation rapide du pouls, lequel, dès les premiers jours, avait atteint un chiffre élevé ». Néanmoins, aggravation. Coma. Purgatif ; un Asc. par la bouche. Reprise des convulsions. Crise tétanique : contracture permanente des membres, opisthotonos, trismus. Mort le huitième jour. L'auteur attribue la mort aux Asc.

10. Duval (1880). — G. 15. Céphalalgie intense qui l'oblige à quitter son travail. Les jours suivants, signes de méningite. Vomissements d'Asc. Amélioration et guérison.

11. Saint-Guglimelli (1887). — G. 9. Brusquement, frissons, vomissements, raideur de la nuque, strabisme, cri hydrencéphalique. Coma. 100 Asc. Guérison.

12. Troitzki (1888). — F. 4. Prise subitement de fièvre intense, pendant vingt-quatre heures. Puis convulsions localisées des extrémités, strabisme, opisthotonos, coma. Trois jours après, rend 3 Asc. vivants. Les symptômes cérébraux cessent presque aussitôt. La fièvre persiste deux jours. Pas d'œufs d'Asc. dans les selles. Antérieurement, santé excellente.

13. E. Peiper (1897). — F. 10. Après quelques jours d'inappétence, de constipation, de sommeil agité, est prise d'un ensemble de symptômes faisant penser au développement d'une méningite tuberculeuse. T. 40°; rétrécissement des pupilles, raideur de la nuque, cris inconscients, incontinence d'urine. Même état pendant deux jours. Le troisième jour, dans une selle consécutive à l'administration d'huile de ricin, quelques Asc. Nouvelle dose d'huile de ricin et de santonine. Le soir, 37°; disparition définitive des symptômes méningitiques.

14. Tripet (1898). — 4 ans. Accidents méningitiques graves (céphalalgie, vomissements, convulsions, rétraction du ventre avec fièvre modérée) faisant craindre méningite tuberculeuse. L'auteur, pensant aux Asc., donne des anthelminthiques. Expulsion de 29 Asc. Cessation des accidents après deux ou trois jours.

15. Depierris (1898). — F. 13. Morte avec tous les symptômes de la méningite tuberculeuse : à l'autopsie, un seul Asc. dans l'appendice, mais pas de lésions de méningite tuberculeuse.

16. Mériel (1900). — 10 ans. Ascendants tuberculeux. Écoulement jaunâtre par l'oreille droite, douleur du conduit auditif; un peu de courbature fébrile. Cinq jours après (10 janvier), agitation, anxiété, nuque raide, céphalée à droite, vomissements fréquents, fièvre modérée. L'auteur croît à une méningite otitique. L'état s'aggrave les jours suivants. Le 18, un Asc. dans les selles. Santonine-calomel. Le 19, mieux; un seul Asc.; pas d'œufs. Le 25, en convalescence. Guérison le 29. En voyant la maladie dépasser cinq ou six jours, Mériel avait pensé aux vers et fait surveiller les selles.

16 *bis*. Id. — F. 9. Malaises, vomissements, constipation, depuis deux ou trois jours (20 février). Le 22, somnolence, demande le silence et l'obscurité; T. 38°,2. Le 24, 39°. Cou raide, céphalée. Le 28, délire, strabisme convulsif, demi-sommeil en chien de fusil. Rougeurs subites de la face et raie méningitique. Mériel pense à méningite tuberculeuse, mais ordonne santonine et calomel. Le 2 mars, 4 Asc. Les symptômes disparaissent peu à peu. Guérison le 18 mars.

17. Pierantoni (1903). — G. 3. Phénomènes de méningite avec gastroentérite, après exposition au soleil. Diagnostic douteux. Traitement d'épreuve par la santonine. Expulsion d'Asc. Guérison.

18. Taillens (1906). — G. 21 mois. Depuis quelques jours, a fondu; troubles digestifs. Sommeil agité; grincements de dents. Un matin,

brusquement, convulsions. T. 38°. Vomissements alimentaires mêlés de bile et de glaires. Ne paraît pas avoir sa connaissance. On diagnostique embarras gastrique ou début de maladie fébrile. Les convulsions se renouvellent, deviennent subintrantes. Le lendemain, état semi-comateux, entre les convulsions. Le surlendemain, aspect méningitique complet : raideur totale, contractures généralisées, coma. Pupilles dilatées. Strabisme divergent ou convergent. Hyperesthésie généralisée, surtout à l'abdomen et à la face interne des cuisses. Raie méningitique. Kernig très net. T. 38°,4. Les convulsions ont cessé. Grincements de dents, soupirs, cri hydrencéphalique, alternatives de pâleur et de rougeur de la face. On porte en toute assurance le diagnostic de méningite tuberculeuse. Calomel, huile de ricin. Le quatrième jour, changement à vue après expulsion, la veille au soir, de 4 Asc. dans une selle diarrhéique. Nuit bonne. Plus trace de contractures, de raideur, de phénomènes oculaires. Les jours suivants, calomel, santonine. 39 Asc. Convalescence sans incident.

Un an plus tard, *tétanie* typique. Vermifuge, une dizaine d'Asc. Guérison.

19. ARMAND-DELILLE (1907). — G. 9. Depuis deux ans, convulsions plusieurs fois par mois; elles ont cessé il y a huit ou dix mois. Dix jours avant l'entrée à l'hôpital, maux de tête, vomissements, douleurs abdominales et diarrhée. Depuis, somnolent et abattu. Couché en chien de fusil, fuit la lumière, gémit quand on l'examine. Contracture généralisée. Kernig très marqué. Raideur de la nuque. Raie méningitique. *Ponction lombaire :* pas d'hypertension. L'enfant ayant au début expulsé 1 Asc. dans ses vomissements, on administre santonine-calomel. Le lendemain, 3 Asc. L'attitude et le Kernig persistent. Prostration moindre ; état général meilleur. *Ponction lombaire :* pas de culot. Nouveau traitement, suivi de succès. Le huitième jour après l'entrée, tous les signes de méningisme ont disparu. Il paraît y avoir ici relation de cause à effet entre Asc. et signes méningés, chez un enfant prédisposé par ses convulsions antérieures et par une grippe concomitante.

20. MANARA (1908). — Enfant. Méningisme conditionné par pneumonie lobaire et helminthiase associées.

21. DELÉON (1909). — F. 4 1/2. Méningisme et péritonisme simultanés avec début brusque ; état général grave pendant quelques jours ; récidive et parfaite guérison. Forte ascension thermique le premier et le dixième jour, rapidement suivie de l'expulsion de parasites, puis de la rétrocession des symptômes. La persistance de la raideur de la nuque indique quelle profonde imprégnation toxique ont subie les cellules nerveuses. Kernig constamment absent. En seize jours, 8 Asc. ont été éliminés, dont 1 par la bouche.

22. E. PÉRIER (1). — « Cet été (1910), pendant que la méningite cérébro-spinale battait son plein, un jeune sujet a succombé, rue de Longchamp, et à deux pas j'avais dans la même famille deux enfants présentant une

(1) *In litt.*, 21 nov. 1910.

forme atténuée de la maladie. Un de mes remplaçants a fait le diagnostic que j'ai confirmé. Plus tard, nouvelle atteinte, et l'expulsion de plusieurs Asc. dénoue la situation. »

23. H. ESCHBACH *(inédite)*. — Le *10 juillet 1908*, l'auteur est appelé en consultation par le Dr Boitel, médecin de l'armée, auprès du petit garçon d'un officier qui présentait les signes d'une méningite. C'est un enfant de 4 ans, atteint de maladie de Little et d'une intelligence très peu développée. Depuis une dizaine de jours, il vomit tout ce qu'il prend, y compris le lait ; est devenu squelettique ; a la peau flasque, ridée ; pousse des gémissements jour et nuit. Ventre contracturé, en bateau. Pas de fièvre. Pouls irrégulier, avec intermittences. Raideur de la nuque, Kernig assez peu marqué. Ptosis et strabisme unilatéral. Le diagnostic de méningite tuberculeuse paraît évident. L'enfant est défaillant ; il reçoit 50 centimètres cubes de sérum. *11 juillet :* même état ; 50 centimètres cubes de sérum. *12 juillet : ponction lombaire :* liquide eau de roche, absolument normal au point de vue microscopique. Dans la soirée, l'enfant expulse un Asc. *13 juillet :* amélioration notable. Le ptosis et le strabisme ont disparu. Santonine. *14 juillet :* deux autres Asc. ont été expulsés. L'enfant est tout à fait bien ; il ne vomit plus, ne se plaint plus, est assis sur son lit et cause. *16 juillet :* l'enfant revu est complètement guéri.

II. — Oxyures.

24. PEYREIGNE (1869). — 5 ans, lymphatique. 16 octobre 1866, tristesse, fièvre, puis délire. Le 17, facies vultueux ; regard fixe, pupille dilatée. Cris. Ni diarrhée ni vomissements. Sangsues sur les mastoïdes ; l'excitation cérébrale s'atténue. Le 18, amélioration. Le 19, huile de ricin : 4 selles contenant d'innombrables Ox. Le soir, la fièvre disparaît. Guérison.

25. VIGNARD (1869). — 6 à 7 ans. Diagnostic de méningite tuberculeuse évident. Un seul symptôme manque, la constipation, remplacée par de la diarrhée. Santonine-calomel sans résultat. Lavement de suie. Débâcle d'Ox. Disparition des accidents cérébraux en quelques heures ; guérison très rapide.

26. MOSLER et PEIPER (1894). — G. 9. Attaques de céphalée et vomissements, surtout vers le soir. Aggravation. Sécrétion lacrymale abondante. Délire nocturne. Cet état durant depuis trois jours, on pense à un début de méningite. Après évacuation d'un peloton d'Ox., les troubles diminuent ; cure sérieuse : disparition définitive.

III. — Ténias.

27. MACS (*in* Monti, 1883). — F. 7. Coqueluche, rougeole, scarlatine ; toujours faible, mais par ailleurs bien portante. Macs trouve l'enfant au

lit depuis deux jours ; visage alternativement pâle et rouge, photophobie, pouls accéléré ; pas de fièvre, peau sèche ; anorexie ; quelques vomissements bilieux, constipation. Douleur sus-orbitaire par accès, arrachant des cris à l'enfant ; obnubilation intellectuelle. Pendant ces accès, l'enfant plie et allonge continuellement le bras droit et porte la main à la partie droite du front. Ni contractures ni convulsions. Insomnie. Diagnostic : méningite. Traitement. Disparition des phénomènes en dix jours. Le treizième jour, expulsion d'un T. de 10 pieds. Guérison définitive.

Coexistence de méningite et d'helminthiase.

28. Bouchut (*in* Grancher, Comby, Marfan, 1re édit.). — F. 4, morte de méningite après avoir présenté des troubles nerveux que l'expulsion spontanée d'un Asc. par la bouche pouvait faire rapporter à l'helminthiase.

29. Triboulet, Ribadeau-Dumas et Ménard (1908). — F. 6. Envoyée à l'hôpital avec le diagnostic de méningisme dû à la lombricose. Il s'agissait en réalité d'une méningite à pneumocoques rapidement mortelle, coïncidant avec la lombricose.

Chorée. – Tremblements.

I. — Ascarides.

30. *** (1833) (*in* Davaine). — F. 12. Grimaces, rires involontaires ; expulsion de lombrics. Guérison.

31. Thomassen (Dav.). — F. 6. Chorée. Évacuation de lombrics. Guérison.

32. Wechers (Dav.). — 4 ans. Tremblements universels.

33. Fitz-Maurice. — 6 ans. « Mouvements choréiformes simulant une chorée vraie ; expulsion de paquets d'Asc. ; guérison rapide et cessation des mouvements choréiques. »

34. Bouchut (*in* Goin, 1862). — F. 6 1/2. Chorée, troubles de la parole depuis dix-huit jours ; œufs d'Asc. dans les selles. Santonine. Un seul Asc. Guérison.

35. Mondière (Dav.). — F. 14. Chorée intense dont l'agitation convulsive durait même la nuit. Nombreux traitements en vain. Écorce de racine de grenadier. 32 Asc. et 1 Ténia. Guérison.

36. Dubroca de Barsac (1834). — 8 ans. Symptômes de la chorée très prononcés et quelques-uns de ceux qu'on attribue à la présence des vers dans les intestins. Anthelminthiques et purgatifs. Guérison.

37. Fidelin (1873). — F. 12. Tout à coup, prise de mouvements irréguliers dans le bras gauche, et, peu après, chorée intense s'étendant à tout le corps ; expulsion de nombreux Asc. : guérison en quelques jours.

38. Id. — 13 ans. Quatre fois en quatre mois, mouvements choréiques pendant plusieurs jours ; traitement anthelminthique ; guérison.

39. von Windisch (1834). — Accidents nerveux dus aux Asc. chez un enfant de 15 ans. Chorée ?

40. Sziklassy (1869). — Convulsions choréiformes chez un enfant de 4 ans ; guérison après expulsion d'un gros peloton de vers.

41. Culmann (*in* Bouchut). — Convulsions choréiformes. Guérison après expulsion de 55 vers.

42. Cima (1896). — G. 7. Chorée rapidement améliorée après l'expulsion de vers (Asc. et Tr.). Probabilité grande, sinon certitude, que la chorée était causée par les vers.

II. — Oxyures.

43. Léveillé (Dav.). — Convulsions de la face chez un enfant. Ox. expulsés. Guérison.

44. Comini (1888). — G. 11. Chorée partielle paroxystique réflexe, guérie à la suite de l'expulsion d'environ 200 Ox.

III. — Trichocéphales.

45. Haussmann (*in* Raspail, 1906). — G. 12. Très anémique. Prurit des organes génitaux, onanisme. Constipation, mauvais appétit. Depuis quatre mois, manifestations choréiques. Œufs de Tr. dans les selles. Cure de thymol, répétée quinze jours après ; disparition de tous les troubles, y compris la tendance à la masturbation.

Cima. — Voy. *Ascarides*, 42.

IV. — Ténias.

Mondière. — Voy. *Ascarides*, 35.

46. Siblot (Dav.). — F. 9. Agitation convulsive des bras et des jambes qui, depuis huit jours, ne cessait pas, même la nuit ; difficulté à prononcer les mots, contorsions du visage, gêne de la respiration. Guérison par la sortie d'un T.

47. Censier (1877). — F. 13. Phénomènes choréiques marqués et rebelles au bromure. Cucurbitins. Ténifuge suivi de succès. Amélioration. Guérison deux mois après.

Convulsions générales (éclampsie infantile). Épilepsie.

I. — Ascarides.

48. Wahlbom (*in* Rosen von Rosenstein, 1778). — Convulsions violentes

sans perte de connaissance ; vermifuges ; expulsion d'Asc. et d'Ox. Guérison. Deux cas.

49. MANGON (Dav.). — Enf. 3. Convulsions générales, tétaniques, avec perte de connaissance. 34 Asc. Guérison.

50. GAULTIER DE CLAUBRY, père (Dav.). — 3 ans. Convulsions répétées ; huile de ricin, expulsion de nombreux Asc. Guérison.

51. MÉNARD (Dav.). — G. 9. Syncope, vomissements, convulsions, puis paralysie du côté droit ; anthelminthiques. En cinq jours, 87 Asc. dont 2 par vomissement. Guérison complète le douzième jour.

52. MEUNIER (1867). — F. 11. Vertiges, étourdissements périodiques depuis deux ans. Tous les cinq ou six jours, un vertige. Chute sans un cri. L'enfant se relevait quelques minutes après, sans se rappeler quoi que ce fût. Santonine. Asc. Guérison.

53. ID. — F. 15. Accidents hystéro-épileptiformes. Guérison après expulsion d'Asc.

54. DELAROQUE (1836). — G. 7, fils d'épileptique. Porteur d'Asc ; après chaque expulsion, accidents plus rares. Vermifuge. 34 Asc. Guérison.

55. *** (an XII). — G. 12. Ptyalisme, contraction des muscles de la face et des yeux, agitation continuelle. Attaque d'épilepsie nettement caractérisée. Vermifuge. Cessation des accès pendant sept mois. Retour des accès. Vermifuges. Nombreux Asc. Tout cesse définitivement.

56. *** (1831). — 7 ans. Depuis longtemps, attaques d'épilepsie bien caractérisées. Asc. Expulsion. Guérison.

57. *** (*in* Fidelin). — F. 10. Accès d'épilepsie depuis un certain temps. Asc. Guérison.

58. PASQUIOU. — G. 9. Perte de connaissance, convulsions et vomissements. Retour de la connaissance. Hémiplégie droite. Anthelminthiques. 77 Asc. en dix jours. Guérison (1).

59. POUILLET (1872). — G. 2 1/2. Convulsions intenses, etc., vermifuges ; 3 Asc. par la bouche, 1 par le nez, 4 par l'anus. Guérison.

60. Dr SUCK (d'après Bremser). — F. 12. Violente céphalalgie, puis délire furieux avec convulsions étendues et énergiques. Plus tard, calme, contracture des muscles des yeux. Plusieurs vermifuges. Quantité prodigieuse d'Ox. et d'Asc. Guérison.

61. FIDELIN (1873). — G. 8. Bras et jambes agités d'un mouvement continuel. Yeux convulsés ; dysphagie. Accès de vingt minutes séparés par un repos d'une demi-heure. Tous les mois, expulsion spontanée de vers. Traitement. Guérison.

62. ID. — G. 12. Cas analogue. Les accidents n'ont cédé qu'à un traitement anthelminthique très énergique.

63. KITTEL (1887). — Trois cas d'épilepsie chez des enfants, guéris après expulsion d'Asc.

64. RAMISCH. — 3 ans. Convulsions. Mort. 1 Asc. dans l'intestin.

(1) Ce cas ressemble de bien près à celui de Ménard précédemment cité.

65. Ducamps (1872). — F. 8, anémique, triste. Accès d'épilepsie depuis plus d'un an. Accès le 1er février. Le 2, pesanteur de tête, barre épigastrique, pupilles dilatées, léger souffle anémique. Huile de ricin. Vomissements avec 2 Asc. Traitement anthelminthique. Du 6 au 10, Asc. expulsés. Depuis le 6, plus d'accès. Paraît guérie.

(Ducamps admet que les vers agissent comme cause prédisposante en produisant un état d'anémie, et comme cause déterminante en irritant les filets terminaux du sympathique.)

66. Sargenti (1873). — F. 8. Tétanos traumatique guéri par le chloral. En même temps ou un peu avant, présente des convulsions épileptiformes; soupçonnant l'helminthiase, on donne de la santonine. 2 Asc. expulsés par la bouche, 8 par l'anus. Prompte guérison.

67. Delasiauve (1876). — Deux fillettes. Attaques d'épilepsie; diarrhée. Vers signalés. Traitement : l'une rejette 28 vers, les accès diminuent; l'autre une soixantaine, les accès disparaissent. Mais récidive trois mois plus tard.

68. Biedert (1890). — Disparition des accès convulsifs chez un enfant après expulsion d'Asc.

69. Heim (1900). — 10 mois. Enfant de la campagne, au lait stérilisé depuis quatre mois. Troubles intestinaux graves, selles fétides; atrophie considérable. Phénomènes nerveux : insomnie, dilatation pupillaire, secousses convulsives des yeux, de la musculature de la face, des bras et des jambes. Calomel. 8 Asc., puis 34 autres en dix jours; les convulsions de plus en plus faibles et espacées cessent le dixième jour.

70. Id. — 11 mois. Enfant de la ville. Cas analogue. Troubles digestifs. Accès éclamptiques. Calomel. Une selle. Nouvel accès. Autre selle avec 1 Asc. Anthelminthiques : 5 Asc. Guérison.

71. Festa (1902). — G. 7. Convulsions liées à l'helminthiase. L'auteur pense que l'auto-intoxication fut la cause déterminante des symptômes convulsifs et une intoxication colibacillaire, celle de la fièvre. Les troubles du système nerveux ont été régis dans leur forme par la toxine convulsivante sécrétée par les Asc.

72. Naab (1902). — Symptômes cérébraux graves avec assoupissement et convulsions. Disparition après expulsion d'Asc. L'auteur considère l'hypersalivation nocturne comme pathognomonique de la présence des Asc.

73. Malagodi (1904). — G. 10. Lourde hérédité alcoolique et névropathique. A onze mois, attaque soudaine. Plus tard, nouvelles attaques suivies de l'émission d'Asc. et d'Ox. Crises convulsives de plus en plus graves, annoncées par un cri; perte de connaissance, pâleur de la face, rigidité de tout le corps. Langue souvent mordue. Sueurs, stertor. Incontinence d'urine et des matières. Amnésie. Traitement anthelminthique répété finit par mettre un terme aux accidents, qui reparurent de loin en loin pendant plusieurs années.

74. Radaeli (1905). — 9 ans. Parents nerveux. A deux ans, convulsions

qui cessèrent après expulsion de nombreux Asc. Récemment, grandes convulsions unilatérales droites, avec cyanose, écume à la bouche, pupilles dilatées, stertor. Chloroforme. Plusieurs Asc. par la bouche. Anthelminthiques employés avec succès. Après disparition des Asc., bromure. Guérison en quelques jours.

75. Sterne (1909). — G. 14. Crises épileptiques depuis juillet 1907; cessation par l'expulsion d'Asc. en décembre 1908. L'auteur croit à une action toxique plutôt que réflexe, opinion partagée par Bernheim.

76. *Personnelle.* — G. 9 1/2. Parents alcooliques. Convulsions à 9 mois. Accès épileptiformes depuis deux mois. Porteur d'Asc. Je suis appelé auprès de lui, d'urgence, le 17 septembre 1910, parce qu'il a de la fièvre, du délire, de la rachialgie et des troubles digestifs. Calomel. Santonine. Expulsion de plusieurs Asc. L'état digestif s'améliore. Les crises s'espacent, mais ne disparaissent pas. Revu en novembre, l'enfant a une santé générale satisfaisante, mais il a encore de temps à autre une crise épileptique.

II. — *Oxyures.*

77. Stahl (Dav.). — Épilepsie chez un enfant de six ans.

78. Bremser (*in* Fayon). — F. 12, de la campagne. Maux de tête très violents; puis délire furieux, avec convulsions. Déviation des globes oculaires en haut. Vermifuges et purgatifs. Ox. Guérison.

79. Belles (1865). — Convulsões epilepticas symptomaticas da existencia de ascaride vermicular em uma creança de vinte e seis mezes de idade.

80. Henoch (1868). — Agitation au début de la nuit, allant même jusqu'à des attaques convulsives. Ox.

81. Deininger (1888). — G. 4. Pendant plusieurs semaines, convulsions épileptiques tous les soirs; nombreux Ox. Guérison par traitement anthelminthique.

82. Hartmann (1889). — G. 13. Expulsion fréquente de nombreux Ox. par le nez; phénomènes inflammatoires violents, convulsions épileptiformes, troubles psychiques.

83. Fraysse (1895). — F. 4. Maussade. Toux fréquente. Mouvements convulsifs des membres et de la face. Cauchemars, réveils fréquents; yeux cernés, traits fatigués, anorexie. Asc et Ox. Guérison.

84. Ungar (*in* Schmitz, 1895). — F. 11, toujours bien portante. Depuis quinze jours, presque chaque nuit, une ou deux heures après le coucher, accès soudains annoncés par un cri; convulsions des extrémités, grimacements, parfois grincement de dents, respiration irrégulière; aucun souvenir. Bromure de potassium sans succès. L'enfant avait des Ox. depuis quelques mois; anthelminthiques. Expulsion des vers; guérison.

III. — Trichocéphales.

85. Moosbrugger (*in* Stcherbak, 1910). — Cite un enfant qui avait des *convulsions cloniques des extrémités* et qui s'est rétabli complètement après l'expulsion de Tr.

IV. — Ténias.

Wepfer. — Voy. *Troubles intellectuels.*

86. Id. (Dav.). — F. 3, épileptique pendant plusieurs mois. Guérie après avoir rendu trois aunes de T.

87. Bremser (Dav.). — G. 9. Épilepsie depuis deux ans ; expulsion d'un T. Guérison, maintenue cinq ans après.

88. Portal (*in* Martha). — Enfant devenu épileptique par suite du travail de la dentition, avait, quoique sous l'influence vermineuse, pris infructueusement plusieurs doses d'huile de ricin dans une décoction d'absinthe. Purgé de nouveau pour une fièvre putride, il fut débarrassé de ses crises par la sortie d'un T. long de 6 aunes.

89. Bouchut (1878). — F. 14. Attaques épileptiformes. Œufs de *T. saginata* dans les excréments.

V. — *Hymenolepis nana.*

Voy. Observations spéciales, p. 201.

Hystérie.
Hystéro-épilepsie. — Hystéro-neurasthénie.

90. Louis Monod (1870). — F. 11. A partir de l'âge de 6 ans, nombreuses attaques passagères sans convulsions. 28 octobre 1867, a eu depuis la veille une quinzaine d'attaques convulsives avec perte de connaissance, sans écume ni morsure de la langue, durant une ou deux minutes. Cela continue jusqu'au 5 novembre. Expulsion spontanée, puis provoquée, d'Asc., jusqu'au 16. Le 17, attaques cessent. Amélioration progressive.

91. Stcherbak (1910). — *Accès convulsifs épileptiformes. Hystéro-épilepsie. Guérison.* — G. 7, de famille névropathique. A 6 ans, accès de convulsions avec perte de connaissance, parfois accompagnés d'incontinence d'urine, parfois suivis d'hémiparésie variable. Accès sans horaire, de fréquence et de durée très irrégulières. D'autres fois, accès de cris. Depuis quelque temps, modification du caractère : caprices, méchanceté, irascibilité. Divers traitements, sans succès. Pensant aux vers, on administre santonine ; expulsion de vers ronds (Ascarides ?) ; les accès ne sont pas modifiés. Rien à l'examen objectif. Dans les selles, œufs de Tr. (sans indication quantitative). Traitement au thymol pendant trois mois, avec interrup-

tions. Quinze jours après la disparition des œufs, les accès ont cessé définitivement. Trois ans après, les œufs reparaissent; pas d'accès. Aucun accès n'est survenu au bout de six ans.

92. STCHERBAK (1910). — *Petit mal et accès convulsifs épileptiformes. Hystéro-épilepsie. Guérison* (?). — G. 14, fils de mère nerveuse. Il y a dix mois, absences avec pâleur, convulsions des yeux, plusieurs fois par jour pendant deux ou trois semaines. Depuis un an, évanouissements souvent accompagnés d'émission involontaire d'urines, et survenant deux ou trois fois par mois. Accès subits, sans prodromes, se manifestant tantôt par convulsions désordonnées, tantôt par mouvements rythmiques des extrémités, durant quelques minutes, et suivis de lassitude, puis de sommeil. Nausées indépendantes de l'alimentation. Constipation. Rien d'objectif. Nombreux œufs de Tr. dans les selles (10 à 15 par préparation). Le traitement bromuré diminue quelque peu les accès. Ceux-ci cessent après deux mois de médication thymolée énergique, ainsi que les nausées. Pas de récidive un an après.

93. STCHERBAK (1910). — *Anémie, symptômes hystéro-neurasthéniques. Guérison.* — F. 14, de famille névropathique. Il y a 18 mois, a commencé à présenter de l'anémie, de la faiblesse générale, avec maux de tête, insomnie, battements de cœur, irritabilité, douleurs éparses, tendance à pleurer, globe hystérique. Traitement ferrugineux et arsenical sans effet. Œufs de Tr. (3 ou 4 par préparation): quatre mois de traitement avec interruptions. A la fin, la malade se sentait tout à fait bien.

94. DUFAU (Dav.). — F. 9. Hystérie grave, ayant persisté plus d'un an. Guérison par l'évacuation d'un nombre immense d'Asc. et d'Ox.

95. FIDELIN (1873). — F. 9. Hystérie grave datant de plus d'un an, guérie par évacuation d'un grand nombre d'Ox. et d'Asc.

96. J. LÉPINE, LAMBERT et SALIN (*in* Hutinel, t. V, p. 188). — G. 4. Convulsions à plusieurs reprises. Asc. et éosinophilie. Diagnostic : convulsions d'origine vermineuse. A l'autopsie, méningo-encéphalite tuberculeuse avec hydrocéphalie (devrait figurer à la rubrique *Convulsions*).

CONVULSIONS TÉTANIQUES.

97. LARDIER (1875). — F. 20 mois, convalescente de rougeole. Strabisme convergent unilatéral, convulsions des extrémités, tétanos cervical et emprosthotonos marqué. Expulsion spontanée d'un Asc. Vermifuges. Cinq autres Asc. Guérison.

MANGON. — Voy. *Convulsions*, 49.

98. PEYRANI (1855). — G. en très bas âge. Convulsions à forme tétanique. Parmi les symptômes les plus importants, trismus. Par exclusion, diagnostic d'helminthiase. Les phénomènes deviennent graves pendant deux ou trois jours. Calomel répété : 12 Asc. Les phénomènes tétaniques diminuent et l'enfant guérit.

99. Johnson (1858). — Forty lumbrici in a boy, who died of traumatic tetanus.

100. Hauner (1863). — Tétanos mortel chez une fille de 3 ans et demi. 140 Asc. pelotonnés dans l'intestin.

101. Adams (1867). — Tetanus in an infant nine months old, during dentition, and accompanied by the passage of the round worm (*Ascaris lumbricoides*), etc.

102. Fidelin (1873). — Relate un cas de tétanos traumatique dû à une perforation de l'intestin par des Asc.

Hydrophobie.

103. Serres (Dav.). — 8 ans. Mordu par un chien jugé enragé ; six mois après, agitation, horreur des liquides : mort. Prodigieuse quantité d'Asc. dans l'intestin grêle.

104. Fournier. — G. 9. A la suite d'une grande frayeur, convulsions, fièvre, hydrophobie très caractérisée, quoiqu'il n'eût pas été mordu. Mort. Sortie d'Asc. par les narines ; tout le tube digestif est plein d'Asc.

Terreurs nocturnes.

105. Debacker (*in* Moizard, 1884). — Cite une observation dans laquelle les terreurs nocturnes cessèrent après l'expulsion d'un T.

Still (1899). — Voy. *Appendicite à Oxyures*, 401.

106. Baginsky (1892). — F. 10 ; excitation, insomnie, terreurs nocturnes, tous phénomènes dus probablement à l'action des Ox.

107. *Personnelle.* — R., Victor, 8 ans. Amené pour terreurs nocturnes le 15 juillet 1910. Mère bien portante. Père ayant eu de l'incontinence d'urine jusqu'à vingt ans, récemment interné à Villejuif pendant trois mois. L'enfant a eu lui-même de l'incontinence d'urine. Nerveux, irritable, un peu arriéré. A été opéré de végétations adénoïdes. Toujours constipé : un peu de colite. Est porteur d'Asc. ; il en a expulsé pour la première fois il y a trois mois.

108. *Personnelle.* — M., Charles, 3 ans. Amené pour fièvre et douleurs périombilicales soudaines. A eu de l'entérite en bas âge. Toujours constipé. Un peu nerveux. Terreurs nocturnes. Végétations adénoïdes probables. A expulsé une fois 3 ou 4 Asc., il y a un an, à son retour de nourrice.

Tétanie.

Rengel. — ?

Tonnelé. — ?

109. Prandi (1904). — 8 ans. Contracture à peu près généralisée avec trismus et laryngospasme ; attitude caractéristique des mains. Purgatifs

et vermifuges. Expulsion d'une quantité de vers. Bromure. Chloral. Bains chauds. Guérison en douze jours.

TAILLENS — Voy. *Méningisme*, 18.

FILATOFF. — Voy. *Hymenolepis nana*, 643.

CATALEPSIE.

110. BOURGEOIS (Dav.). — Enf. cataleptique. 12 lombrics. Guérison.

111. PINEL. — F. 9 ans.

112. BENEDETTI. — F. 7 à 8 ans. Catalepsie, sept jours; lavement purgatif ; 42 vers. Guérison.

113. CROMMELINCK (1843). — 10 ans. Attaques cataleptiformes ; plus de 100 lombrics. Guérison.

114. DAVID (de Tonnerre) (1843). — 10 ans.

115. MUSSO (1880). — F. 6. Symptômes cataleptiques. Expulsion d'un T. par le pétrole du commerce. Guérison complète.

TROUBLES INTELLECTUELS.

I. — Ascarides.

116. VALLEIX (Dav.). — Hébétude très prononcée ; 2 lombrics vomis. Guérison.

117. *** (Dav.). — 11 ans ; stupidité dès le bas âge, convulsions fréquentes ; expulsion d'un grand nombre de vers par suite d'un empoisonnement ; guérison des convulsions et retour de l'intelligence.

118. LOUYER-VILLERMAY (Dav.). — Manie intermittente chez un enfant, disparue après l'expulsion d'un paquet de lombrics.

119. Dr MICHEL (Dav.). — F. 10. Depuis cinq ans, épilepsie grave ; idiotie ; expulsion pendant plusieurs jours de nombreux Asc. ; retour à la santé et à la raison.

120. GIRAUDY (1806). — F. 12. Délire, folie ; cécité, surdité, mutisme successifs ; évacuation d'Ox. et d'Asc. Guérison.

121. ZIMMERMANN (Dav.). — Cite l'observation de PECHLIN, d'un enfant affecté de vers et d'une faim insatiable. « Il eut pendant toute sa maladie une mémoire extraordinaire et un génie plus que médiocre ; mais il perdit l'un et l'autre dès qu'il fut rétabli. »

122. FIDELIN (1873). — G. 10. Signes d'aliénation mentale. Visage hébété, regard inquiet. Rires et pleurs sans motifs ; ni mémoire, ni association des idées. Vu l'aspect picoté de la langue, la grande dilatation des pupilles, les antécédents, vermifuges. Nombreux Asc. Guérison.

123. TOURTUAL (1837). — G. 15. Folie, cécité, par vers. Guérison.

124. SCHULE (1876). — Manie, hallucinations, troubles vermineux chez un enfant. Expulsion d'Asc. par la santonine. Guérison.

125. GUERMONPREZ (1880). — F. 11. Pas d'antécédents nerveux, sauf incontinence d'urine chez elle et chez quatre de ses frères et sœurs. Affaiblissement de l'intelligence, caprices, méchanceté; changement de caractère ; agitation ; mouvements incoordonnés; surdité ; troubles de la parole, qui devient parfois impossible, et de la vue ; amaigrissement. Le tout, sujet à des paroxysmes. On pense à la possibilité des troubles vermineux ; anthelminthiques et purgatifs. En douze jours, 80 Asc. environ sont évacués par l'anus. Parole redevient normale le troisième jour, l'ouïe vers le sixième; l'agitation diminue pour cesser au bout d'une quinzaine de jours. Guérison complète après cinq ou six semaines seulement, maintenue encore deux ans plus tard.

126. EMMINGHAUS (1887). — F. 5. Guérison de confusion délirante après expulsion d'Asc.

127. ID. — F. 8. Guérison de stupeur mélancolique après expulsion de nombreux Asc.

II. — *Ténias.*

128. WEPFER (Dav.). — F. 7, cataleptique, puis épileptique et imbécile pendant plusieurs années. Guérie par l'expulsion d'un T.

129. ROGER. — F. 18 mois. Syncope. Irritabilité nerveuse exagérée, agitation nocturne, sans convulsions. 7 T.

III. — *Ankylostomes.*

130. CODECEIRA (1906). — G. 13. Misère physiologique. Délire maniaque. Œufs d'Ankylostomes. Thymol. Guérison des troubles mentaux.

TROUBLES DE LA PAROLE ET DE L'AUDITION.

131. HANNÆUS (Dav.). — F. 4, perte de la parole et de la vue. Vermifuges. Guérison.

132. Fréd. HOFFMANN (Dav.). — 11 ans. Aphonie soudaine. Après plusieurs semaines, expulsion d'Asc. ; anthelminthiques. Guérison.

133. MONDIÈRE (Dav.). — Jeune fille. Aphonie de quinze jours; traitements divers sans succès; vermifuges, 60 Asc. Guérison immédiate.

134. *** (1835). — 3 ans. Bégaiement. Nombreux Asc. Guérison.

135. SZIKLASSY (1869). — G. 6. Mutité guérie après expulsion de 31 Asc.

136. SCHLEIFER (Dav.). — 9 ans. Surdi-mutité; 87 Asc. et un grand nombre d'Ox. Guérison.

137. ITARD (Dav.). — 6 ans. Surdité pendant trois jours, disparaît et revient. 11 Asc. ; guérison soutenue.

138. ID. — 11 ans. Surdité incomplète; traitement sans succès ; purgatifs. 12 Asc. Guérison.

139. HUBERT-VALLEROUX. — 6 ans. Surdité d'abord intermittente, puis continue, qui ne céda qu'aux vermifuges.

140. LABORDE (Dav.). — Surdité et autres symptômes chez une fille qui rendait depuis longtemps des cucurbitins. Guérison par expulsion d'un T.

141. WILLIAM (*in* Monti). — F. 8. Cécité et surdité temporaires, se renouvelant tous les deux jours pendant quelques heures. Cure de T. Guérison.

ORSI (3e et 5e observations). — Voy. *Hymenolepis nana*, 578 et 580.

HANNES. — Voy. *Paralysie*, 142.

BOUCHUT. — Voy. *Chorée*, 34.

GIRAUDY. — Voy. *Troubles intellectuels*, 120.

GUERMONPREZ. — *Id.*, 125.

GIBSON (Daniel). — Voy. *Troubles moteurs*, 150.

TROUBLES MOTEURS.

1. — *Ascarides.*

142. HANNES (Dav.). — F. 11, impossibilité de parler et de marcher; expulsion de vers intestinaux ; guérison.

MANGON (Dav.) (1).

143. MOENNICH (Dav.). — 3 ans. Paralysie des extrémités inférieures et strabisme; 18 Asc. Guérison.

144. CALVERT HOLLAND (1845). — F. 9. Paralysie et anesthésie des membres ; ne fut guérie qu'après l'expulsion d'Asc.

145. SOTTANI (1851). — G. 3, sujet aux Asc., tombe sur les fesses. Apoplexie avec paralysie des membres inférieurs et perte de la parole. Le traitement aboutit à l'expulsion de quelques Asc. et à la guérison.

146. FULLER (1866). — 3 ans. Guérison d'une *paralysie croisée* par expulsion de 53 Asc.

147. GIRARD (1884). — F. 4, nerveuse, délicate. Mère hystérique. Père syphilitique. Éclampsie lors des poussées de dentition; la dernière il y a quatre mois, après une indigestion. Quelques maux de ventre pendant les dernières semaines. A été prise subitement de convulsions cloniques, limitées à la face, aux extrémités supérieures et inférieures droites. Perte de connaissance. A la suite, *paralysie de tout le côté droit.* Calomel à cause de la syphilis du père. Nuit agitée. Expulsion d'une trentaine d'Asc. Guérison.

148. SIGAUD (1904). — 6 ans. Yeux fixes. Chute. Tête tournée à gauche. Pupilles dilatées. Mâchonne, ne parle pas, *membres droits paralysés.* T. 38°,2. Calomel, lavement purgatif. Le lendemain, face vultueuse. T. 40°,1. Calomel, santonine. 20 Asc. expulsés. Aussitôt après l'enfant parle, demande à manger ; la paralysie diminue. Le cinquième jour, tout est fini.

(1) Cas en tous points semblable à celui de Ménard (Voy. *Convulsions*, 51).

149. Regnard (*inédite*). — G. 2 ans environ, robuste. Un matin, on s'aperçoit que sa jambe gauche traîne et qu'il ne peut se tenir debout. Pas de modifications du caractère. Pas de fièvre. Guérison spontanée le lendemain. Quelques jours après, on trouve dans les selles un Asc. mort qui est incriminé comme agent de cette parésie fugace.

II. — Trichocéphales.

150. Daniel Gibson (1862). — F. 6, cachectique, très pâle. Depuis huit jours, paralysie des membres ; difficulté de la parole ; morsure de la langue en parlant. Traitement : calomel, rhubarbe, sesquichlorure de fer. Le lendemain, selle abondante avec nombreux Tr. Le traitement est renouvelé à plusieurs reprises ; chaque fois, expulsion de nombreux Tr. Une quarantaine de jours après, guérison.

III. — Ténias.

151. Langer (*in* Monti). — F. 12. Hémiplégie soudaine. Clignements, soubresauts, mouvements convulsifs des yeux. Anesthésie du côté gauche ; parésie des extrémités supérieures et inférieures de ce côté. Tête déviée à gauche ; pupille gauche légèrement rétrécie. Douleurs par accès dans le bras gauche. Après expulsion d'un T., disparition de tous ces phénomènes en deux jours.

Orsi (3e observation). — Voy. *Hymenolepis nana*, 578.

Troubles sensitifs.

152. Daquin (Dav.). — 12 ans. Fièvre, douleurs vives dans toutes les articulations, dans les os des hanches, les vertèbres du cou et du dos ; impossibilité de supporter le poids des couvertures ou de faire aucun mouvement. Expulsion de 40 Asc., suivie d'une nouvelle évacuation qui remplit tout un vase de nuit ; disparition rapide de tous les symptômes.

153. Mareschal de Rougère (Dav.). — 6 ans. Douleurs violentes au moindre mouvement, immobilité forcée ; expulsion d'un grand nombre de vers. Guérison.

154. De Sauvages (Dav.). — Engourdissement douloureux de tous les membres, assoupissement profond ; 42 lombrics. Guérison.

155. Mondière (Dav.). — F. 12. Douleurs générales, exaltation de la sensibilité ; expulsion de 12 lombrics ; guérison.

Schloss (1910). — Voy. *Hymenolepis nana*, 667.

Troubles réflexes de l'appareil respiratoire.

156. Papi (1900). — F. 18 mois. Prise brusquement de *respiration de Cheyne-Stokes*, avec de plus ou moins longues périodes d'apnée. Comme

elle avait vomi la veille un Asc., l'auteur prescrivit un purgatif. D'autres Asc. furent évacués. La respiration s'améliora aussitôt. Deux doses de santonine : 27 Asc. Guérison.

157. PIERANTONI (1903). — G. 3 ans. *Spasme de la glotte* avec embarras gastrique aigu. Diagnostic hésitant entre corps étranger, laryngite et spasme réflexe ou toxique. La mydriase fit pencher vers l'helminthiase. Traitement anthelminthique. Guérison.

158. DUCHAMP (1909). — G. 5. Céphalée, douleurs abdominales, délire, fièvre élevée. *Toux* sèche, quinteuse avec raclement, « comme si l'enfant voulait expulser quelque chose ». Pas de signes stéthoscopiques. Dilatation pupillaire. Démangeaisons nasales. Anthelminthiques. 3 Asc. Guérison.

159. BREMSER (Dav.). — F. 11. *Toux* sèche et presque continuelle. Ténia. Anthelminthiques. Toux se calme pendant deux mois et reparaît. Nouvelle évacuation d'un morceau de T.; les accidents disparaissent. Plusieurs récidives jusqu'à l'expulsion définitive du T.

160. *Personnelle.* — P. Célina, 2 ans. Arrive de Bretagne pour être traitée de luxation congénitale de la hanche dans le service de M. le Dr Broca, le 2 avril 1910. Mais l'enfant a de fortes quintes de *toux*, sans reprise; rien à l'auscultation; peu d'appétit, selles régulières; comme on craint la coqueluche, on la rend à sa famille le 9. La mère administre un purgatif à l'enfant qui expulse des Asc.; dès lors, la toux cesse. Les selles examinées le 25 contiennent encore de nombreux œufs d'Asc. et quelques-uns de Tr.

161. *Personnelle.* — F. 6. Il y a un mois, la mère ayant constaté des Ox. donna de la santonine et un purgatif; elle fut frappée de la disparition d'une petite *toux* sèche, nocturne, prenant à la gorge, que l'enfant présentait depuis plusieurs jours.

TROUBLES RÉFLEXES DE L'APPAREIL URINAIRE.

162. SUENDER (Dav.). — *Incontinence d'urine* chez un enfant, traitée avec succès par les vermifuges. Ox.

163. MONDIÈRE (Dav.). — *Incontinence d'urine* par Ox. chez un enfant.

164. LANGER (1891). — *Enuresis diurne* par Ox.

165. BOGERT (1900). — F. 5. *Anurie* datant de dix-neuf heures. Vessie vide. L'urine finit par venir, d'abord 300 grammes par jour; quinze jours après, 400 grammes. Un lombric est expulsé; à partir de ce jour, 500 grammes Rien dans les urines. Œufs d'Asc. et de Tr. dans les selles. Anthelminthiques sans succès.

KENNEDY. — *Dysurie.* — Voy. *Ténias chez les enfants en bas âge*, 503.

TROUBLES CÉRÉBRAUX ORGANIQUES.

166. BUBENHOFER (1889). — G. 11. *Œdème cérébral* causé par la présence d'Asc. dans l'intestin (?). Agitation, fièvre, perte de connaissance. A l'au-

topsie, rien à la coupe du cerveau. Asc. dans l'œsophage, l'estomac et plein l'intestin grêle.

167. Eichberg (1885). — Deux enfants de la même famille ont des symptômes de maladie infectieuse grave, accompagnée de catarrhe gastro-intestinal très intense. L'aîné, 7 ans, meurt. Autopsie : *hydrocéphalie des ventricules latéraux* ; dans l'iléon, agglomération d'une centaine d'Asc. ayant amené une distension énorme de l'intestin. Le second fut sauvé par les anthelminthiques. L'auteur admet l'origine réflexe de l'hydrocéphalie.

2° Troubles oculaires.

Troubles de la musculature extrinsèque.

Strabisme.

168. Mondière. — 2 à 3 ans. Paralysie des membres inférieurs dont on cherche en vain la cause; strabisme unilatéral très marqué. Extrémités inférieures vacillantes et amaigries. Bas-ventre tuméfié et yeux cernés font soupçonner l'helminthiase. Calomel. 18 lombrics. Guérison.

169. Hogg (1888). — Trois ans à peine. Aucun symptôme de vers intestinaux. Alimentation consistant surtout en lait. Enfant maigre, faible. Mouvements lents. Depuis un an, perte de la vue. En face d'une vive lumière, les yeux se dirigeaient brusquement en haut, l'iris restant caché sous la paupière supérieure; cela, joint à un *strabisme permanent*, rendait l'examen ophtalmique impossible. L'auteur, convaincu que le *strabisme était symptomatique d'une maladie parasitaire*, prescrivit scammonée et jalap. L'expulsion d'un grand nombre d'Asc. confirma le diagnostic. La fougère mâle délogea une portion de Ténia longue de 46 centimètres. D'autres parties furent expulsées au bout de quelques jours. Enfin la santonine fit rendre à l'enfant quelques Asc. Dans la quinzaine suivante, une vingtaine de vers de 10 à 20 centimètres de longueur furent expulsés. Au bout de deux mois, guérison complète.

170. Batard (1901). — F. 12. Troubles oculaires remontant à quelques semaines. Tête tournée du côté gauche; fentes palpébrales plus ouvertes que normalement ; cette attitude persiste pendant l'examen quand on ne maintient pas la tête. Les deux yeux sont parfaitement mobiles en haut, en bas et à droite, mais ne peuvent se tourner vers la gauche. La pupille est normalement dilatée et répond à tous les excitants physiologiques. Aucun phénomène morbide *en dehors de la paralysie conjuguée*. Le Dr Thilliez émet l'hypothèse d'helminthiase, l'enfant ayant expulsé autrefois des Asc. Santonine et calomel répétés. 27 Asc. expulsés. Guérison le troisième jour.

Orsi. — Voy. *Hymenolepis nana*, 578.

171. *Personnelle.* — M. Joseph, 3 ans 1/2. Anneaux de T. depuis un mois. Depuis quelque temps, il est plus nerveux, a moins d'ap-

pétit, a de la diarrhée, maigrit. De plus, il louche, depuis cinq mois environ. Notre excellent confrère, le Dr Hillion, nous a remis la note suivante : *Strabisme convergent* (O. G. habituellement fixateur) en relation avec une hypermétropie assez considérable qu'il sera nécessaire de traiter. Nous avons malheureusement perdu de vue ce malade.

Nystagmus.

172. RAMPOLDI (1885). — G. 6. Nystagmus oscillatoire et amblyopie. 26 Asc. Guérison complète.

Blépharospasme.

173. ANDOGSKY (1894). — F. 15. *Blépharospasme nerveux de l'œil gauche* durant neuf mois. *Pas d'altération oculaire.* Le blépharospasme ne disparaît que pendant la période où la jeune fille est soumise à l'électrisation; bientôt il reparaît. Par hasard, on reconnaît que *la malade est atteinte de T. Après l'administration d'un anthelminthique, suivie de l'expulsion d'un T., le blépharospasme disparaît subitement et définitivement.*

174. ID. — F. 11. *Blépharospasme nerveux* développé en trois semaines sans cause apparente. Beaucoup d'œufs d'Asc. et d'Ox. dans les selles. Santonine. Guérison.

175. RAMPOLDI (1885). — F. Blépharospasme tonique; anthelminthiques : Asc. et Ox. Rétablissement rapide. Rechute un an plus tard, guérie après nouvelle expulsion d'Asc.

ID. — Voy. *Asthénopie*, 181.

Diplopie.

RAMPOLDI. — Voy. *Amblyopie*, 187.

TROUBLES DE LA MUSCULATURE INTRINSÈQUE.

Mydriase et myosis.

176. FALLOT (Dav.). — 7 ans. Cécité presque complète et mydriase guéries par l'expulsion de vers intestinaux. *Immobilité absolue et énorme dilatation irrégulière des deux pupilles*, qui sont aussi étendues que la cornée. Céphalée intense; cécité absolue au bout de quelques jours. Vermifuges. Expulsion de nombreux Asc., à la suite de laquelle la *dilatation pupillaire diminue insensiblement*, et la vue revient à l'état normal en quelques semaines.

177. MONDIÈRE (d'après Alençon). — 11 ans. *Pupille très dilatée et immobile.* Vermifuge et purgatif : le lendemain et le surlendemain,

expulsion d'un certain nombre d'Asc. La pupille retrouva au bout de quelques jours sa contractilité normale.

178. Giraudy — F. 10. Sujette à des affections vermineuses ; délire soudain, pâleur du visage, perte de l'appétit, abattement. *Pupille très dilatée.* Anthelminthique : grande quantité d'Asc.; quelque temps après, cécité subite. Anthelminthiques. Évacuation d'un grand nombre de parasites. Guérison.

179. Duchamp (1909). — 3 observations d'enfants atteints de troubles gastro-intestinaux et nerveux graves, chez lesquels le diagnostic d'helminthiase a été porté sur la seule constatation de dilatation pupillaire, avec un *éclat particulier du regard.*

Asthénopie accommodative.

180. Rampoldi (1884). — G. 9. Asthénopie d'accommodation, hyperémie de la conjonctive et photophobie. Expulsion de 20 Asc. Guérison.

181. Id. — G. 7. Asthénopie du muscle de l'accommodation, pupilles dilatées, photophobie et blépharospasme. Anthelminthiques. Asc. Cessation des troubles visuels.

Lésions ophtalmoscopiques.

Stase papillaire.

182. Meurer. — Enfants de 11 et 5 ans, chez lesquels on constate une cécité à évolution rapide, s'accompagnant de céphalée et de vomissements et se caractérisant par un léger degré de névrite optique avec stase papillaire. La vision commence à se rétablir dix jours après le début de la cécité et, dans les deux cas, l'amélioration coïncide avec l'évacuation de vers intestinaux.

Hémorragies rétiniennes.

Sandler. — Voy. *Anémie trichocéphalienne*, 277.

Troubles de la vision.

183. Rampoldi (1885). — F. 6, libérée de troubles visuels après émission de nombreux Asc.

Amblyopie.

184. Bierbaum. — F. 2 ans passés. Convulsions violentes qui durèrent, avec de faibles interruptions, trois fois vingt-quatre heures. Quand elles ces-

sèrent, il y avait de l'amblyopie ou plutôt de l'amaurose; les deux pupilles étaient un peu dilatées, mais non déviées. Les yeux roulaient dans leurs orbites et la tête était en mouvement perpétuel de droite à gauche. On pouvait toucher l'œil sans que les paupières se rapprochassent. Mais, si l'on touchait les cils, l'enfant y portait la main. Pensant à une affection vermineuse, l'auteur prescrivit des anthelminthiques. Guérison.

185. Pétrequin (Dav.). — F. 14. Depuis longtemps dépérissement général, *vue troublée* ; *diplopie*. Bon régime et vermifuges, amélioration. La vue revient peu à peu, et la diplopie se dissipe progressivement. Vers la fin du traitement, l'œil a retrouvé ses fonctions. La malade avait rendu plus de 60 Asc.

186. Rampoldi (1884). — G. 11. Amblyopie disparue après anthelminthique qui le libère d'Asc.

187. Id. — G. 11. Amblyopie et diplopie guéries après expulsion d'une trentaine d'Asc.

188. Id. (1880). — G. Amblyopie amaurotique guérie après expulsion de 40 à 50 Asc.

Id. (1885). — Voy. *Nystagmus*, 172.

Amaurose.

189. Rognetta (*in* Batard) signale, d'après Weller, le cas d'une fille de 6 ans qui, depuis trois ans, était complètement *amaurotique*. Tous les autres moyens ayant échoué, on administra des poudres anthelminthiques qui firent rendre 13 Asc. en dix jours. Cette médication prolongée rétablit la vue en grande partie.

Hannæus. — Voy. 131.

Cécité.

190. Baumes (Dav.). — F. 15. Cécité pendant quatre jours.

191. Laprade (Dav.). — Enfant. Cécité complète. Lombrics. Guérison.

William. — Voy. *Surdité*, 141.

Fallot. — Voy. *Mydriase*, 176.

Giraudy. — *Id.*, 178.

Pétrequin. — Voy. *Amblyopie*, 185.

Héméralopie.

192. *** (*Americ. Journ. of. med. Sc.*, juillet 1869). — 7 ans. Héméralopie depuis quelque temps. Émission de vers intestinaux ; expulsion thérapeutique. Guérison.

Xanthopsie.

193. Koenigshoefer, cité par Jocqs (1898). — 13 ans. Céphalalgie,

troubles gastro-intestinaux. Xanthopsie ; légère diminution de l'acuité visuelle. Pas d'autre cause que l'helminthiase. Santonine. Plusieurs vers. Au bout de quelques jours tous les troubles oculaires avaient disparu.

194. Puistienne (1875). — F. 15. Tous les matins à jeun, pendant un quart d'heure, voit tout en jaune. Les yeux paraissent sains. Aucune trace de rétinite pigmentaire. Asc.

Photophobie.

Rampoldi. — Voy. *Asthénopie*, 180 et 181.

3° Troubles cutanés.

Prurit dû aux Oxyures.

Observations personnelles.

195. — F. 8. Démangeaisons anales et vulvaires, surtout dans la journée, vers 3 heures. La mère a vu des Ox. autour de l'anus à 11 heures du matin.

196. — F. 1. Démangeaisons nasales et anales, celles-ci le matin surtout. La mère a des Ox. depuis l'enfance.

197. — G. 10. Ox. depuis deux ans ; démangeaisons surtout vers midi.

198. — F. 9. Ox. depuis plus de trois ans. Démangeaisons le soir par crises irrégulières, plusieurs jours de suite. Une heure après le coucher, vers très abondants, pelotonnés autour de l'anus et de la vulve et formant même des boules dans le lit.

199. — G. 10. Ox. depuis très longtemps. Démangeaisons anales surtout au coucher.

200. — F. 2. Démangeaisons anales et nasales surtout le jour.

201. — F. 9 mois. Depuis longtemps, l'enfant était grognon et se grattait le nez avec violence. Ox. constatés dans les selles depuis quelques jours. La mère a toujours eu des Ox.

202. — G. 11 1/2. Hernie inguinale. Diarrhée fétide, glaireuse, avec peaux, parfois sang ; épreintes. Après chaque selle, jamais avant, de nombreux Ox. se promènent autour de l'anus, même le matin si la selle a lieu à ce moment de la journée. Quelques vers dans les fèces à la fin de la selle.

Oxyurose cutanée.

203. Michelson (1877). — G. 13 ; présente sur la peau du pli génito-crural, une partie du scrotum et la partie supéro-interne de la cuisse, les symptômes d'un eczéma intertrigineux. Hésitant sur la nature de cet eczéma, l'auteur fit un examen microscopique et constata des œufs d'Ox. à divers stades de développement.

204. Barbagallo (1900). — G. 14. Prurit anal intense. Lésions de grattage ; excoriations ; rougeur des téguments du scrotum, des régions inguino-crurales et périnéo-anales. Macération de l'épiderme, fétidité ; rhagades anales. Ox. constatés à l'anus. Le raclage de ces lésions montre des cellules épidermiques et des œufs d'Ox.

Prurigo.

205. *Personnelle.* — F. 10. Vient le 10 octobre 1910 à la consultation des Enfants-Malades pour un prurigo datant de deux ans et localisé aux fesses ; elle essaie en vain depuis cette époque de se débarrasser d'un *Tænia saginata.* Traité à Saint-Louis il y a un an, le prurigo avait disparu quelque temps. Traitement : thymol (1gr,50), sans succès, bien que la veille encore elle ait rendu un fragment de ver dans un lavement. L'absence de toute autre étiologie et la localisation aux fesses, à quelque distance de l'anus, qui est respecté, nous font supposer que le T. n'est pas étranger à l'existence de la lésion cutanée, d'autant plus que la fillette garde les anneaux expulsés dans son pantalon, parfois une journée entière. Le Dr J. Hallé est également de cet avis. Nouveau traitement : 60 grammes de semences de courges. La malade n'est malheureusement pas revue.

Œdème.

206. Wintrebert (1881). — 9 ans. Inappétence, vomissements, un peu de toux la nuit, respiration suspirieuse pendant le sommeil. Tuméfaction de la face, des cuisses et surtout de l'abdomen ; œdème dur. Phénomènes progressivement aggravés. Purgatifs. Santonine. Un matin, vers 11 h. 1/2, nausées, perte de connaissance ; en même temps, convulsions violentes de tous les membres, particulièrement du côté droit. A 5 h., issue de 3 Asc. Nouvelle dose de santonine : 11 vers. Cessation des convulsions. La tuméfaction disparut rapidement. Un mois après, comme elle tendait à reparaître, on administra un vermifuge qui expulsa plusieurs vers. Pas d'explication de l'œdème.

Anasarque.

207. Guidi (1888). — G. 33 mois. Anasarque, guérie après expulsion de 65 Asc.

208. Id. — G. 6. Anasarque guérie après émission de 12 Asc.

209. Id. — F. 4. 27 Asc. et beaucoup d'Ox. Guérison.

210. Id. — F. 5. Guérison après rejet de 28 Asc.

4° Troubles digestifs.

Ascarides et Oxyures.

211. Bonet (Dav.). — Dysenterie mortelle causée par des vers, en 1608, chez l'enfant de du Périer.

212. Halma-Grand (1856). — 6 ans. Entérite vermineuse (?), signes de bronchite et douleurs abdominales. Les signes deviennent plus alarmants pendant une nuit. Le lendemain matin, facies de cholérique. Vomissements verdâtres fréquents : 3 Asc. Abdomen météorisé. Quelques jours plus tard, hémorragie intestinale. Mort. Dans l'intestin, 6 Asc. et un peloton formé par 18 autres.

213. Bouchut. — *Diarrhée vermineuse.* — F. 2. A depuis dix jours une diarrhée intense qui ne paraît pas avoir été influencée par un traitement antidiarrhéique antérieurement prescrit. A rendu quelques lombrics par la bouche et par le rectum. Nombreux œufs dans les selles. 10 centigrammes de santonine, six selles, 170 lombrics. On continue la santonine. Au total 203 vers. La diarrhée, considérablement diminuée, persiste néanmoins plusieurs jours encore et cède provisoirement à quelques grains de sous-nitrate de bismuth. Elle reprend en effet peu après pour diminuer beaucoup au bout de quinze jours seulement. Mort de broncho-pneumonie morbilleuse.

214. Marini, d'Alef (1909). — G. 8. Tableau du choléra asiatique le plus violent : diarrhée profuse riziforme, vomissements incoercibles, muqueux ; yeux caves et cernés, nez effilé ; refroidissement des extrémités, soif inextinguible, urines rares, douleurs épigastriques. Le début a été brusque, sans prodromes. Médication anticholérique inactive. Vermifuge : expulsion de plusieurs paquets d'Asc. Guérison le surlendemain. L'enfant était géophage.

215. Henoch. — G. 12. Douleurs dans le côlon. Délire. Expulsion de 3 Asc. Guérison.

216. Id. — G. 6. Douleurs dans l'hypocondre droit ; accès fréquents ; 2 Asc. Guérison.

217. Variot (1896). — F. 7. Rougeole. Intolérance gastrique absolue. insomnie avec grincements de dents. Prostration, expulsion de 9 Asc.

218. Weill et Mouriquand (1909). — 13 mois. Géophage. Crises abdominales. Coliques douloureuses, surtout nocturnes. Réveils brusques ; cris ininterrompus pendant des heures, avec de courtes périodes d'accalmie. Puis selles diarrhéiques, vomissements. Abdomen un peu ballonné et sensible à la pression. Sang normal ; pas d'éosinophilie ; expulsion de nombreux Asc., dont un paquet gros comme une mandarine. Guérison.

219. Arullani (1904). — *Sigmoïdite.* — G. 9. Vers le début de mai, douleurs abdominales, vomissements fréquents et diarrhée jaunâtre,

mêlée de mucus. Sialorrhée, anorexie. Répétition des mêmes phénomènes à intervalles variables. Quelques Asc. dans les vomissements. Innombrables petits vers blancs dans les fèces. Douleurs abdominales très violentes, localisées surtout dans la fosse iliaque gauche. Anthelminthiques et purgatifs pendant un mois. La persistance des phénomènes fait penser à une occlusion. Amaigrissement, ventre ballonné, tympanique. Douleur sur le côlon descendant. Tuméfaction parallèle à l'arcade crurale gauche. Apyrexie. Dans les selles, quelques œufs d'Asc. et de plus nombreux œufs d'Ox. Rien à l'examen du rectum. Peu à peu amélioration ; la tumeur, reconnue pour être l'S iliaque, diminue. Cure d'acide thymique, puis d'acide benzoïque à hautes doses. Diminution des œufs d'Ox. L'enfant sort bien amélioré de l'hôpital.

Entérite trichocéphalienne.

220. Sabrazès et Cabannes (1897). — 6 ans. Pendant plusieurs années, troubles intestinaux vagues, suivis d'expulsion d'Asc. et qui furent pris tout d'abord pour une dysenterie chronique (coliques violentes avec épreintes, besoins impérieux et répétés, diurnes et nocturnes, diarrhée glaireuse et muqueuse avec hémorragies). Cet état se perpétuant entraîna l'anémie. Examen des fèces : débâcles d'œufs de Tr. et d'Asc. ; pas de Vibrions, d'Amibes ni d'Anguillules. Nombreux cristaux de Charcot-Robin. Traitement anthelminthique : en deux jours, 12 Asc. et des Tr. Cessation brusque des accidents de pseudo-dysenterie.

221. F. Cima. — *Catarrhe intestinal dysentérique*, avec un certain degré *d'anémie due exclusivement à la trichocéphalose.* — G., 30 mois, reçu pour catarrhe intestinal et atrophie. Pâleur. G. R. : 4 008 000 ; hémoglobine : 70 (Fleischl). Dans les matières diarrhéiques, mucosités ; 18 œufs de Tr. par champ. Quelques rares œufs d'Asc. Échec de tous les traitements, calomel et santonine, extrait de fougère, entéroclysmes boriqués et tanniques.

222. Moosbrugger (1895). — *Entérite chronique et anémie dues au Tr.* — F. 3. Depuis six mois, teint pâle ; 20 à 25 selles par jour, bilieuses, contenant souvent un peu de sang. Bon état général conservé longtemps. Finalement, faiblesse considérable, rendant la marche impossible. Grande quantité d'œufs de Tr. dans les selles. Vins toniques donnent peu d'amélioration.

223. Id. — *Entérite et anémie dues au Tr.* — G. 1 1/2. Anémie intense. Diarrhée abondante ; 24 selles par jour, liquides ou muqueuses ou biliaires, souvent sanglantes. Douleurs abdominales fréquentes. Pas de sensibilité à la pression de l'abdomen. Énorme quantité d'œufs de Tr. dans les selles. Traitement anthelminthique sans action.

224. Id. — *Entérite chronique et anémie mortelles consécutives à la trichocéphalose.* — G. 3. Très pâle. Selles profuses, une ou plusieurs par heure, souvent sanglantes. Douleurs abdominales. Pas de vomis-

sements. Céphalée notable. Beaucoup d'œufs de Tr. dans les selles. Succombe quatre mois plus tard au croup. — *Autopsie :* muqueuse du côlon pâle; petits points injectés. Cicatrice rougeâtre dont les deux plus grands côtés ont 1^{cm},5 et le troisième 1 centimètre. Dans le côlon descendant, au milieu d'un point injecté, perte de substance grande comme une lentille, bords taillés à pic jusqu'à la musculeuse. A peu de distance, érosion de la muqueuse, à fond très rouge, d'une étendue de 3 centimètres. 889 Tr. (442 ♂, 447 ♀), diversement répartis et fichés dans la muqueuse.

225. J. Raspail (1906). — *Fièvre typhoïde éclatant au cours d'une entérite trichocéphalienne.* — F. 12. Depuis deux mois, douleurs tantôt dans le ventre, tantôt dans les jambes. Appétit irrégulier. Quelques vomissements; un peu de diarrhée jaunâtre. Entre pour fièvre typhoïde, confirmée par le séro-diagnostic. Œufs de Tr. dans les selles.

226. Schmidt (cité par Hausmann). — Enfant. Constipation, faiblesse générale, vomissements sanglants. Céphalalgie. Douleur épigastrique. Anémie.

237. Id. — Enfant. Constipation alternant avec diarrhée sanglante. Douleurs abdominales. Convulsions dans les doigts. Amaigrissement. Anémie. Manifestations dysentériques prolongées.

Sandler (1905). — Voy. *Anémie*, 277.

228. Cima (1894). — 3 ans. A toujours eu des évacuations irrégulières, semi-liquides et riches en mucus. Dépérit. Très pâle et très maigre; ventre météorisé, foie et rate normaux; micropolyadénopathie. Bronchite simple. Sang normal. Indicanurie. Chaque jour 2 ou 3 selles jaune verdâtre, pultacées, muqueuses, alcalines; quelques poussées fébriles. Entéroclysme avec une solution borico-tannique. Expulsion d'un Asc. mâle, puis, deux jours après, d'un Tr. Des Tr. sont expulsés à plusieurs reprises, 9, 8, 10. L'enfant meurt cachectique. A l'autopsie, ganglions médiastinaux et mésentériques tuberculeux. Le gros intestin héberge 450 Tr. (223 ♂, 227 ♀) dans des amas de mucosités. La muqueuse du côlon a la teinte ardoisée du catarrhe chronique. Au microscope, nombreux œufs de Tr. Cristaux de Charcot-Robin.

5° Fièvre.

Fièvre vermineuse. — Ascaridiose a forme typhoïde.

229. Crommelinck (Dav.). — 8 ans. Fièvre intermittente; expulsion de plus de 60 lombrics. Guérison.

230. Cruveilhier (Dav.). — A pris pour une fièvre intermittente des accidents périodiques dus aux Ox.

231. Layral (1896). — F. 7 ans 2 mois, habitant un village où sévit une épidémie de typhoïde. Jamais de vers. Diagnostic : typhoïde. Dès le troisième jour, expulsion de vers vivants. Santonine. Puis aphasie brusque. Ne cesse qu'après plusieurs traitements.

232. Tauchon (1896-1897). — 4 ans, 2 mois. Symptômes de typhoïde; au début, oscillations fébriles ascendantes, céphalalgie, nausées, inappétence, insomnie, épistaxis; plus tard, fièvre à 39°, ballonnement du ventre, gargouillement iléo-cæcal, diarrhée, état comateux. Pas de taches rosées. Un soir, rejette un Asc. Santonine. Plusieurs Asc. Guérison en dix jours.

233. Desforges-Mériel (1898). — G. 13, habitant un village où régnait une soi-disant épidémie de fièvre typhoïde. Misère physiologique. Symptômes typhoïdes guéris en huit jours, après expulsion d'Asc., ce qui exclut l'idée de coïncidence.

234. Weill (1900). — F. 10, soignée pour fièvre typhoïde pendant quinze jours. Séro-réaction négative. Lombricose intestinale. Nouvel examen : à part fièvre entre 39°,5 et 40°, aucun symptôme de typhoïde. Après huit jours de traitement à la santonine et expulsion d'une cinquantaine de lombrics, la fièvre tomba.

235. Rama Rau (1900). — F. 13, brahmine. État typhoïde. Constipation. Purgatifs. Chute de la fièvre en quelques jours. Reprise six jours plus tard, pendant quatre jours. Six heures après l'expulsion d'un lombric, tout cède.

236. Wettendorf (1903). — F. 12. Malaises, anémie, frisson; soif vive, plus de 40°. Pendant trois jours, les signes persistent. Puis délire; ventre peu distendu. On hésite entre typhoïde et méningite. Trois doses de 6 centigrammes de calomel : expulsion d'une masse de vers ronds grosse comme le poing. Guérison.

237. Id. — F. 8. Frisson, 40°. Calomel, santonine, deux fois. 2 Asc. La fièvre baisse. Guérison au bout de cinq jours, après expulsion de 9 autres Asc.

238. Id. — F. 5. Fièvre pendant plusieurs jours. Retour à la normale après expulsion de 24 Asc.

239. Ligorio (1904). — F. 3 1/2. Symptômes de typhoïde, mais tuméfaction de la rate assez limitée et pas de taches rosées.

240. Id. — F. 9. Cas plus discutable. Diagnostic difficile, tant par le mode de début de la fièvre que par le vomissement et l'état du pharynx. Deux accès convulsifs assez légers contribuèrent à obscurcir le tableau. On aurait pu penser à une typhoïde. La critère thérapeutique montra la part de l'ascaridiose.

241. Weill (*in* Guglielmi, 1905). — F. 14. Symptômes typhoïdes. Matité splénique. Pas de taches rosées; pas de diarrhée. Ascarides. Séro-réaction de Widal négative. Santonine suivie d'effet. Amélioration, puis guérison au bout de trois semaines.

242. Plantier (1909). — F. 4. Syndrome de fièvre muqueuse : anorexie, vomissements, constipation, état saburral, T. 40°. Douleurs abdominales et coliques, caractère grognon. Calomel. Expulsion d'un Asc. : tout s'améliore comme par enchantement. Guérison définitive.

243. Boukoijemski (1892). — Au cours d'une épidémie de typhoïde

observée en 1888, certains enfants eurent une complication singulière : brusquement, la nuit, ils étaient réveillés par des coliques avec nausées, vomissements et vertiges; sueurs froides, cyanose, pouls petit. Au bout d'une demi-heure, tout rentrait dans l'ordre. Ce syndrome fut noté 12 fois sur 50 typhiques. Ultérieurement, l'auteur observa la même crise pendant la convalescence d'une diphtérie. Depuis, il croit utile d'administrer de la santonine au début de toute maladie aiguë, chez les enfants.

Téniasis a forme typhoïde.

244. Sziklassy (1869). — G. 1 an. Fièvre; ballonnement de l'abdomen; hypertrophie de la rate; sensibilité hypogastrique avec borborygmes. Diagnostic : fièvre typhoïde. Huile de ricin. *Tænia*. Guérison (l'hypertrophie de la rate tenait à une fièvre tierce).

Fièvre typhoïde.

Observations statistiques personnelles.

245. — F. 7 ans. Selles grasses. Une vingtaine d'œufs de Tr. par préparation. Trois dans un champ. Réaction de Meyer : 1er mars 1910, anneau rose chair très pâle, non persistant; 14 mars, très légère teinte chair fugace.

246. — F. 12 ans. 1er mars 1910 : œufs de Tr. (3, 1, 1). R. M. négative. 14 mars : œufs de Tr. (1, 2). R. M. : anneau rose immédiat.

247. — F. 10 ans. 14 mai : œufs de Tr. (0, 0, 1, 1, 1).

248. — F. 10 ans. 14 mai. 5 préparations. Pas d'œufs. R. M. minime, teinte chair très fugace.

249. — G. 4 ans. 30 juin. 1 œuf de Tr. dans la cinquième préparation. R. M. négative.

250. — G. 8 ans. 10 juillet. 10 préparations. Pas d'œufs.

251. — G. 4 ans 1/2. 10 juillet. Œufs de Tr. (1, 0, 1).

252. — G. 12 ans. 15 juillet. Un œuf de Tr. dans la préparation.

253. — G. 4 ans. 6 août. Préparations très claires : œufs de Tr. très nombreux (6, 15). R. M., légère coloration chair.

254. — F. 22 mois. 23 août. 6 préparations. Pas d'œufs.

255. — F. 7 ans. 23 août. Nombreux œufs de Tr. (9, 11).

256. — G. 5 ans. Octobre. Plusieurs œufs d'Asc. par préparation.

257. — G. 11 ans. Octobre. Œufs de Tr. (2, 2, 1).

6° Anémies.

Anémie bothriocéphalique.

258. Shapiro (1887) (*in* Marie Schor, 1902). — G. 13. Bien portant.

Troubles gastro-intestinaux depuis quelques mois : douleurs abdominales, phases de constipation opiniâtre et diarrhée prolongée, vomissements. Puis affaiblissement progressif, palpitations, dyspnée, fièvre vespérale, sueurs, épistaxis. Aggravation. Diagnostic : fièvre thyphoïde. Bouffissure et pâleur cireuse du visage ; vertiges, fléchissement des jambes. Matité précordiale augmentée ; souffle systolique maximum au foyer pulmonaire ; bruit de diable dans les jugulaires. Rate hypertrophiée ; œdème malléolaire. Examen du sang, 27 oct. G. R., 1 275 000 ; pœcilocytes, macro et microcytes ; hémoglobine 4 p. 100 (au Malassez). Examen de selles : nombreux œufs de Bothr. Un essai infructueux de traitement par les ferrugineux confirme le diagnostic d'anémie bothriocéphalique. Ex. du sang, 6 nov. : G. R., 87 300 (?) ; hémogl., 3 p. 100. Le 13 nov., extrait de fougère mâle : 25 mètres de fragments de B. Amélioration à partir du 17 nov. Examen de sang, 5 déc. : G. R., 2 975 000 ; hémogl., 9 p. 100. Le 5 janv., G. R., 4 970 000 ; 13 p. 100. Ex. de selles : absence totale d'œufs de B.

258 *bis*. Kisel (1888). — G. 6. Anémie pernicieuse par *Bothriocephalus latus*. G. R. : 395 833. Le rapport des G. B. aux G. R. est de 1 p. 25. Expulsion d'un fragment de B. long de 3 mètres. Mort.

259. Vlaiev (1894). — F. 12. Incapacité de travail, bourdonnements d'oreilles, céphalée, vertiges, inappétence, faiblesse générale, soubresauts nocturnes. Peau pâle, jaunâtre. Sclérotiques légèrement ictériques ; muqueuses pâles. Muscles faibles. Ganglions axillaires et cervicaux volumineux. Râles aux bases. Bruit léger au premier temps à la pointe du cœur ; bruit fort dans les jugulaires et renforcement du deuxième bruit à l'aorte. Œufs et anneaux de *B. latus* dans les selles. Extrait éthéré de de fougère mâle. Ver de 7 mètres. Amélioration rapide, puis guérison. Examen de sang non fait.

260. Zinn (1903). — F. Age? Berlin. Diagnostic trop tardif. Mort malgré l'expulsion du *B. latus*, les altérations sanguines ayant fait trop de progrès.

Anémie ankylostomiasique.

261. Polatti (1884). — G. 7, resta cinq ans au Brésil, rapatrié en fâcheux état de santé, admis à l'hôpital de Monza. État devient plus hydrémique et grave. Dans les fèces, nombreux œufs d'Ank. Fougère mâle à répétition. Œufs augmentent d'abord, puis diminuent peu à peu ; on ne trouve pas d'Ank., mais seulement 6 Asc. Guérit parfaitement.

262. Facciola (1889). — G. 7, dans l'intestin duquel se trouvaient plus de 600 Ank.

263. Arslan (1892). — 12 ans. Anémie profonde. Pâleur augmentant depuis l'âge de six ans, sans souffrances. Quatre mois avant son entrée à l'hôpital, outre les signes anémiques, il présentait diarrhée, coliques, inappétence, battements de cœur ; dernièrement, céphalalgie, vertiges, bourdonnements d'oreille, sommeil agité, affaiblissement notable, léger

mouvement fébrile le soir. On soupçonne l'ankylostomiase, ce que confirme l'examen des selles. Signes cardio-vasculaires d'anémie. Hémoglobine, 15 au Fleischl. G. R., 1 800 000, pâles, facilement altérables; G. B., légère augmentation. Quelques microcytes. Matières fécales noirâtres : quelques œufs de Tr. et d'Asc. Grand nombre d'œufs d'Ank. à divers stades de segmentation (8 à 10 par champ). Extrait de fougère mâle, répété plusieurs fois à deux jours d'intervalle. Guérison après expulsion de 268 Ank.

264. Moehlau (*in* Stiles, 1901). — G. 7, de Buffalo. Fèces contenaient *Ankylostoma duodenale*, *Trichomonas intestinalis* et *Cercomonas intestinalis*. L'infection fut attribuée à des manœuvres italiens et polonais atteints de la maladie, qui travaillaient chez le grand-père du malade.

265. Tebault jeune (*in* Stiles, 1901). — G. 15. Né à la Nouvelle-Orléans. Malade depuis 1 an 1/2. Perte de couleurs, douleur épigastrique, peu d'appétit, faiblesse croissante, diarrhée à paroxysmes, parfois sanguinolente. Traité sans succès pour anémie pernicieuse et paludisme. A l'entrée à l'hôpital, lèvres blanches, langue épaissie et pâle, œdème des pieds et des mains. T. 37°,7 à 38°,3; bruit aortique, foie légèrement hypertrophié, rate normale ; appétit capricieux, céphalée ; diarrhée fréquente suivie de constipation; vertiges et « taches oculaires ». Sang : G. R., 2 500 000; G. B., 30 000. *Plasmodium malariæ* présent. Fèces : œufs d'Ank. Thymol (647 milligrammes 3 fois par jour pendant deux jours) suivi d'une forte dose d'huile de ricin. Quatre jours après, extrait de fougère mâle. Nombreux Ank. Guérison.

266. Allyn et Behrend (*in* Stiles, 1901). — G. 15. Italien récemment arrivé à Philadelphie. Douleurs épigastriques; faiblesse musculaire. Céphalée, troubles visuels, constipation. Peau jaune grisâtre; paume des mains et lèvres absolument sans couleurs; conjonctives et sclérotiques blanches. Pupilles dilatées. Jambes œdémateuses. Pulsations intenses dans les vaisseaux du cou; pouls capillaire net à l'extrémité des doigts. Augmentation de la matité cardiaque. Hébétude. Fèces : œufs d'*Ank. duodenale* nombreux; œufs de Tr. et probablement embryons de *Strongyloides stercoralis*. Thymol, santonine; un peu de fièvre. Guérison.

267. Gino Norsa (1905). — F. 14. Depuis deux ans, faiblesse générale, dyspnée, essoufflement facile. Pâleur cireuse. Rate et thyroïde légèrement hypertrophiées. G. R., 2 960 000 ; hémogl., 20; valeur globulaire, 0,33 ; G. B., 10 000; poly., 75,04 p. 100 ; mono., 19,61 p. 100; éosin., 5,35 p. 100. Chloroforme sans succès.

268. Id. — G. 10. Faiblesse générale et gastralgie; quelques ganglions cervicaux. G. R., 3 888 000 ; hémogl., 48; val. gl., 0,61 ; G. B., 8 000; poly., 66,01 p. 100 ; mono., 25,15 p. 100 ; éosin., 8,84 p. 100. Chloroforme sans succès.

269. Cima (1904). — 3 ans. Pâleur extrême. Depuis un an, digère mal; selles diarrhéiques, muqueuses striées de sang. On pense à entérite, puis à anémie splénique. Œdème palpébral. Un peu de fièvre (38°,5);

amaigrissement. Météorisme. Foie et rate non hypertrophiés. Indicanurie. Sang : G. R., 2420000; G. B., 15496; formule leucocytaire : éosin., 12,3 p. 100 ; poly., 67 p. 100 ; lymph., 16 p. 100. Selles : œufs de Tr. et d'Ank. ; grande quantité d'Anguillules stercorales. Extrait de fougère mâle : 32 Ank., 68 Tr., beaucoup d'Anguillules, Amibes. Nouvelles doses : nombreux parasites chaque fois.

270. Adams (1906). — G. 12, originaire du Maryland. Habite Washington depuis l'âge de 18 mois. Il y a six mois, se plaint de fatigue, voulant dormir le jour. Puis céphalée. Pâleur jaune de plus en plus marquée de la peau et des muqueuses. Anorexie, constipation. Foie et rate normaux. Somnolence ; faiblesse extrême ; ne peut plus marcher. Souffle systolique à la base du cœur. Pouls : 100 à 120. Pas de fièvre. Sang : G. R., 1500000; G. B., 5600; hémogl., 20 p. 100. Selles : œufs et larves d'Ank. Quelques jours après, œufs d'*Uncinaria* (*Necator*) par millions, dont certains sont embryonnés. Thymol (1gr,80 en 3 fois, renouvelé 6 fois). Guérison en deux mois. Examen de sang : G. R., 4400000 ; G. B., 9100 ; hémogl., 40 à 50 p. 100.

271. Cozzolino (1907). — 2 F. 2 1/2, jumelles, originaires du Brésil, où habitation malsaine, eau de boisson suspecte. Les parents et deux frères sont atteints d'ankylostomiase ; la mère a une anémie prononcée. Toux, diarrhée, amaigrissement, anémie ; œdème des membres inférieurs ; souffle à la base du cœur et dans les vaisseaux du cou. Examen du sang des deux enfants : G. R., 2600000 et 1500000 : G. B., 11300 et 18000. Fèces ; œufs d'Ank. Mort. Autopsie de la première : broncho-pneumonie bilatérale ; entérite diffuse avec hémorragies punctiformes surtout dans les premières parties de l'intestin. Nombreux Ank. à ce niveau.

272. Noc (1910). — G. 11 1/2. Créole de la Martinique. Ancien géophage. Anémie intense, pâleur, faiblesse, souffle anémique. T. 38°. Diarrhée, quatre ou cinq selles fétides, bilieuses, sanglantes. Selles : œufs de *Necator americanus* très nombreux, de Tr. et de *Schistosoma hæmatobium*. Thymol (2 gr.) : 261 *Nec.* ; 8 jours après, id. : 102 *Nec.* Un peu d'amélioration de l'état général ; 3e dose : 137 *Nec.*, état stationnaire ; 4e dose : 54 *Nec.*

273. Id. — Sur 45 élèves d'un pensionnat de Fort-de-France, plusieurs sont pâles, bouffis ; leur santé laisse à désirer ; ce sont des ankylostomiasiques.

Anémie trichocéphalienne.

Moosbrugger. — Voy. *Entérite trichocéphalienne*, 222, 223, 224.

Cima. — Voy. *Entérite trichocéphalienne*, 221.

Hausmann. — Voy. *Chorée*, 45.

Schmidt (*in* Hausmann). — Voy. *Entérite trichocéphalienne*, 226, 227.

274. Id. — G. 6. Anémique. Constipation, crises de diarrhée avec ténesme. La nuit, violentes coliques et douleurs dans les genoux.

Réflexes patellaires très exagérés. Douleurs à la pression de l'épigastre. Œufs de Tr. dans les selles. Thymol. Guérison.

275. Hausmann (1900). — G. Coliques depuis quatre mois. Anémie profonde; face verdâtre ; amaigrissement. Nombreux œufs de Tr. Thymol, calomel, huile de ricin. Guérison complète avec disparition des œufs de Tr.

276. Letulle et Lemierre (1905). — G. 15. Nègre de Cayenne. Grippe en 1902. Non paludéen. En juin 1903, douleurs gastriques après les repas; essoufflement. En juillet, plusieurs épistaxis, l'une abondante. Fièvre. Puis faiblesses, syncope même. Pas de diarrhée. Prostration extrême. On songe à une typhoïde. Anémie intense : téguments gris cendré, muqueuses pâles. Cette anémie est antérieure aux épistaxis. Rien dans les viscères. Pouls à 114, petit. Examen de sang : G. R., 1 720 000; G. B., 3 000. Formule leucocytaire : rien de particulier. Pas d'éosinophilie. Prostration persiste : épistaxis répétées. Séro-diagnostic négatif. Constipation. Ballonnement très accentué. Mort pendant une épistaxis très abondante. Autopsie : décoloration des viscères. Intestin grêle normal. Dans le gros intestin, beaucoup de caillots sanguins. On trouve 13 Tr. dans le cæcum, 4 dans l'appendice, 9 dans le côlon ascendant, 5 dans le côlon transverse et 9 dans le côlon descendant, en tout 40 ; ces vers sont implantés dans la muqueuse par leur extrémité filiforme. Muqueuse absolument normale. Ganglions mésentériques assez nombreux. Pas d'autre lésion. Histologiquement, on ne relève qu'un peu d'infiltration le long des ramifications de la veine porte intrahépatique.

277. Sandler (1905). — G. 11. Céphalée. Vertiges, inappétence, faiblesse amaigrissement. Puis vomissements, douleurs abdominales, diarrhée, envies fréquentes d'uriner. Deux selles diarrhéiques sanglantes. Purpura sur les jambes. Anémie profonde. Souffle anémique au cœur; choc vigoureux de la pointe, pouls mou et accéléré ; frémissement cataire. Dans le fond de l'œil, les veines paraissent dilatées, sinueuses; on note plusieurs hémorragies d'un ovale allongé, rouge sombre avec un centre clair dans le voisinage des vaisseaux. Examen du sang : G. R., 1 200 000 ; G. B., 36 000; hémogl., 28 p. 100. Pœcilocytose modérée. Dans les selles, 2 ou 3 œufs de Tr. par préparation. Fougère mâle ; succès partiel. Une douzaine de jours après le premier examen : G. R., 690 000 ; G. B., 14 000 ; hémogl., 20 p. 100. Puis nouvelle poussée de purpura; fortes épistaxis ; pertes de connaissance complètes. Fièvre (39°). Douleurs abdominales paroxystiques. Mort avec convulsions toniques et choréiques. Pas d'autopsie.

278. Guido Guidi (1910). — G. 10. Depuis quelques mois, pâlit. Selles liquides, sanguinolentes (jusqu'à douze en vingt-quatre heures). T. 38°. P. 140. Vertiges. Légères ecchymoses sous-conjonctivales. Haleine fétide; gencives sanguinolentes. Ganglions cervicaux tuméfiés. Souffle systolique carotidien ; bruit de toupie jugulaire. Selles : sang, mucus, nombreux œufs de Tr. et Asc. Sang : G. R., 1 380 000 ; G. B., 2 802 (mono., 1 908; poly.,

894); hémogl., 2,70 p. 100. Nombre modéré d'éosinophiles et quelques myélocytes. Absence d'hématies nucléées. Légère pœcilocytose. Par la suite, les œufs persistent ; les troubles cardio-vasculaires s'atténuent un peu; puis douleurs abdominales, augmentation de volume du foie; œdème des pieds, vomissements fréquents ; quatre doses de thymol (0 gr, 25): 2 Asc. et 3 Tr. Sang rutilant dans les vomissements. Deux jours plus tard, très pâle, cireux, pouls petit ; dyspnée; ventre rétracté et douloureux, vomissements presque continus. La T. a varié de 37 à 38° et quelques dixièmes. Mort le dix-neuvième jour après l'entrée. *Autopsie :* piqueté hémorragique sur la plèvre et l'épicarde ; cœur dilaté ; myocarde rouge pâle, lacérable. Foie gros, gras ; rate peu augmentée ; reins gros ; parois intestinales tuméfiées ; dans le cæcum et le côlon, un certain nombre d'Asc. et très nombreux Tr. implantés dans la muqueuse, où l'on voit une petite ulcération à bords nets, intéressant seulement la muqueuse, entourée d'une aréole inflammatoire.

279. Guido GUIDI (1910). — G. 9. Mai 1905. Depuis 8 mois, diarrhée intense (jusqu'à 20 et 30 selles par jour), mêlée de sang, d'où dépérissement, anémie ; ni vomissements ni convulsions. Appétit vorace, insatiable. Pâleur de la peau et des muqueuses. Pas de fièvre. Pouls fréquent, petit choc de la pointe du cœur ; abdomen déprimé, douloureux. Selles : nombreux œufs de Tr., Asc. et Ox. *Sang* : G. R., 2 434 000 ; G. B., 11 444 (mono., 2 544 ; poly., 8 900) ; éosin., 6,43 p. 100. Santonine : 4 Asc. ; puis thymol (1 gr,50) : Asc. ; six jours plus tard, quelques Tr. ; mais les œufs restent abondants. Le sang disparaît des fèces ; moins de mucus. Encore œufs d'Asc. et de Tr. Sort amélioré au bout d'un mois. Mais les troubles abdominaux, avec selles sanglantes, ne tardent pas à reparaître. Il ne rentre à la Clinique qu'en février 1906. Sang. : G. R., 3 816 000 ; G. B., 7 940 (mono., 3 011 ; poly., 4 929) ; éosin., 4,95 p. 100 ; hémogl., 3,60 p. 100. T. entre 37 et 38°. Thymol sans résultat. Deux mois plus tard : G. R., 1 283 000 ; G. B., 7 950 ; hémogl., 20 p. 100. En décembre, état général meilleur, mais toujours pâle. En mars 1907 : G. R., 1 025 000 ; G. B., 10 255. Dyspnée ; pouls fréquent ; douleurs abdominales, foie et rate augmentés de volume ; œdème. Mort le 2 avril. *Autopsie :* organes pâles ; un peu de liquide citrin dans l'abdomen ; adhérences pleurales. Dilatation du cœur droit. Intestin grêle : légère hyperémie dans les dernières portions où se trouve un Tr. Un autre Tr. dans l'appendice. Dans tout le gros intestin, ulcérations superficielles de la muqueuse correspondant à des amas sanguinolents. Ganglions mésentériques tuméfiés, pâles, mous. Reins pâles, un peu augmentés de volume ; moelle osseuse rouge.

280. HUTINEL et LAUNOIS (*inédite*). — 5 ans. Anémie très grave, presque de type pernicieux, de cause inconnue. Examen de selles : œufs de Tr. Thymol. Guérison.

7° Troubles de la nutrition.

281 *** (1831). — F. 12. Diagnostic de phtisie au troisième degré. Une indigestion provoque expulsion d'un peloton de lombrics et est suivie de guérison.

282. Dr Schleifer. — 9 ans. État de marasme inquiétant; contracture permanente des orbiculaires; 97 Asc. et beaucoup d'Ox. Guérison.

283. Bouchut (1867). — F. 2. « Abattement extrême qui ressemblait à du coma »; 2 Asc. vomis. Santonine pendant quatre jours : Asc. expulsés. Guérison.

284. *** (*in* Puistienne). — Enf. arrivé au dernier degré de la cachexie. Nombreux lombrics. Guérison.

285. Fauconneau-Dufresne (1880). — G. 12 ans... Anéanti, près de tomber en syncope...

8° Accidents chirurgicaux.

Perforations intestinales.

Vers dans le péritoine sans péritonite.

286. Cloquet (Dav.). — F. 10. Morte d'une *fièvre muqueuse*. Nombreuses ulcérations arrondies, grisâtres, ayant, en quelques endroits, détruit toutes les tuniques. Un lombric fort volumineux était engagé et comme retenu par le milieu du corps dans une des perforations de l'*iléon*.

287. Van Dœveren (Dav.). — 2 ans. Pas de renseignements cliniques. Deux lombrics enlacés, dans la cavité du ventre, l'un d'eux engagé par son tiers postérieur dans une ouverture de l'intestin grêle. Par une seconde perforation, située à deux pieds de la précédente, sortait d'environ trois pouces l'une des extrémités d'un lombric, dont l'autre extrémité était engagée dans une troisième perforation; une quatrième ouverture contenait encore un autre ver.

288. Mangon (Dav.). — G. 8, scrofuleux. Diarrhée et coliques depuis un mois. Mort avec des symptômes cérébraux. Autopsie : tuberculose pulmonaire. Nombreux lombrics dans le tube digestif, dont 11 plus ou moins près de sortir de l'estomac.

289. Gaultier de Claubry père (Dav). — 2 cas de perforations multiples de l'estomac; dans l'un des deux, 27 lombrics étaient engagés dans les parois de l'estomac et 36 sur les intestins.

Cas avec péritonite.

290. Sédillot (Dav.). — 14 ans. Péritonite (?) survenue après la taille. Mort. Intestins perforés en différents endroits et remplis d'une prodi-

gieuse quantité de lombrics rougeâtres rassemblés par pelotes. Plusieurs d'entre eux étaient disséminés dans la cavité péritonéale.

291. Chambert (Dav.). — F. 8. Vomissements. Rend une grande quantité de liquide noirâtre. Estomac intolérant. Mort. Un Asc. sur l'épiploon ; perforation de la face antérieure de l'estomac, près du pylore. Péritoine injecté.

292. Royer, de Joinville (Dav.). — G. 12, porteur de vers. Après une prise de semen-contra, violente douleurs abdominales, vomissements. Signes de péritonite, mort en vingt-quatre heures. Matières dans le péritoine; péritonite aiguë générale; un Asc. mort dans le péritoine. Perforation de l'iléon, en avant et à 3 centimètres du cæcum; ouverture petite, directe, non à l'emporte-pièce, paraissant produite par un instrument piquant qui aurait agi en écartant les fibres plutôt qu'en les coupant ; pas de travail inflammatoire sur les bords; muqueuse intestinale normale.

Davaine rapporte encore en note un certain nombre d'observations auxquelles il dénie toute importance parce que incomplètes.

293. Siebenhaar (1834). — F. 12. Morte hydropique et au dernier degré de la scrofulose. La cavité péritonéale contenait un peu de sérosité et quelques Asc. Sur l'intestin grêle, plusieurs orifices par lesquels 5 ou 6 grands Asc. projetaient une partie de leur extrémité antérieure dans la cavité abdominale. Ces orifices correspondaient exactement au diamètre des vers. Comme la paroi intestinale n'avait pas été blessée par le couteau et n'était pas gangrenée, l'auteur crut voir ainsi prouvée la possibilité de la perforation intestinale par les vers.

294. Fleischmann (1835). — F. 4. Accusait de fréquentes douleurs dans la région ombilicale, jusqu'à l'apparition en ce point d'une collection qui s'ouvrit, donnant issue à un pus fétide et à un fort Asc. Cet abcès résista à tous les traitements. L'enfant, très amaigrie, mourut trois semaines plus tard. A l'autopsie, adhérences de la paroi antérieure de l'iléon, sur une faible étendue (pièce de 6 kreuzers) à la surface interne de la paroi abdominale antérieure. Celle-ci, ainsi que le péritoine intestinal, paraissait altérée, quelque peu rugueuse et ramollie. Au milieu de cette adhérence, sur la paroi antérieure de l'iléon, un orifice circulaire, large comme un pois, s'ouvrait dans la collection rétro-ombilicale. Rien d'anormal par ailleurs. L'auteur croit ne pouvoir attribuer la perforation qu'à l'Asc.

295. Mondière (1838) (*in* Arrault). — F. 13 à 14. Tourmentée par les vers. Lombric vivant dans la cavité de l'abcès. Au stylet, on ne trouva pas d'ouverture ayant pu livrer passage au ver.

296. Id. — F. 12. Intestin perforé en cinq ou six points ; par ces plaies pendaient autant de vers ; d'autres, libres dans la cavité abdominale. Orifices ronds répondant exactement à la grosseur des vers. L'intestin n'était pas gangrené, mais plutôt aminci.

297. Tourtual (1837) rapporte trois cas où des Asc. ont perforé et franchi l'intestin.

298. Bailly (1854) (*in* Arrault). — Enfant ayant succombé à diarrhée

cholériforme. Petite perforation du cæcum par où s'est glissé un lombric. Bailly croit que l'ouverture a été faite par le ver.

299. Dechambre (1854). — 10 ans. Après de violents troubles locaux et généraux, issue par l'ombilic de 6 Asc. Pas de pus, mais un peu de matières.

300. Pinnoy (Dav.). — 15 ans. Convalescent d'un catarrhe intestinal fébrile, pris soudainement, une nuit, de phénomènes de péritonite aiguë avec vomissements. On trouve un Asc. dans le ligament gastro-colique et quelques autres dans l'intestin. La perforation siégeait à la partie antéro-supérieure du jéjunum.

301. Palm (1863). — G. 23 mois. Fièvre, expulsion de nombreux Asc. Le dixième jour, l'abdomen augmente de volume, devient plus ferme, plus sensible ; deux jours après, mort au milieu de convulsions. L'intestin grêle présente une teinte rouge noirâtre sur une certaine étendue. 38 jeunes Asc. pénétraient par ce point dans la cavité abdominale. 5 d'entre eux et un plus développé étaient en voie de putréfaction. L'orifice intestinal montrait que les vers avaient perforé la paroi obliquement, de sorte qu'en leur tiers moyen ils étaient recouverts de muqueuse et difficiles à découvrir. Palm pense que les vers morts avaient tout d'abord perforé la paroi et que les autres attaquèrent ensuite l'intestin, provoquant la fièvre, les phénomènes locaux et la mort.

302. Kovatsch (1872). — G. 2, très anémique et fiévreux, accusant des douleurs, un gonflement tympanique de l'hypogastre et une constipation opiniâtre. Expulsion de 65 Asc. en quinze jours. Mort après trois semaines. Autopsie : exsudat séreux abondant, mêlé de flocons, dans la cavité péritonéale ; sur la face antérieure du foie et de l'estomac, ainsi qu'entre l'estomac, le foie, la rate et quelques anses intestinales, se trouvaient seuls ou en pelotons de 4 à 6, environ 100 vers. Estomac et intestin grêle dépourvus de vers. En divers points du cæcum et du côlon, paquets de vers entortillés. Il n'est pas parlé de perforations intestinales.

303. Sangalli (1877) (*in* Arrault, 1896-97). — 10 ans. Noma des lèvres et de la joue droite. Autopsie. Vers la petite courbure et le pylore, quelques ulcères pas plus larges qu'un petit pois. Sur la muqueuse de la deuxième moitié de l'iléon, cinq taches. Vers la valvule iléo-cæcale, deux ulcères superficiels de la muqueuse. Nulle part, les tuniques musculaires et séreuses n'étaient perforées. Dans la cavité péritonéale, 5 Asc. ; un est enveloppé dans les replis de l'iléon ; un autre, mort, mais en bon état, est enkysté dans le grand épiploon. Pas de réaction inflammatoire du péritoine. Aucune trace de tuberculose ni de typhoïde. Or le processus ulcératif de la muqueuse stomacale était récent.

304. Marcus (1881). — F. 12. Péritonite par perforation avec 4 ou 5 litres de pus. Entre les anses intestinales, 3 Asc., un vivant, deux morts. L'orifice, large de 6 millimètres, siégeait sur la portion du duodénum. Perls, qui examina ce cas, ne le considère pas comme typique.

305. Archambault (1883). — F. 5. Signes graves, rappelant ceux du

choléra. Mort au bout de deux jours. Péritonite généralisée par lombrics qui avaient perforé l'estomac.

306. Variot (1897). — G. 10. Considéré d'abord comme atteint de péritonite tuberculeuse. On ne prête pas attention au rejet de deux Asc. par la bouche. Autopsie : 24 Asc., dont 5 pelotonnés, dans l'intestin grêle. Quatre perforations espacées d'un centimètre, à la jonction du côlon transverse et du côlon descendant. Orifices régulièrement arrondis, taillés à l'emporte-pièce, sans décollement des bords, d'un diamètre de 2 à 3 millimètres. A l'angle splénique du côlon, poche purulente où se meut un Ascaride.

307. Zotoff (*in* Arrault). — F. 3 ans 3 mois. Perforation consécutive à une occlusion de l'intestin grêle par les Asc. Pelotons d'Asc. dans le pharynx, dans l'œsophage. Dans le pus péritonéal, débris d'Asc. désagrégés. Sur le grêle, deux perforations : dans l'une, longue de 9 centimètres, on voit engagé un paquet de 25 lombrics. Cæcum et intestin grêle pleins d'Asc. Au total, 500 vers environ.

308. Ziemann (1905). — G. 12, nègre du Cameroun. Meurt avec symptômes de péritonite. Autopsie : l'intestin contient de quoi remplir 4 litres d'Asc. ; 2 Asc. libres dans le péritoine ; ils avaient perforé l'intestin, où l'on trouvait deux orifices ronds.

Perforation de l'appendice.

Voy. *Appendicite :* obs. 372 à 377.

Abcès vermineux.

A. — *Collections vermineuses sans communication apparente avec l'intestin.*

309. Chailly et Michaud (Dav.). — 2 ans. Tumeur phlegmoneuse au bas-côté du ventre ; ouverture spontanée ; issue d'un *Strongle* (?). Guérison au bout de quinze jours.

310. *** (Dav.). — Nègre, 11 ans. Dysenterie. Tumeur phlegmoneuse près de l'ombilic. 92 lombrics dans les selles. Incision de la tumeur : pus de bonne nature et un ver à demi corrompu.

311. Mondière (Dav.). — F. 13, porteuse de vers. Tumeur abdominale. Incision, extraction d'un lombric vivant. Pus. Pas de matières fécales. On ne trouve pas de communication avec l'intestin.

B. — *Collections vermineuses en communication avec l'intestin. — Fistules vermineuses.*

Région ombilicale.

312. Caballaria (Dav). — « Infans annorum trium plus minus. »

313. Trincavella (Dav.). — Puer quinquennis.

314. Thob. Cneulinus (Dav.). — F. 12. Avait à l'ombilic une tumeur qui s'abcéda. Issue de 3 lombrics qu'on crut venir du foie. Guérison.

315. Salmuthus (Dav.). — Lombrics sortis par l'ombilic chez un enfant qui avait souffert de cette partie pendant quatre ans. Une tumeur s'ouvrit spontanément à l'ombilic ; il en sortit du pus, du sang et des vers pendant longtemps.

316. Lanzoni (Dav.). — Adolescent de 14 ans.

317. Boirel (Dav.) rapporte qu'Eude « a vu sortir, par le nombril d'une petite fille, huit vers semblables à ceux qui s'engendrent dans l'intestin, sans aucun abcès dans cette partie ».

318. Marteau (Dav.). — F. 7. Tumeur phlegmoneuse à l'ombilic ; issue de 3 lombrics. Pendant six mois, des matières chyleuses, du pus et 13 vers sortent par l'ouverture. Guérison complète après deux ans.

319. Hamilton (Dav.). — 12 mois. Plusieurs lombrics sortent par deux ouvertures à l'ombilic.

330. Brilman (Dav.). — Enfant de Batavia. Lombrics. Anthelminthiques : 96 vers par le nombril ; la plaie se referma et guérit.

321. Coppola (Dav.). — F. 9. Vives douleurs depuis un mois. Tumeur douloureuse à gauche de l'ombilic. Ouverture, sortie de 2 Asc., puis de 4 autres plus vivants. Fistule stercorale En 6 mois, plus de 100 Asc., dont 10 en un seul jour, sortent par la fistule.

322. Polvere (1834). — G. 5. Souffre depuis longtemps de vers et présente une tumeur à l'ombilic. Devant l'aggravation des symptômes, et le trismus, Polvere diagnostique helminthiase ; un anthelminthique provoque l'expulsion de 4 Asc. vivants ; la cure continuée, d'autres sortent par bouche et anus. La tumeur s'accroissant s'ouvre, et il en sort bientôt, avec du liquide, 4 Asc. vivants et plus tard 2 semi-vivants. L'anthelminthique renouvelé pour s'assurer si tous les parasites ont été chassés, on a recours à un traitement convenable, et le garçonnet se rétablit très vite.

323. Licci (1838). — G. 7. Depuis douze mois, douleurs à l'ombilic. Apparition d'une tuméfaction grosse comme un œuf de poule, qui s'ouvre spontanément, laissant sortir de la sanie et des lombrics. En plusieurs mois, 56 vers. Les signes d'helminthiase manquaient ; en dépit de purgations répétées, il n'était jamais apparu d'Asc. dans les selles (1).

324. Girone (1838). — G. 14. Déplorable état de santé. Douleurs à la région hypogastrique ; tuméfaction qui peu à peu s'enflamme et suppure, s'ouvrant et donnant issue à beaucoup de pus. Au bout de cinq jours, avec ce pus sort un Asc., puis à divers intervalles 4 autres avec des matières fécales. Disparition lente des troubles. Enfin guérison.

325. Pomeroy (1840). — Enfant. Issue de 40 Asc. par l'ombilic.

326. Bottini (1854). — G. 10. Symptômes graves. Région ombilicale très

(1) Observ. rapportée par Davaine sous le nom de Lini.

douloureuse, se perfore; issue de 3 lombrics, puis de 3 autres. Fistule. Traitements variés. Guérison en deux mois.

327. Pinger (1862). — F. 6, cachectique. Abcès vermineux de l'ombilic.

328. Vital (1874). — Six ans et demi; scrofuleux. Foyer purulent intra-péritonéal; tumeur ombilicale. Issue d'un Asc. à travers la tumeur.

329. Clemente (1878). — F. 5, porteuse d'Asc. Tumeur douloureuse à à l'ombilic; ouverture tardive; issue de pus et d'un Asc. Puis 7 autres vers, par intervalles; ni gaz ni matières. Anthelminthiques. Évacue par l'anus 48 Asc. La fistule se ferme. Guérison.

330. Casali (1879). —Jeune homme de dix-sept ans, dont 3 frères étaient morts d'éclampsie vermineuse. A eu à neuf ans une fistule ombilicale avec sortie d'Ascarides; ces accidents se sont répétés par intervalles jusqu'au moment où l'auteur voit le malade.

Issue d'Ascarides par une fistule ombilicale congénitale.

331. Poussin (Dav.). — Enfant. Ulcère à l'ombilic après la chute du cordon. Fistule. Issue de matières intestinales (?). A trois ans, sortie de lombrics pendant plusieurs mois.

332. Mac Swiney (1875). — G. Fistule ombilicale depuis la naissance; issue fréquente d'un liquide jaunâtre ne contenant ni sang ni bile. Aucun trouble jusqu'au jour où un Asc. sortit de cette fistule.

333. Miller (1893). — Trois semaines. Au sein depuis le troisième jour. Après la chute du cordon, suppuration de l'ombilic; fistule d'où sort un jour un Asc. de 18 centimètres. Mort par dépérissement progressif après une pneumonie. L'auteur admet que l'Asc. est sorti par la fistule déjà formée et rejette la perforation par le ver.

Régions diverses de l'abdomen.

334. Guastamachia (Dav.). — F. 5. Chute et contusion du côté droit du corps; à la suite, état morbide vague pendant deux mois. Puis coliques vives, expulsion d'Asc. par selles et vomissements. Tumeur inflammatoire de la *ligne blanche*, à quatre travers de doigt au-dessous de l'ombilic; ouverture spontanée; issue de pus et d'Asc. vivants. Fistule : matières sanieuses et nouveaux vers. Mort dans le marasme.

335. Courbon-Perusel (Dav.). — G. 14. Tumeur à l'*aine*. Ouverture par la potasse caustique, écoulement de pus, et le lendemain issue par la plaie d'un Asc.; expulsion d'autres par les selles. Guérison.

336. Medlin (1866). — G. 10, porteur d'Asc. Apparition dans la *région sacrée* d'une tumeur grosse comme un œuf, qui atteignit le volume d'un poing d'adulte et devint assez douloureuse pour empêcher les mouvements. Ouverture: issue d'un pus fluent, brunâtre, et d'un Asc. adulte mort. Guérison rapide.

337. *** (1872). — G. 10. Phlegmon des *bourses*. Incision; pus abondant,

Deux jours après, issue d'un Asc. par cette ouverture ; 10 autres en quelques jours. Pas de matières fécales, fait inexplicable étant donnée l'apparition d'une hernie inguinale droite, réductible, et la probabilité de la perforation intestinale.

338. De Sanctis (1880). — G. 15. Symptômes d'étranglement interne et contusion de la *région lombaire droite*. Purgatifs. Selles abondantes. Plusieurs semaines après, fièvre à type rémittent ; tumeur lombaire. On diagnostique abcès périnéphrétique. Incision : pus et matières fécales au milieu desquels un peloton de 15 Asc. vivants. Les jours suivants, issue de 30 autres vers. Guérison complète au bout de soixante-dix jours.

339. Léon (1900). — 6 ans. Après réduction d'une luxation coxo-fémorale, symptômes d'un abcès rétro-péritonéal chaud, visible dans la *région lombaire droite et sous le ligament de Fallope*. Incision. Pus fétide et un Asc. Imervol, qui a observé l'enfant, croit que le ver a déterminé cet abcès après avoir perforé l'intestin.

340. Slocker de la Rosa (1910). — 7 ans. Quelques mois après une occlusion intestinale grave, formation d'un abcès dans la *région de Petit droite*. Ouverture spontanée : issue d'Asc., puis de matières fécales. Fistule intermittente de la paroi postérieure du côlon ascendant. Intervention. Guérison.

Issue d'Ascarides par une plaie opératoire.

341. Von Genser (1901). — 5 ans. Appendicite et péritonite. Appendice distendu par un bol fécal. Trois semaines après, on constate dans la plaie un Asc. de 30 centimètres. Santonine : 2 autres vers.

342. Douriez (1901). — F. 14. Douleurs abdominales. Vomissements. Constipation. Purgatifs à répétition. Opération. Collection péricæcale ; perforation du cul-de-sac cæcal ; sept jours après, on trouve dans le pansement un Asc. mort. Les jours suivants, léger suintement fécaloïde. Vermifuge sans succès. Guérison avec fistule.

343. Broca (1904). — F. Péritonite suppurée soi-disant à pneumocoques. Deux mois environ après la laparotomie, issue par la plaie abdominale d'un Asc. qui était évidemment parvenu là par une perforation intestinale. Le pus n'avait jamais eu d'odeur stercorale.

344. Villemin (1904). — F. 11. Antécédents de tuberculose. Diagnostic d'appendicite. L'opération rectifie le diagnostic : péritonite tuberculeuse. On referme sans toucher à l'appendice. Quinze jours après, douleur au niveau de la plaie ; on débride : pus, puis matières ; une fistule stercorale s'établit et l'état de la malade s'améliore. Soupçonnant une inoculation tuberculeuse de la paroi abdominale, Villemin curette et ramène un Asc. de 23 centimètres, vivant. La loge occupée par le parasite se trouvait au voisinage de l'ombilic, entre le pannicule adipeux et les plans musculaires, communiquant peut-être avec la cavité péritonéale par un très petit pertuis, ce qu'il est difficile d'affirmer. Loge anfractueuse, tapissée d'un

revêtement caséeux. Dans les produits de raclage, ni bacilles ni œufs d'Asc. Un cobaye inoculé avec ces produits augmente de poids. L'enfant va bien. Le trajet fistuleux tend à diminuer progressivement.

345. Rabetz (1906). — 4 ans. Suture d'une anse grêle ; paroi intestinale fermée. Au second pansement, un Asc. de 4 centimètres sous le tampon ; puis, en un mois, 7 autres gros Asc.

346. Tillaye nous écrit avoir constaté un Asc. dans le pansement d'un G. 12, opéré d'appendicite à froid.

Abcès vermineux dû à des Oxyures.

347. Froehlich (1897). — G. 11. Petite tumeur siégeant dans le pli interfessier, près de l'anus ; volume d'une noix ; sommet rougeâtre ; bords jaune cuivré ; base indurée, empiétant sur les fesses. Pas d'érosion cutanée. Pression douloureuse. Par le toucher, la tumeur semble éloignée du rectum. Douleurs modérées, un peu de fièvre. Diagnostic : abcès périanal. Incision à l'anesthésie locale. Dans le pus (un demi-verre à bordeaux), nombreux Ox. pelotonnés, se déroulant rapidement avec une vitalité extraordinaire. On en compte plus de 60. Muqueuse rectale rouge, présentant par places un piqueté hémorragique. Au niveau de plusieurs de ces points ecchymotiques existaient de petites ulcérations peu profondes dans lesquelles le stylet pénétrait à 1 ou 2 millimètres. Mais, entre ces ulcérations et la cavité de l'abcès, il y avait au moins 2 centimètres d'épaisseur sans aucune communication. Traitement local et anthelminthique. Guérison.

Occlusion intestinale.

348. Bretonneau (1826). — 8 ans. Occlusion de l'intestin grêle par un peloton d'Asc. Convulsions. Vomissements. Mort.

349. Perrin (1852). — G. 2. Occlusion intestinale par un peloton d'Asc.

350. Mosler (1860). — G. 15, observé par Hoffmann. Robuste. Après un dîner copieux, est pris subitement de vomissements et de douleurs dans la région ombilicale. Compresses, opium, lavements, purgatifs, sangsues. Le lendemain, on constate une tumeur dans la région cæcale. Calomel et séné ; selles ; un peu de mieux. Les douleurs reparaissent avec convulsions, délire. Mort vers midi. Autopsie : péritonite ; exfoliation assez nettement limitée et congestion dans une petite partie de l'iléon ; un pied au delà, énorme agglomération d'Asc. obstruant presque entièrement l'intestin. Ces vers avaient évidemment produit la lésion ci-dessus, mais avaient progressé sous l'influence des évacuants.

351. Stepp (1887). — G. 4. Subitement, vomissements répétés, avec envies incessantes d'aller à la selle : liquide sanguinolent peu abondant. Collapsus. Météorisme. Diagnostic : occlusion de cause inconnue. Mort au bout de quatorze heures. Autopsie : immédiatement au-dessus de la

valvule iléo-cæcale, un peloton de 40 à 50 Asc. bouchant hermétiquement la lumière du canal intestinal; 30 à 35 autres dans l'intestin ; 2 dans l'estomac; 1 dans l'œsophage. Deux jours avant, la mère avait administré deux cuillerées à café de poudre vermifuge.

352. Stillyer (1893). — 5 ans. Presque moribond, sans connaissance. Mort. Autopsie : 42 Asc. dans l'intestin qui, par places, était complètement occlus. L'auteur pense que la cause de la mort est aussi bien l'occlusion que l'irritation directe de l'intestin.

353. Simon (1892). — G. 11. Occlusion intestinale. Anus contre nature. Rétablissement de la circulation intestinale après expulsion d'Asc. 7 Asc. vivants rendus le surlendemain de l'opération par l'anus artificiel. Or, la veille de l'opération, le malade avait rejeté 2 ou 3 Asc.

354. Rocheblave (1898). — F. 9. Occlusion intestinale produite par des Asc. agglomérés dans le côlon transverse à l'union du tiers gauche et des deux tiers droits. Laparotomie, massage et expression du gros intestin, où un paquet d'Asc. donne la sensation de grosses ficelles.

355. Mac Rae (1899). — G. 6 1/2. Phénomènes de collapsus sans vomissements. On croit à un empoisonnement; traitement en conséquence. État convulsif amélioré par le bromure et le chloral. Mort le lendemain. Autopsie : occlusion complète dans la partie terminale de l'intestin grêle par 3 Asc. pelotonnés en une masse. Congestion de quelques organes.

356. Schulhof (1903). — Iléus de cause inconnue, même au cours de l'opération. A la fin de celle-ci, vomissements contenant 2 Asc. Ultérieurement, 2 Asc. par l'anus.

357. Schachner (1903). — G. 5. Douleurs abdominales et vomissements. Opération. Invaginations multiples de l'iléon, aisément réductibles. En réduisant la première, on sent un grand Asc. On incise l'intestin et on le retire. Mort au troisième jour.

358. Porot (1904). — G. 2 1/2. Occlusion intestinale. Mort. Autopsie: pelotons d'Asc. agglomérés et invagination secondaire.

359. Winoconroff (1907). — F. 6. Un mois avant les accidents, avait vomi de nombreux Asc. Occlusion intestinale, levée spontanément. Expulsion de 110 Asc. Guérison.

360. Renon (1908). — G. 4 1/2, porteur de vers. Douleurs abdominales assez vives avec constipation. A la palpation, sensation d'un paquet de ficelles. Vermifuge. Expulsion d'Asc. Six semaines après, mêmes accidents, non amendés par un vermifuge. Au bout de dix jours, signes incontestables d'occlusion intestinale : vomissements; constipation absolue; tumeur sus-ombilicale douloureuse, dure, assez volumineuse, donnant l'impression d'une hernie épigastrique étranglée. A la palpation profonde, boudin douloureux dans le flanc droit. Laparotomie. Diverticule de Meckel contenant 42 Asc. et sphacélé par distension. Pendant l'opération, on voyait les Asc. faire effort pour sortir à travers les parois amincies. Guérison.

361. Miyake (1908). — G. 8. Subitement, douleurs abdominales et vomis-

sements. Anthelminthique, 2 vers. Anorexie, faiblesse, pouls petit, pas de fièvre; ventre ballonné; au-dessus et au-dessous de l'ombilic, masse intestinale en forme de cordon dur et sensible. Opération. La tumeur dure est constituée par une anse intestinale distendue, remplie par un peloton énorme d'Asc. La partie dilatée contient 83 Asc. vivants. Muqueuse hyperémiée, ecchymoses. Collapsus. Mort. Péritonite séro-purulente. 14 Asc. dans l'estomac et l'intestin.

362. Pelczynski (1888) (cité par Miyake). — F. 7. Au cours d'un iléo-typhus, avait présenté une tumeur sensible à la pression dans l'angle colique gauche. Disparition de la tumeur après évacuation de 22 Asc.

363. Del Lago (1908). — G. 7, après quelques jours de malaise, éprouve tout à coup des douleurs très vives dans la région de l'épigastre et de l'ombilic, avec vomissements et arrêt des matières. Pas de fièvre. A l'angle hépatique du côlon, on perçoit une tumeur dure, très douloureuse. Anthelminthique : 25 Asc. ; deux heures après, seconde selle, 20 Asc. Les jours suivants, expulsion de nombreux vers ; en dix jours, plus de 450, dont plusieurs par le vomissement. Guérison.

364. Bourreau et Tillaye (1908). — G. 6. Subitement, coliques intenses, vomissements, diarrhée. Selles teintées de sang vif, avec mucosités sanguinolentes. Ventre souple, affaissé ; pouls petit. Le lendemain, même état ; tuméfaction transversale au-dessous de l'ombilic, dure, douloureuse. Pas de fièvre. Diagnostic d'invagination. Opération. Invagination de l'intestin grêle. Mort. Autopsie. A quelques centimètres au-dessus de la lésion, un Asc. On peut admettre que les Asc. peuvent causer l'invagination en déterminant des contractions intestinales intenses.

365. Mygind (1909). — 1 an 1/2. Iléus vermineux par Asc. Entérotomie. Mort.

Voy. Zotoff, 307 et Broquet, 498.

Tumeurs vermineuses.

366. *Bull. de thérap.* (*in* Fidelin). — Jeune enfant porteur de vers. Tumeurs abdominales prises pour tubercules. Mort dans le coma. Ces tubercules mésentériques étaient simplement des pelotons de vers.

367. Fidelin (1873). — 5. Signes de carreau. Tumeurs en imposant pour des tubercules. Oxyures. Rechute pendant deux ans malgré le traitement.

368. Id. — 7 ans. Cas semblable.

369. Bourquin (1909). — 8 à 9 ans. Symptômes de péritonite tuberculeuse ; la laparotomie révéla la présence de vers ; lavements ; expulsion de centaines de vers. Guérison.

Voy. *Occlusion intestinale*, obs. de Mosler, Renon, Miyake, Pelczynski, Del Lago, Bourreau et Tillaye, et obs. 419.

Appendicite. — Pseudo-appendicite.

Ascarides dans l'appendice.

370. Weisse (1842). — G. 12. Convulsions toniques. Un Asc. dans l'appendice.

Depierris (1898). — Voy. *Pseudo-méningite*.

371. Poucel (1904). — 13 ans. Mort de variole, 28 Asc. dans l'intestin; 2 s'étaient introduits dans l'appendice, qu'ils avaient fortement dilaté, sans aucune trace d'inflammation appendiculaire ou périappendiculaire.

Ascarides et perforation de l'appendice.

372. Guersant (*in* Becquerel, 1841). — G. 3. Perforation de l'appendice: ouverture arrondie qui étrangle complètement 2 Asc.; l'un sort de deux tiers, l'autre d'un tiers; ils sont tellement comprimés qu'aucune goutte de liquide ne pourrait sortir de l'intestin. Pas trace d'inflammation. 3 Asc. dans le grand épiploon. 5 ou 6 dans le cæcum, qui communique librement avec l'appendice; la perforation de celui-ci n'est pas due à une ulcération, mais elle peut être due à une usure.

373. Becquerel (1841). — G. 11. Mort de péritonite par perforation. Dans le liquide, 4 Asc. Une perforation à l'extrémité de l'appendice circulaire, faite comme par usure et non par ulcération; cinq autres sur le côlon.

374. Von Dueben (1855). — 3 ans 9 mois. Trachéo-bronchite chronique. Autopsie : processus vermiforme rongé dans tout son pourtour par un ulcère et offrant une longue ouverture. On trouve dans l'abdomen, au milieu d'une exsudation séro-purulente, 47 Asc.

375. Brun (1900). — G. 12. Crise aiguë d'appendicite. Opération. Appendice perforé ; après son ablation, on trouva dans un foyer de la dimension d'une noix, tapissé d'une fausse membrane verdâtre, un cadavre d'Asc. Il paraît évident que ce parasite s'était échappé de l'appendice.

376. Schwankhaus (1901). — G. 13. Appendicite avec péritonite généralisée et occlusion intestinale. Mort au bout de vingt-quatre heures. A la pointe de l'appendice, perforation vis-à-vis de laquelle, entre la masse intestinale et le péritoine on voyait un gros Asc. femelle. Aucun autre orifice sur l'intestin. L'appendice renfermait un entérolithe gros comme un haricot, dont la présence ne plaide guère en faveur d'une perforation directe des tuniques de l'appendice par l'Asc.

377. Cannaday (1909). — G. 12. Appendicite perforative. Dans l'orifice du processus vermiforme est fixé un Asc. mort. L'auteur croit qu'il a perforé l'appendice.

Appendicites et pseudo-appendicites à Ascarides.

378. Jadelot (1808) (*in* A. Kelly, 1903). — G. 13. Mort de maladie traitée comme fièvre adynamique. Nombreux vers lombricoïdes dans l'intestin ; 4 dans la cavité de l'appendice.

379. Mme Arboré-Rally (1900). — G. 10. Deux chirurgiens diagnostiquent appendicite avec péritonite généralisée et refusent d'intervenir à cause de la gravité de la situation. Accalmie de quelques heures. A minuit, nouvelle agitation, lipothymie ; vomissements et douleurs reprennent. A 4 h., dans des vomissements porracés striés de sang, 1 Asc. vivant. Amélioration notable. Un lavement salé fait disparaître les derniers troubles. 3 jours après, calomel-santonine. Un Asc. Depuis, santé parfaite.

380. Fayon (1901). — G. 14, chez lequel on diagnostique appendicite avec abcès péritonéal. Opération refusée par la famille. Le soir, au milieu de vomissements, l'enfant rend 2 Asc. vivants. Dès lors, la fièvre tombe ; douleurs moins vives. Le lendemain, nouveau vomissement. Encore 1 lombric. Le ventre redevient souple ; les douleurs disparaissent. Sort quelques jours après, non rétabli, mais très amélioré.

381. Metchnikoff (1901). — 12 ans. Symptômes d'appendicite calmés en vingt-quatre heures par l'opium. Selles : œufs de Tr. et d'Asc. ; après amendement des accidents aigus, santonine : 3 Asc. Depuis trois ans, aucun nouvel accident.

382. Santillana (1903). — F. 11. Symptômes d'appendicite aiguë grave après quatre jours de constipation. Le sixième jour, les douleurs reparaissent en dépit du traitement, puis diminuent après vomissement d'un Asc. Le septième jour, santonine-calomel : 3 Asc. ; amélioration immédiate. Le huitième jour, les phénomènes aigus reparaissent. Amélioration le lendemain, puis guérison complète.

383. Porte (1903). — Vomissements ; diarrhée ; douleurs dans le ventre, subitement, la nuit. Puis syndrome péritonéal grave, avec hypothermie. Le soir, selle : 2 Asc. Guérison.

384. Galli-Valerio (1903). — F. La sœur de l'enfant qui fait l'objet de son travail présentait de graves symptômes d'appendicite ; traitée par un anthelminthique, elle évacua un grand nombre d'Asc., fut immédiatement soulagée, et tous les symptômes d'empâtement de la fosse iliaque droite disparurent comme par enchantement. Guérison.

385. Bertholet (1904). — G. 15, mousse. Signes d'embarras gastrique, puis diagnostic de granulie. Nombreux vomissements et selles diarrhéiques avec Asc. Empâtement de la fosse iliaque gauche ; cyanose, coma, mort. Appendice rigide contenant en partie un Asc. ; pas de perforation. 5 autres Asc. dans le cæcum.

386. Lévêque (*in* Ragaine, 1905). — G. 8 1/2. Crise d'appendicite. Vers la fin de la crise, l'enfant expulse un Asc. Quatre mois après, deuxième crise, opérée à froid.

387. Castellani (1906). — F. 14. Appendice congestionné, dur, contenant un Asc. mort, à demi entré dans sa cavité, et si serré qu'on ne parvenait pas à le retirer. Entre lui et la paroi, liquide purulent contenant du *B. coli.*

388. Barkley (1908). — Rapporte des faits analogues à celui de Mme Arboré-Rally.

389. Fauquet (1909). — F. 7, Chinoise. Signes d'embarras gastrique ; Asc. vomis. Santonine-calomel : quelques vers. Le quatrième jour, symptomatologie complète d'appendicite aiguë; cela dure deux jours, puis s'améliore légèrement. Le traitement anthelminthique, interrompu pendant la crise aiguë, est repris : expulsion de nouveaux Asc. ; guérison.

390. Gauder (1909). — Signes d'appendicite. Purgatif : 30 Asc. expulsés ; disparition de tous les symptômes.

391. Baginsky (1909). — G. Symptômes d'appendicite fébrile. 800 Asc. en pelotons. Guérison après expulsion des vers.

Appendicites à Trichocéphales.

392. Guinard (1901). — F. 10. Appendicite sans aucune crise antérieure. 1 Tr. dans l'appendice. Muqueuse tachetée d'un piqueté hémorragique.

393. Girard (1901). — F. 8. Op. d'urgence pour péritonite. App. apparemment sain, contenant vers son extrémité libre deux Tr. « La coupe comprend deux exemplaires de *Trichocephalus hominis* (un mâle et une femelle), coupés dans la zone postérieure ou génitale du corps, plus une coupe de l'extrémité antérieure ou œsophagienne de l'un d'eux. Cette dernière est même très instructive, en ce sens qu'elle tranche la question encore discutée de savoir si les Trichocéphales introduisent ou non leur extrémité antérieure dans la muqueuse. On voit ici que l'extrémité antérieure est à l'intérieur même de la muqueuse » (Note du Pr. A. Railliet). A cet endroit, zone très enflammée où, au milieu des leucocytes, se trouve toute une flore bactérienne (Streptocoques, Bacilles ramifiés prenant le Gram, Cocco-Bacilles ne le prenant pas).

394. Gourtin (*in* Bertholet, 1904). — 10 ans. Appendicite grave avec phlegmon périappendiculaire. Appendice et cæcum gangrenés. Fistule pyo-stercorale; consécutivement, hernie du cæcum, où l'on trouve en assez grande abondance le *Tr. dispar.*

395. Silhol (1905). — G. 12. Appendicectomie à froid. 2 Tr. vivants et fixés sur la muqueuse de l'appendice dont la paroi épaissie, les lésions de folliculite, attestaient l'inflammation antécédente.

396. Riou (1908). — G. 10 1/2 (obs. XVI). Appendicite chronique. Appendice long. Parois épaisses. Muqueuse congestionnée et enflammée ; un point de folliculite hémorragique à la base. Près de la pointe, un Tr.

397. Id. — F. 15. (obs. XXVI). App. 12 centimètres, replié sur lui, renflé à la pointe. 3 rétrécissements. Tissu blanc, scléreux, crie sous le couteau. A la base, quelques points de folliculite. Au milieu, 4 Tr.

398. Id. — F. 13. (obs. XLVI). Appendicite chronique d'emblée. App. petit ; rétrécissement annulaire à 1 centimètre de la pointe. Pointe sclérosée. Le reste de la muqueuse présente un piqueté hortensia. L'organe contient des Tr.

399. Princeteau (1911). — F. 13. Appendicite chronique datant de trois ans. Appendicectomie à froid. L'organe contient un Tr. vivant doué de mouvements actifs très intenses. Rien d'autre dans le contenu de l'appendice, constitué par de petites scybales.

Appendicites à Oxyures.

400. Still (1899). — G. 9. Rhumatisme avec pleurésie et péricardite. Quatre semaines avant la mort, douleurs dans la fosse iliaque droite. A l'autopsie, appendice gros, épaississement des parois. Dans la partie distale, 111 Ox., la plupart jeunes. Donc, la douleur dans la fosse iliaque droite peut résulter d'un catarrhe de l'appendice dû aux Ox.

401. Id. — G. 6. Douleurs abdominales depuis plusieurs mois et vomissements depuis quatre jours. Quelques douleurs dans la fosse iliaque droite ; abdomen lâche. T. 100°, 2 Fahr. Douleurs disparaissent. Pendant quelques mois, Ox., vomissements fréquents, terreurs nocturnes. Le tout diminuant quand diminuent les Ox. Cela dure deux ans, en dépit du traitement.

402. Id. — La douleur de la fosse iliaque droite, simulant l'appendicite, a paru exister encore dans d'autres cas. L'auteur en rapporte 3 où l'appendice était épaissi et où l'on pouvait prévoir la présence des vers à cause de cet épaississement.

403. Jullien (1901). — G. 12. Après vaccination, accuse subitement au point de Mac Burney une douleur que la pression exagère ; cela dure dix minutes et disparaît ; ce fait se renouvelle deux ou trois fois par jour. Un mois après, expulsion de nombreux Ox. Traitement. Guérison.

404. Hubbard (1903). — F. 9. Abcès péri-appendiculaire. 2 Ox. dans l'appendice.

405. Galli-Valerio (1903). — G. 5 1/2. Péritonite appendiculaire. Opération. Mort. Appendice perforé à 1 centimètre de la pointe. Rempli de matières molles, contenant un certain nombre d'Ox. mâles. Femelles rares. Œufs de Tr. *Examen histologique :* vaisseaux gorgés de sang, sans grande inflammation à la périphérie. En différents points, dans l'épaisseur de la muqueuse, cavités entourées d'une zone infiltrée, et paraissant avoir été produites par des Ox., ce que confirme la présence, dans la muqueuse, de l'extrémité postérieure d'un Ox. mâle.

406. Erdmann (1903). — 5 1/2. Brusquement, fièvre, pouls 140. Grand nombre d'Ox. dans l'appendice.

407. Hall (1904). — F. 9. Vomissements. Douleurs abdominales, surtout périombilicales. Pouls 124 ; T. normale. Laparotomie. Appendice rouge, épaissi, gangrené et perforé. 2 Ox. et *Staphylococcus pyogenes.*

408. Moty (*in* Bertholet, 1904). — G. 10. Brusquement, colique appendiculaire. Traitement. Guérison rapide. Pendant un an, prend du bismuth et, de temps à autre, une dose de calomel pour se débarrasser d'Ox. tenaces. Depuis un an, a cessé tout traitement et n'a jamais rien ressenti du côté de l'appendice.

409. Hippius et Lewinson (1907). — F. 6. 80 Ox. dans l'appendice. Lésions profondes des parois (destruction mécanique de la muqueuse et de la sous-muqueuse, atrophie de la muqueuse et de la musculeuse). Néanmoins, il ne s'ensuivit aucune inflammation ; l'appendice avait réagi vis-à-vis des Ox. comme à l'égard d'un corps étranger stérile.

410. Weinberg (1907). — G. 11, soigné par le Dr Thévenard. Appendicite aiguë. Appendice 8 centimètres, congestionné. Un peu de mucus ; à $1^{cm},5$ de son extrémité libre, un Ox. femelle embrochant la muqueuse ; il est fixé très solidement. En outre, un œuf de Tr. dans le mucus. *Examen histologique :* le ver pénètre profondément dans le chorion et même dans la couche superficielle de la sous-muqueuse. Autour de lui, chorion et sous-muqueuse sont fortement enflammés ; polynucléaires ; nombreux microbes, prenant le Gram, probablement des anaérobies. Muqueuse partout ulcérée à ce niveau : on ne trouve que quelques glandes conservées au point de pénétration de l'Ox. De ce foyer inflammatoire périparasitaire partent des traînées de lymphangite qui gagnent la sous-muqueuse et même la sous-séreuse. Le maximum des lésions siège au niveau de l'Ox.

411. Brumpt et Lecène (1909). — G. 11. Opéré 19 sept. 1908. Appendice gonflé, turgescent. Nombreuses taches hémorragiques et folliculite aiguë. Cordon noirâtre de sang emprisonnant une cinquantaine d'Ox. mâles et femelles. Certains d'entre eux sont fixés sur la muqueuse au niveau des plaques hémorragiques. Aucun débris fécal. *Examen histologique :* folliculite hémorragique. Sous-muqueuse sclérosée. En certains points correspondant aux ecchymoses, on trouve la muqueuse détruite et des traînées remplies de sang pénétrant dans l'épaisseur de l'organe. Ailleurs, coupe transversale d'un Ox. mâle. Autour, le Gram et la thionine n'ont pas permis de déceler de microbes. Leucocytes éosinophiles plus abondants que normalement. En outre, cavité entourée de cellules à noyaux aplatis, précédemment occupée par un Ox.

412. Menetrier (1909). — *Appendicite avec parasites intracavitaires.* — F. 15. Opérée après troisième crise d'appendicite. Lésions anciennes. Rétrécissement du tiers inférieur. Sclérose de la sous-muqueuse étendue à la muqueuse dont les glandes avaient disparu. Dans la partie supérieure peu modifiée macroscopiquement, nombreux Ox. — *Examen histologique.* Sur la coupe, section transversale de 7 vers contenus dans la cavité de l'appendice. Tissus parfaitement intacts à ce niveau : revêtement épithélial partout continu, mais apparence hyperplasique des tissus, particulièrement des glandes et des follicules lymphatiques ; nombre anormal de cellules en voie de karyokinèse. Il y a là plus que le processus

physiologique de cet âge, il y a une réaction proliférative et hyperplasique, sans apparences inflammatoires proprement dites, due selon toute vraisemblance aux produits d'excrétion irritants des Ox.

413. ROMANOVITCH (1911). — F. 13 1/2. Opérée par M. Walther. Appendice 12 centimètres, régulièrement tuméfié et congestionné. Liquide sanguinolent. Une douzaine d'Ox. dont quelques-uns fixés sur la paroi. Muqueuse congestionnée, présente des lésions hémorragiques au niveau même de la fixation des parasites. A la coupe, ces lésions envahissent en certains points toute l'épaisseur de la muqueuse. — *Examen bactériologique* : 1° frottis du contenu : *Staphylocoque perfringens*, *Entérocoque*, *B. bifidus*. Bacilles ne prenant pas le Gram et bâtonnets très fins le prenant ; 2° ensemencement : cultures de *B. bifidus*, colonies de *perfringens*, de *B. coli*, d'*Entérocoque* et d'un Bacille ne prenant pas le Gram, encore indéterminé. — *Examen histologique* : sur les coupes passant au niveau de la fixation des Ox., lésions considérables. Muqueuse ulcérée ; l'infiltration inflammatoire trouvée autour du parasite envahit les couches profondes pour arriver jusque dans la région sous-péritonéale. On y reconnaît la plupart des microbes précédents, y compris le *B. bifidus* ; celui-ci existe aussi dans le tissu conjonctif sous-péritonéal. Quelques unités de *perfringens* dans l'intérieur des capillaires sanguins. A noter que le *B. bifidus* n'avait encore été trouvé que dans l'appendice sain (Zuber et Veillon) ; de plus, ce microbe ne paraît pas avoir neutralisé ici l'action nocive des autres microbes introduits en même temps que lui.

9° Migrations.

Migration dans les canaux pancréatiques.

ROKITANSKY (1861). — G. 9. Deux Asc. dans le canal de Wirsung (Voy. *Voies biliaires*, 416).

414. GHEDINI (1904). — G. 8, mort avec des signes de méningite basilaire. Avait présenté des douleurs très aiguës localisées dans la région supérieure de l'abdomen, exaspérées par la palpation et accompagnées de hoquets. Autopsie. Outre lésions cérébrales, nombreux Asc. dans le duodénum. Sur des coupes verticales du pancréas gros et dur, on voyait des vers cylindriques remplissant les canaux excréteurs pancréatiques, les plus gros dans la tête du viscère, les plus petits dans la queue. Canaux pancréatiques dilatés ; parois épaissies. Tissu conjonctif interstitiel infiltré de petites cellules rondes. Donc pancréatite interstitielle notable.

VIERORDT (1904). — Ascarides dans le pancréas ; leur présence avait été présumée pendant la vie (Voy. *Voies biliaires*).

MIGRATIONS DANS LE FOIE ET LES VOIES BILIAIRES.

415. TARTAGLIA (1805). — G. Foie envahi partout par des Asc.

416. LIEUTAUD (Dav.). — 14 ans. Un lombric dans le cholédoque.

417. GUERSANT (Dav.). — Coliques légères. Convulsions. Mort rapide. Aucune lésion nerveuse. Deux Asc. dans le canal hépatique, profondément introduits dans les voies biliaires. L'introduction *brusque* et *instantanée* de ces vers dans les conduits biliaires paraît avoir été la cause des convulsions.

418. ESTEVENET (Dav.). — 3 ans. Conduits hépatiques remplis de lombrics qui occupent jusqu'aux dernières ramifications de ces canaux près de la superficie de l'organe.

419. *** (Dav., obs. XXIII). — 30 mois. Signes de tuberculose pulmonaire et ganglionnaire. Rend 15 Asc. Pouls lent, irrégulier ; constipation opiniâtre. Nombreuses tumeurs abdominales prises pour des masses tuberculeuses. Mort sans convulsions. Autopsie : intestin, cæcum surtout, plein d'Asc. ; ce sont ces vers qui avaient fait croire à des tumeurs mésentériques. Dans le cholédoque, au confluent des voies biliaires, lombrics volumineux, distendant les canaux et formant une espèce d'ampoule située profondément dans l'intérieur de l'organe.

420. LEIDY (Dav.). — Le foie d'un enfant, conservé à l'*University Museum* (de Philadelphie ?) contient plusieurs Asc., qui ont pénétré jusque dans les divisions du conduit hépatique.

421. BOURGEOIS (Dav.). — G. 7 à 8. Vers le milieu de la glande biliaire, lombric de 5 à 6 centimètres, mort depuis peu, occupant une dilatation considérable des conduits excréteurs de la bile ; les parois de cette espèce de poche étaient minces et ne paraissaient nullement enflammées.

422. LAENNEC (Dav.). — 2 ans 1/2 environ. Pas de renseignements cliniques. Les voies biliaires, cholédoque, hépatique et ses ramifications, dilatées, contenaient des lombrics. Rougeurs et un peu d'épaississement de la muqueuse des voies biliaires, par endroits ; en quelques points, cette muqueuse était rongée et totalement détruite ; les vers s'y trouvaient en contact immédiat avec le foie, dans lequel ils avaient creusé de petites cavités dont quelques-unes auraient pu loger une amande. La vésicule biliaire était pleine d'Asc. Pas de vers dans le conduit cystique ni dans l'intestin.

423. TONNELÉ (Dav.). — Jeune garçon. Troubles digestifs, amaigrissement. Ventre volumineux, sensible à la plus légère pression, surtout dans la région du foie ; diarrhée ; signes généraux graves. Meurt de pneumonie post-morbilleuse. 30 lombrics dans l'intestin grêle. Muqueuse fort injectée dans les points où ils séjournaient. Trois abcès hépatiques isolés ; dans l'un d'eux, un gros lombric. Pas de communication entre les abcès et les voies biliaires. T. pense que le ver s'est développé sur place, causant les accidents constatés.

424. Lebert (Dav.). — F. 15. Le 8 décembre 1854, violent frisson ; fièvre ; douleurs vagues dans le côté droit de l'abdomen ; diarrhée. Le 16, foie très douloureux, hypertrophié. Puis signes pulmonaires. Le 26, expulsion de lombrics par bouche et anus. Le 11 janvier, matité hépatique augmentée. Aggravation des signes pulmonaires. Mort le 13. Autopsie. Pyopneumothorax. Canaux biliaires dilatés contiennent des lombrics. Abcès multiples du foie surtout dans le lobe droit ; plusieurs communiquent avec les voies biliaires ; dans deux, lombrics très altérés. Leur volume varie de celui d'un pois à celui d'une pomme. L'un d'eux communique avec la base du lobe pulmonaire inférieur droit par une large ouverture.

425. Pellizzari (Dav.). — Fièvre, toux, expectoration, douleurs abdominales, surtout dans l'hypocondre droit. Signes pulmonaires. Foie gros et douloureux. Vomissements contenant des Asc. Mort. Autopsie : 9 Asc. dans l'intestin grêle. Foie volumineux, rouge foncé, de consistance normale. 6 Asc. pendant de l'orifice du cholédoque dans le duodénum. Au total, 16 vers, dont 12 femelles de 18 à 20 centimètres ; extrémité caudale vers le duodénum. 6 vers, qui avaient pénétré dans les secondes et troisièmes divisions des conduits biliaires, étaient repliés sur eux-mêmes, dilatant beaucoup les canaux ; 2 étaient en partie dans les canaux, en partie dans le parenchyme hépatique ; 2 dans le conduit hépatique et ses premières divisions. Les canaux principaux étaient seulement dilatés ; ceux de deuxième et troisième ordres présentaient des arborisations vasculaires avec un gonflement des tuniques.

426. Rokitansky (*in* Xémard). — G. 9. Cholédoque et hépatique très dilatés, remplis d'Asc. Ceux-ci ont pénétré dans la plupart des canaux biliaires et se découvrent à la surface du foie par des proéminences blanchâtres. L'embouchure du cholédoque est large d'un pouce.

427. Batterbury (*Id.*). — G. 6, porteur d'Asc. Symptômes de jaunisse ; abattement, douleurs abdominales, céphalée, fatigue, anorexie, diarrhée. Ictère progressif ; face pâle, urines sombres. Santonine-calomel, à plusieurs reprises. Asc. expulsés. La cause de la jaunisse est peut-être ici sujette à caution, dit l'auteur, mais, à son avis, elle est due probablement à ce qu'un Asc. est entré dans le cholédoque.

428. Padley (*Id.*). — F. 5. Signes de jaunisse, vomissements, quelques douleurs abdominales, constipation. Calomel. Un lombric mort. Amélioration. Probabilité comme ci-dessus.

429. Scheuthauer (*Id.*). — 4 ans. Mort d'empyème droit et d'affection hépatique. Abcès du foie provoqués par des vers dans les canaux biliaires. Dans un des abcès du lobe droit, un Asc. ; plusieurs dans le cholédoque ; beaucoup dans l'intestin grêle.

430. Sinnhold (*Id.*). — F. 5 1/2, porteuse d'Asc. Plusieurs abcès du foie gros comme noix et noisettes. Mais on ne voit pas nettement le rapport de cause à effet. Cas douteux.

431. Steiner (*Id.*). — Ictère variable pendant plusieurs semaines. Un Asc. dans les voies biliaires.

432. Borger (*Id.*). — F. 4 1/2, traitée pour helminthiase. Asc. Quelques troubles, puis scarlatine. Chaque jour, nombreux Asc. par bouche et anus. Mort. Autopsie : à la face inférieure du foie, 12 Asc. fichés dans le cholédoque fort dilaté, la tête dirigée vers l'intérieur. La surface du foie présentait de nombreuses taches sombres. Au microscope, cristaux d'hématoïdine et nombreux œufs d'Asc. Section du foie : nombreuses cavernes constituées par des canaux biliaires dilatés avec parois épaissies et conduisant dans des cavités abcédées.

433. Brown (1824). — 9 ans. 206 Asc., dont 16 dans le foie.

434. Flögel (1883). — 2 1/2. Mort avec des symptômes d'ictère et des convulsions. Canal biliaire commun (cholédoque) perforé près de son origine par deux Asc., dont la moitié antérieure faisait issue dans la cavité abdominale. Pas trace d'inflammation. 32 Asc. dans l'intestin grêle.

435. Archambault (1883). — F. 5. Signes de choléra. Avait rendu 3 Asc. avant la mort. Perforation de l'estomac. Péritonite généralisée. Nombreux Asc. dans les voies biliaires ; en divers points, des kystes qui renferment tous un Asc.

436. Bernhard (1886). — G. 13. Abcès primitif du foie. Pleurite exsudative du côté droit. Ponction sans résultat, puis résection des cinquième et sixième côtes ; évacuation de 800 centimètres cubes de liquide séreux. Puis résection de la neuvième côte : on constate près de la face supérieure du foie une cavité purulente deux fois grosse comme le poing. Mort trois jours après. Abcès occupant toute la moitié postérieure du lobe droit; pleurésie purulente et péritonite séreuse. Nombreux Asc. dans le duodénum et le naso-pharynx. L'auteur considère ces vers comme la cause de l'abcès et croit qu'ils peuvent jouer un rôle dans la production de maints abcès du foie inexpliqués et soi-disant primitifs.

437. Krassnobajev (1895). — 10 mois. Nombreux Asc. dans l'intestin ; un dans le cholédoque et un dans la vésicule biliaire. Dans la portion supérieure du lobe gauche du foie, un petit canal biliaire dilaté, gros comme le petit doigt, contenait 3 Asc. Dans le lobe droit, trois dilatations semblables, pleines d'Asc. Aucun symptôme n'avait permis de songer à ce diagnostic.

438. Variot (1902). — F. 2 1/2. Sur la coupe du lobe droit du foie, on voit deux tronçons d'Asc. sortant du parenchyme comme deux tuyaux de pipe accolés parallèlement. Ces Asc. sont manifestement logés dans un canal biliaire qu'ils ont dilaté assez fortement sans que la substance hépatique paraisse modifiée par refoulement, macroscopiquement du moins. Une douzaine d'Asc. dans l'intestin. Pendant la vie, aucun symptôme d'ascaridiose hépatique ou intestinale ; pas d'ictère.

Schulhof (1903). — Voy. *Occlusion intestinale*, 356. — Il y avait un conglomérat d'Asc. dans la vésicule biliaire.

439. Mya. — 5 ans. Géophage ayant vomi de nombreux Asc., et mort de broncho-pneumonie. Canaux biliaires dilatés, remplis d'Asc.; foie gros, adhérent au diaphragme. A la coupe du foie, gros abcès atteignant la

capsule. En exprimant le foie, on en fit sortir plus de 40 Asc. Il y en avait par places 3 ou 4 l'un près de l'autre dans les plus grands canaux. Cholédoque, cystique, hépatique en étaient presque obstrués, ainsi que l'intestin grêle. Par contre, on trouvait des Tr. dans le cæcum, le còlon, le rectum. Microscopiquement, ces Asc. étaient pleins de bactéries. Petits abcès au sein du parenchyme hépatique ; hémorragies dans quelques canaux biliaires. Par places, néoformations de ces canaux. Cellules hépatiques en dégénérescence graisseuse. Malgré ces altérations graves, il n'y avait pas eu d'ictère.

440. Vierordt (1904). — 2 ans. Pendant une semaine, avait rendu chaque jour des Asc. par la bouche et l'anus ; tuméfaction du foie et fièvre irrégulière. Nombreux abcès hépatiques remplis d'Asc. et aussi pénétration d'Asc. dans le pancréas.

Migration des Ascarides dans les voies respiratoires.

441. *** (Dav., 10e cas). — F. 9, rachitique. Suffocation, efforts de toux, comme pour expulser un corps étranger des voies aériennes ; douleur de gorge. Asphyxie. Mort. 1 Asc. trouvé vivant dans le pharynx est sans doute responsable des accidents.

442. Aronssohn fils (Dav.). — F. 8. Toux soudaine, très forte, rebelle. Suffocation pendant deux heures. Expulsion d'un « Strongle » vivant : la toux cesse immédiatement.

443. Haller (Albert v.) (Dav.). — F. 10. «... fauces atque os lumbricis plenum, duo vere de terete genere vermes in aspera arteria, ad cordis sedem, inque principio pulmonis reperti sunt, manifesti suffocationis auctores ».

444. Pouppé-Desportes (Dav.). — 4 ou 5 ans. Perte de connaissance, convulsions; mort au bout de deux ou trois heures. Un ver dans l'estomac, un dans l'œsophage, un à moitié passé dans la glotte, ce dernier ayant causé la mort.

445. Aronssohn (Dav.). — F. 9. Prise soudain de troubles respiratoires ; dyspnée, vomissements noirâtres, crachements continuels, convulsions, trismus, angoisse, mort. 37 vers, dont un engagé en partie dans la trachée, en partie dans la bronche droite. La muqueuse de celle-ci était injectée et recouverte de mucosités rougeâtres.

446. Andral et Blandin (Dav.). — Enfant. Dyspnée extrême ; asphyxie, mort. Asc. en partie dans la glotte, en partie dans le pharynx.

447. Tonnelé (Dav.). — G. 9. Dyspnée soudaine ; douleur rapportée confusément à la partie supérieure de la poitrine et à la région cervicale ; trismus, agitation. Rien du côté de l'appareil respiratoire. Mort le lendemain. Un lombric, allant de la trachée à l'œsophage, obstruait presque entièrement la cavité du larynx. Un autre sous la langue ; d'autres dans l'intestin grêle.

448. Bourgeois (Dav.). — 4. Suffocation soudaine. Mort rapide. Un Asc. à cheval sur larynx, comme ci-dessus.

449. Rosch. — Enfant paraissant atteint de croup. Deux vers dans la trachée.

450. — Botto (1843). — G. 4. Suffocation attribuée à un corps étranger. Trachéotomie sans résultat. Amélioration, puis symptômes d'helminthiase ; anthelminthiques : Asc. Mieux passager. Les accès de suffocation se répètent. Mort en quelques jours. Autopsie : lésions bronchiques et pulmonaires ; un gros peloton d'Asc. dans l'estomac et plus de 60 Asc. dans l'intestin.

451. Keber (1852). — G. 5. Enrouement et toux. Dyspnée progressive et mort le troisième jour avec des accidents de suffocation. On trouve un Asc. allant depuis le cricoïde jusqu'à la bifurcation. Muqueuse trachéale rouge, légèrement injectée et recouverte d'une écume à fines bulles, en partie sanglante. Asc. dans le pharynx, l'estomac, l'intestin grêle. Intérêt médico-légal : le père corrigeant souvent son enfant parce qu'il urinait au lit, on avait tout d'abord attribué la mort à cette cause.

452. Smyly (1866). — G. 3. Dyspnée subite, intense, exigeant la trachéotomie. Néanmoins, mort le deuxième jour, avec des convulsions. Plusieurs Asc. dans le pharynx, un autre formant des sinuosités jusqu'à la bifurcation. Smyly cite un cas analogue trouvé dans Andral (probablement le même que Andral et Blandin, 446).

453. Delasiauve (1868). — Enfant comateux ; signes de sténose laryngée. Extraction avec une petite pince d'un Asc. dans la paroi œsophago-trachéale. Survie.

454. Dressler (1869). — 6 mois. 8 jours de bronchite. Mort subite. Un Asc. enveloppé de mucus, s'étendant de l'épiglotte à la bifurcation de la trachée. Dr. croit à mort par contraction de la glotte.

455. Steiner (1873). — Asc. dans la trachée et la bronche droite chez un enfant trachéotomisé pour croup. Pneumonie.

456. Donati (1878). — G. avait rendu Asc. par l'anus et la bouche. Mort subite. A l'autopsie, un Asc. de 20 centimètres, allant de l'épiglotte au quatrième anneau de la trachée ; un second était enroulé autour de lui ; suivaient un troisième et un quatrième qui étaient encore dans l'œsophage.

457. Fürst (1879). — F. 4 ans. Suffocation brusque, sans prodromes. Pensant à un corps étranger, Fürst fit une trachéotomie, sans succès. 2 heures après la mort, issue d'un Asc. vivant par le nez. Aryténoïdes légèrement injectés. Poumons œdématiés et congestionnés. Un Asc. dans le duodénum.

458. Normann (1881). — G. 4. Troubles prononcés de la respiration, en particulier diminution de l'inspiration. Pas d'enrouement ni d'amygdalite. Mort. Asc. dans la trachée et le larynx, débordant de 2 centimètres l'épiglotte.

459. Sievers (1887). — G. 4. Fistule œsophago-trachéale. Plusieurs Asc. dans les voies aériennes (passés là après la mort ?).

460. Nauwerk (1894). — F. 11. Après d'abondants vomissements, légers accidents dyspnéiques qui se répétèrent quelques heures plus tard. Mort en quatre minutes. Nombreux Asc. dans l'intestin grêle, l'estomac et surtout

l'œsophage. Un Asc. engagé par ses deux tiers antérieurs dans le larynx et la trachée; un autre allant de l'entrée de l'œsophage jusque dans la bronche droite; un troisième replié dans la bronche gauche, puis dans la droite. Ces vers étaient macérés; ils n'avaient donc pas émigré spontanément dans les voies respiratoires, mais y avaient été aspirés par les vomissements répétés.

461. Rabot (1904). — Enfant. Dyspnée excessive avec angine pseudomembraneuse nettement diphtérique. Le tubage augmente la dyspnée. Trachéotomie. Issue d'un Asc. venu vraisemblablement de l'œsophage sous l'influence de la fièvre.

Voy. *Médecine légale*, obs. de Negresco et de Descouts.

Migrations dans les voies génito-urinaires.

462. Claudinus (Dav.). — G. 7 à 8. Vers vivants dans les urines.

463. Alghisi (Dav.). — 7 ans. Asc. et Ox. dans les urines. Trajet fistuleux allant du rectum à la vessie.

464. Chopart (Dav.). — 8 ans. Asc. sorti par l'urètre. Fistule urétro-rectale à la suite d'une taille.

465. Kingdon (Dav.). — 7 ans. Rétention d'urine pendant plus de huit jours; alors un lombric fut retiré du méat par l'enfant lui-même. Le même fait se répéta plusieurs fois en quatre ans. Mort. A l'autopsie, fistule entre l'appendice et la vessie. Calcul vésical.

466. Alexandre (Dav.). — G. 8. Une série de lombrics retirés du méat. Mort; pas d'autopsie.

467. Krachowiser (Dav.). — G. 8. Asc. vivants sortis par le méat, à plusieurs reprises. Calcul vésical. Mort. Fistule entre l'appendice et la vessie.

468. Orioli (1828). — F. Asc. dans la vessie.

469. Metaza (1833). — F. 4. Après des troubles variés, émet avec beaucoup d'urine un ver qui s'agite vivement. L'auteur le considère comme un « Strongle ».

470. Moublet (Dav.). — Opéré d'un calcul de la vessie en 1748, à 5 ans. En 1752, ponction vésicale. Fistule par laquelle on retire un jour, en 1755, un ver de 5 pouces gros comme une plume et un de 4 pouces. 2 jours après, rétention d'urine; issue de 2 nouveaux vers par l'urètre. Guérison en un mois. (Donné par Davaine comme Strongle géant; il s'agit évidemment d'Asc.)

471. Brugnatelli (1795). — F. 3. Prurit et irritation vaginale. Petits vers blancs. Guérison par traitement local, aloès et eau végéto-minérale.

472. Spitzer (1892). — F. 3. Pelote d'Ox. dans le vagin. Phénomènes inflammatoires faisant croire à une infection gonococcique consécutive à un viol.

Vers dans l'œsophage et le pharynx.

Ascarides.

473. Tonnelé (Dav.). — F. 10. Oppression, angoisse, cyanose ; l'examen du pharynx provoque des efforts de vomissement qui entraînent un énorme paquet de lombrics entrelacés ; guérison immédiate.

474. Dubini (1850). — F. 15. Morte de péritonite. Grand Asc. dans l'œsophage.

475. Gaddi (1854). — G. 6, mort à l'hôpital de Modène. Très graves lésions. 13 Asc. morts dans l'intestin ; un *entre la plèvre et le gril costal*, un dans l'œsophage et un dans le pharynx, s'avançant jusqu'aux choanes.

476. Cobbold (1873). — G. 13. Compression de la trachée par un Asc. situé dans l'œsophage. Mort.

477. Salvolini (1899). — 3 ans. Cas douteux de croup. Autopsie. Lumière de la trachée imperméable au-dessous du cricoïde. Les deux parois étaient appliquées l'une contre l'autre par une tumeur œsophagienne; celle-ci était constituée par le pelotonnement de 33 grands Asc. Le reste des voies respiratoires était absolument libre.

478. Wagner (1902). — G. 8. Scarlatine. Porteur d'Asc. Santonine. Expulsion de nombreux vers, dont un par la narine droite. Consécutivement, inflammation de la conjonctive droite et de la moitié droite du nez. Quelques jours plus tard, agitation, malaises, puis maux de tête, vomissements de glaires contenant 2 Asc. Peu après, perte de connaissance, cyanose, écume à la bouche et aux narines, yeux convulsés, bouche contracturée, stertor, convulsion des extrémités. Mort après 2 heures un quart de lutte. Diagnostic : urémie consécutive à néphrite scarlatineuse. Autopsie : lésions d'asphyxie. A l'extrémité supérieure de l'œsophage, un paquet de 7 Asc. morts. Au tiers inférieur de l'œsophage, plusieurs autres Asc. en partie vivants. Autre paquet d'Asc. vers le cardia.

Cas de Delasiauve, Nauwerk. — Voy. *Voies respiratoires*, 453, 460.

Oxyures.

479. Pomper (1877). — F. 10. Régulièrement, chaque soir, sensation de pesanteur dans le pharynx, bientôt suivie d'une sensation désagréable de fourmillement sur la langue, causée par des Ox. qui se déplaçaient directement de la base vers la pointe de l'organe avec une rapidité relativement grande. En outre, anorexie, douleurs épigastriques, faiblesse générale. Ox. dans les selles.

479 *bis*. Seligsohn (1878) (même cas que Pomper). — F. 10. Depuis quelques mois, le soir, à heure fixe, des vers sont expulsés par la *bouche*,

au milieu d'une sécrétion salivaire exagérée. Il s'agissait d'Ox. femelles. Guérison par lavements et purgatifs.

480. Hartmann (1889). — G. 13. Issue fréquente d'Ox. par le *nez*. Phénomènes d'irritation violente, convulsions épileptiques, troubles psychiques; disparition après expulsion des vers.

481 et 482. Frank (*in* Fraysse, 1895). — Une société anglaise parle d'un enfant qui en rejette une grande quantité par le *vomissement*.

Chez un enfant mort d'une attaque de cardialgie, l'*estomac* était rempli de ces vers ; ils étaient encore adhérents aux parois de ce viscère.

Ascarides dans la trompe d'Eustache et le conduit auditif.

483. Winslow (Dav.). — F. 3. Lombric qui « avait une de ses extrémités dans le pharynx même et s'était glissé dans la trompe d'Eustache, jusque dans la cavité du tympan, où l'autre extrémité était engagée entre les osselets de l'ouïe ».

484. Dagan (1883). — 7 ans. Rougeole. Depuis 2 jours, violentes douleurs d'oreilles, puis issue incomplète d'un lombric. Retiré, celui-ci semblait passé à la filière.

485. Liston (1905). — G. 13. Depuis quelques mois, intense douleur d'oreille; toux, sueurs nocturnes, émaciation. Expectoration souvent sanglante; fièvre; abdomen distendu et douloureux, diarrhée, anorexie, insomnie. On trouve dans la trompe d'Eustache un Asc. dont on débarrasse péniblement l'enfant. Anthelminthiques. Expulsion de 603 Asc. par la bouche et l'anus. Par la suite, la toux disparut, l'appétit revint et l'enfant augmenta de 14 livres.

486. Holm (1909). — F. 3 1/2. Double otite scarlatineuse. Plus tard, émission d'un lombric. Un jour, en jouant, se met brusquement à éternuer, à crier, à se gratter le nez. Puis douleur paroxystique; se roule sur le plancher. Un ver sortait du conduit auditif.

487. Turnbull (1881) (*in* Gallier). — F. 8; douleur d'oreille. Extraction d'un Asc.

Ascarides sortis par le grand angle de l'œil.

488. Rodriguez (Dav.). — F. 3 mois. Ver (qui ne peut être qu'un lombric) sorti par le grand angle de l'œil. Œil nullement endommagé.

489. Andry (Dav.). — Cite un cas observé par Vrayet : « Strongle » retiré du grand angle de l'œil d'un enfant de six mois.

490. Bizzozero (*in* Perroncito, 1882). — 1 an. Asc. long de 37 mm. retiré de l'angle de l'œil.

491. Haffner (1880). — 1 an. Coqueluche. Asc. de 65 mm. sorti par le point lacrymal.

10° Les vers intestinaux en médecine légale.

492. Ebermaier (Dav.). — Enfant; mort inopinée avec convulsions; autopsie judiciaire; tous les organes sains; un grand nombre de lombrics dans l'intestin.

493. Dr Sterz (Dav.). — F. 8; convulsions pendant sept heures; mort; autopsie judiciaire; treize lombrics dans l'estomac, plusieurs centaines dans l'intestin grêle.

494. Perrin (1852). — Autopsie judiciaire d'un enfant de 2 ans, mort tout à coup sans l'assistance du médecin. Un peloton de lombrics oblitérait l'intestin.

495. Negresco (1904). — F. 3. Morte subitement dans les bras de sa marraine après quelques convulsions. Se plaignait depuis quelque temps du ventre. Elle avait fait le mois précédent une chute d'arbre, et c'est depuis ce temps qu'elle avait des convulsions avec écume à la bouche. Autopsie. Pas trace de blessures. Pas de vers dans l'intestin. Un Asc. de 18 cm. dans la trachée. Poumons : congestion avec ecchymoses. Mort par asphyxie.

496. Raspail (*in* J. Raspail, 1906). — F. 3, bien portante. Le lendemain du remariage de sa mère, se plaint de soif; son nouveau beau-père lui donne un verre de cidre qui lui brûle l'estomac; elle est prise de convulsions et meurt au bout de deux heures. Le beau-père, soupçonné, réclame l'autopsie judiciaire; celle-ci fait découvrir dans l'estomac un gros paquet d'Asc. qui avaient sans doute étouffé l'enfant en lui remontant à la gorge; en outre, l'estomac était perforé.

497. Descouts. — Enfant mort, trouvé sous une porte cochère, rue Vert-Bois. Autopsie à la Morgue. Pas trace de violences. Asc. dans le larynx et mort par suffocation. La personne chargée de l'enfant l'avait abandonné par crainte d'être inquiétée. D. pense que le parasite avait été vomi et aspiré par les voies aériennes.

498. Broquet (*in* Weinberg, 1907). — 4 ans. Mort avec signes d'empoisonnement. Autopsie judiciaire. 1 Asc. dans l'estomac; une pelote constituée par 11 Asc. intimement enchevêtrés.

11° Les vers en particulier.

Ténias.

Ténias chez le nouveau-né.

499. Müller (1837) (*in* Barrier, 1860). — Enfant de cinq jours, au sein. Constipé. Purgatifs. Dans les selles, un T. d'un pied et demi.

500. Armor (Dav.). — Le quatrième jour après la naissance, n'ayant pas pris le sein depuis quatorze heures, présente des signes de trismus. Calomel. Dix heures après, expulsion de deux fragments de T. L'enfant n'avait

rien pris d'autre que du lait de sa mère. Vermifuges. Nouveaux anneaux. On ne réussit point à avoir la tête. Le trismus disparut trois jours après l'expulsion d'un grand nombre d'anneaux. Enfin la mère expulsa un T. semblable.

Ténias chez les enfants en bas âge.

501. Canuti (Canuto) (1859). — 40 jours.

502. Mensinga (1889). — 10 semaines. *T. solium* vraisemblable. L'enfant avait quatorze jours lorsque le père abattit un porc ladre. L'infection eut lieu sans doute à ce moment, car on donnait à l'enfant du lait cru et on employait alternativement pour la charcuterie et pour le lait des vases qui n'étaient pas convenablement nettoyés.

503. Kennedy (1876). — 5 mois ; exclusivement au lait ; expulsion spontanée d'un T. Dysurie, unique symptôme.

504. Hufeland. — 6 mois. 30 aunes de T. Aucun trouble.

505. Doering. — 6 mois. Bœuf cru pendant une attaque de choléra infantile.

506. Canuti (Canuto) (1859). — F. 7 mois. Mangeait beaucoup de fruits de mûrier. Ces fruits seraient-ils ténifuges ?

507. Kennedy. — 8 mois. Expulsion spontanée.

508 à 510. Betz (1871), Laroche, Fleischmann. — Publient chacun un cas de T. chez des enfants de 10 mois.

511. Weisse (1842). — 11 mois.

512. Spire (1874). — 13 mois.

513 et 514. Legendre (Dav.). 15 mois. — Cobbold. 15 mois.

515. Conradi (1870). — 16 mois. Agitation et diarrhée. Mort. A l'autopsie, grand *T. saginata* comme seule cause de mort.

516 à 518. Dubreuilh (1863). 18 mois. — Roger (1876). 18 mois (Voy. *Viande crue*). — Seeger (cité par Gallier). F. 1 1/2. Rend par vomissements 2 T. armés.

519. Shaw Mackenzie (1889). — A 12 mois, viande crue râpée. Après quelques mois d'amélioration, la santé générale déclina. A 19 mois, anneaux de T. dans les fèces. Fougère mâle. Succès partiel.

520. Paasch (1858). — 21 mois.

521. Gabucinus, d'après Sennert (Dav.). — 2 ans.

522. Brechtfeld. — F. 2 ans. Ver plat.

523 à 525. Legendre (Dav.), Norbury (1896), Buisson. — Chacun un enfant de 2 ans.

526. Davis (1885). — 2 ans. Entérocolite. Régime avec bœuf cru. Guérison.

527. Miller (1904). — 24 mois. Viande crue.

528. Dawoski (1874). — T. chez un nourrisson.

Ténias chez les enfants au régime de la viande crue.

529. Trousseau. — 2 F. à la viande crue.

530. Weisse (1842). — 9 cas entre 11 mois et 4 ans.

531. Gairdner (1856). — F. mangeuse de viande crue. Ver solitaire.

532. Campani (Consalvo) (1868). — G. 2 1/2. Viande crue. 2 *T. medioc.* de 7 et 6 m. expulsés par la semence de courges après échec du cousso, de la fougère et de l'écorce de grenadier.

533 à 538. Grilli (1868). — En sept mois, 6 cas de T. chez des enfants qui avaient fait usage de viande crue. Il n'en spécifie pas la nature.

539 à 542. Galligo (1868). — Aux précédents, ajoute 4 cas chez des enfants de 3 à 4 ans. Même étiologie.

543 à 548. Dumas (de Cette) (1875). — 6 cas.

549 à 558. Archambault (1876). — 10 cas.

559... Roger (1876). — Sur 11 malades, plusieurs étaient à la viande crue. — Une F. 18 mois, traitée par la viande crue pour diarrhée rebelle, expulsa successivement 7 T.

560. Rigby (1904). — F. 2 ans 10 mois, pâle. Appétit variable ; caractère irritable ; insomnie. Viande crue. Anneaux. Rigby n'osant pas donner de fougère mâle administre l'huile de ricin, courge et cousso.

Ténias multiples.

Roger (1876). — Voy. 559.

561. Martin Solon. — Enfant. 3 T. expulsés par le cousso. Pas de tête.

562. Fabre (1888). — F. 9. Rend une trentaine de mètres de vers. On ne trouve que 2 têtes.

563. Id. — G. 10. Coliques intenses, agitation, troubles convulsifs. Pouls, 124. T. 39°,2. Vomissements fréquents. Un peu de diarrhée. Insomnie. Quelques cucurbitins. Fougère mâle. En quatre jours, expulsion d'au moins 80 mètres de vers ; on trouve 6 têtes de T. et 3 Asc.

Expulsion spontanée.

Kennedy. — Voy. 507.

564. Monti (1883). — F. 4. *T. saginata* depuis un an. Aucun trouble. Soudain, bronchite capillaire grave. T. 39° pendant trois jours. Le troisième jour, un fragment de T. apparaît à l'anus ; la mère a l'idée de l'enrouler sur un morceau de bois, avec prudence et sans force. En trois heures, elle réussit à avoir la tête. Comme médicament, l'enfant n'avait pris que de l'infusion de polygala et de la liqueur ammoniacale anisée.

Accidents graves.

Conradi. — Voy. 515.

565. Garraway (1868) (*in* Monti). — F. 13. Diarrhée ; après sa cessation, vomissements ininterrompus. État algide, comme dans le choléra ; membres froids ; yeux enfoncés ; pouls filant ; langue chargée, épigastre douloureux. Malgré les traitements, le malade semblait devoir bientôt mourir dans le collapsus, quand apparurent des anneaux de T. dans les selles. Anthelminthique. T. de 11 pieds. Guérison.

566. Fleischmann. — G. 2. Hémorragies de la peau et des muqueuses. Viande crue. Ténia. Après l'expulsion du T., les hémorragies continuent comme auparavant.

HYMENOLEPIS NANA.

567. Bilharz (*in* Siebold, 1852). — Observe le premier ce parasite au Caire, chez un jeune Égytien mort de méningite ; un grand nombre de vers occupaient un court segment de l'iléon.

568. W.-H. Ransom (1856) avait trouvé en 1854, à Nottingham (Angleterre) des œufs dans les fèces d'une F. 9 ; mais ces œufs ne furent identifiés que trente ans plus tard (Grassi et Calandruccio, 1887, p. 205 ; W.-H. Ransom, 1888, p. 109-110). Enfant pauvre, présente dès mars 1854 des signes de faiblesse ; les fèces montrent des œufs d'*H. nana* et de Tr. ; traitée sans succès. L'année suivante, un anthelminthique expulse seulement quelques Asc. et Ox. Son état s'améliore par les toniques, mais les œufs persistent dans les fèces, où on les trouve encore en septembre 1855.

569. Grassi (1879). — F. 4 1/2, de Milan, présentant des troubles nerveux graves avec attaques épileptiformes, diarrhée intermittente. Fèces : œufs d'Asc., Tr., Ox. et œufs de Cestode rapportés plus tard (Grassi, 1886) à *H. nana*. Cousso et kamala sans résultat.

570. Blanchard (1886), Leuckart (1886) et Bell (1886). — F. 7, soignée par le Dr Holez, de Belgrade (Serbie) pour troubles digestifs. Fougère mâle ; évacuation d'un *T. solium*, de quelques Ox. et de 50 *H. nana*. Traitement répété quatre ou cinq fois ; au total, on obtient environ 250 *H. nana*.

571. Grassi et Calandruccio (1887). — F. 4. Quoique infestée par des milliers d'*H. nana*, ne présente aucun trouble, sauf quelques coliques passagères.

572 et 573. Comini (1887, 1888). — Relève 2 cas à Varese. — 1° G. en 1884, à 7 ans, est pris d'accès épileptiformes répétés. En 1886, ces crises se renouvellent, et l'on trouve dans les fèces des œufs d'*H. nana*. Fougère mâle : les œufs disparaissent et les attaques cessent, mais pour deux mois seulement. Une tante de l'enfant était morte avec des troubles

nerveux. — 2° F. 3, de mère tuberculeuse, avait présenté pendant deux ans de la dyspnée permanente, avec douleurs abdominales et troubles gastro-intestinaux; on trouve dans les fèces des œufs d'Asc. et d'*H. nana*. Traitement anthelminthique supprime la dyspnée en quelques jours. Guérison complète.

574. Perroncito et Airoldi (1888). — G. 6. Environs de Turin. Céphalée, coliques, anorexie, vomissements. Œufs de *T. saginata* et d'*H. nana* dans les fèces. Fougère mâle; expulsion de nombreux fragments de *T. saginata* et d'environ 1000 exemplaires d'*H. nana*. Six mois après, symptômes et œufs persistent; nouveau traitement; expulsion d'un *T. saginata* de 4m,50 et de plus de 1 000 *H. nana*.

575. Galvagno (1889). — Sa propre F. 3. Depuis trois mois, œufs d'*H. nana* dans les selles. L'extrait éthéré de fougère mâle fait évacuer environ 300 de ces vers, et un mois plus tard 200; malgré une troisième intervention, les œufs persistent. G. assure que l'*H. nana* est très fréquent à Catane.

576 à 580. Orsi (1889). — En cinq mois, observe à Pavie l'*H. nana* chez 6 enfants, de sept à quinze ans (5 F., 1 G.). Ces cas sont rapportés plus en détail par Senna (1889) :

1° F. 15. *Convulsions épileptiformes.* — Selles : œufs nombreux de Nématodes variés et d'*H. nana*. Un traitement anthelminthique, répété à diverses reprises, amène chaque fois une atténuation passagère des accidents. Père alcoolique.

2° F. 11. *Hémiparésie gauche et autres troubles nerveux diffus.* — Hémiplégie organique. Selles : œufs d'*H. nana*; 3 grammes d'extrait éthéré de fougère mâle évacuent un nombre extraordinaire de ces vers; aucune amélioration d'ailleurs; mort quelques mois plus tard.

3° F. 7. *Paralysie complète du moteur oculaire externe droit et hémiparésie homonyme.* — Ces troubles coïncident avec un nombre modéré d'œufs d'*H. nana* et d'Asc. dans les selles. La fougère mâle suivie d'un purgatif expulse de nombreux *H. nana*, dont les œufs disparaissent. Amélioration de la parole, de la démarche, enfin du strabisme.

4° G. 11. *Chorée chronique.* — A eu autrefois des Asc., avec coliques violentes et phénomènes nerveux réflexes, guéris par la santonine. Sa chorée coïncide avec des œufs de Nématodes et d'*H. nana* dans les selles. 4 grammes d'extrait de fougère : expulsion de 50 *H. nana*. Amélioration rapide; disparition des œufs, guérison complète.

5° F. 11. *Troubles nerveux* imprécis; altération du caractère, spasmes cloniques des extrémités droites, difficulté de la parole. Anthelminthiques divers sans résultat. Œufs d'*H. nana* dans les selles. Extrait de fougère mâle : bien qu'on ne constate l'expulsion d'aucun ver, les symptômes disparaissent en peu de temps.

581. Sonsino (1889). — F. 9. Toscane. Soupçonnée d'ankylostomiase : les selles ne contiennent que des *H. nana*. Peu après succombe à une maladie fébrile.

582 à 602. Calandruccio (1890) relève 23 cas observés à Catane, dont 21 chez des enfants (3 F.). Il cite notamment un jeune enfant atteint de troubles intestinaux graves, qui cessèrent deux jours après l'expulsion d'un grand nombre d'*H. nana*.

603. Selon O. Wernicke (1890), le Dr R. Wernicke aurait trouvé en 1886, à Buenos-Aires, dans les fèces d'une petite fille, des œufs paraissant se rapporter à ce ver.

604. Sonsino (1891). — F. 7., appétit dépravé, aspect cachectique. Selles : quelques œufs de Tr., d'Asc., et très peu d'*H. nana*. Extrait de fougère : expulsion d'Ox. et de plus de 100 *H. nana*. Pas d'amélioration. Après plusieurs mois, réapparition des œufs de ce dernier ver. Nouveau traitement : expulsion d'Ox. et de plus de 250 *H. nana*.

605... Grassi et Rovelli (1892) notent sans détails plusieurs cas observés en 1890 chez des enfants de familles aisées.

606. Leichtenstern (1892) et Mertens (1892). — G. 6, de Cologne. Pas de symptômes saillants. Selles contenant quelques Ox. et des œufs d'*H. nana*. Quatre traitements en trois mois entraînent chaque fois la disparition passagère des œufs, mais ne débarrassent pas l'enfant de ses parasites.

607. Guseff (1892-1893) et Zograff (1893). — 15 mois. Moscou. Vers expulsés.

608. Rasch (1894), au Siam. — F. 7 ; insomnie, troubles digestifs, anémie légère. Œufs d'*H. nana* dans les selles. Fougère mâle : expulsion de 50 à 80 vers.

609 et 610. Lutz (1894), au Brésil. — 1° F. 2 1/2. Troubles nerveux et intestinaux depuis plus d'un an : fièvre. Rejette des Asc. Selles, œufs de Tr. et d'*H. nana*. Plusieurs traitements, expulsion d'une centaine d'*H. nana* et de 2 Tr. ; légère amélioration. — 2° F. Diarrhée depuis 2 ans, parfois fièvre ; appétit dépravé. Œufs d'*H. nana* dans les selles. Extrait de fougère. Expulsion de plus de 2 000 vers, dont 10 p. 100 pourvus de tête. Disparition des troubles.

611. Bucklers (1894), à Cologne. — F. 7. Quelques œufs dans les fèces ; éosinophilie (7 p. 100) ; polynucléaires et mononucléaires en quantités égales (42 p. 100).

612. Sonsino (1895). — G. 23 mois. Œufs en grand nombre. Après le sevrage (8 mois), diarrhée, vomissements, spasmes cloniques partiels. Le traitement expulse environ 1 000 *H. nana*. Amélioration, puis quelques troubles reparaissent. Deux traitements successifs paraissent débarrasser l'enfant de ses *Hym.*, mais les spasmes du cou persistent ; on note alors des œufs d'Asc.

613 à 635. Venuti (1895) constate à Catane 23 cas d'*H. nana* sur 214 garçons examinés dans un hospice. Aucun cas sur 100 garçons non hospitalisés.

636. Huber (1896) rapporte un cas allemand, d'après Leichtenstern. — G. 7, depuis dix-huit mois, incontinence nocturne qui cesse après expulsion des vers.

637 à 640. Cima (1896), sur 73 enfants hospitalisés à Naples, observe 4 fois des œufs dans les selles : — 1° G. 8. rachitique; aucun symptôme. — 2° G. 7., catarrhe chronique de l'intestin. — 3° F. 10, troubles nerveux, incoordination motrice. — 4° G. 3, tuberculose abdominale, dont il meurt.

641 et 642. K. Miura et Yamazaki (1897), au Japon : — 1° G. 5, affection fébrile. Œufs d'Ox., Tr. et *H. nana*. L'écorce de grenadier expulse seulement des Ox.; la fougère mâle chasse de nombreux *H.* Trois semaines après, encore des œufs; nouveau traitement : 15 *H.* — 2° F. 5, anémique; fièvre rémittente et diarrhée. Œufs d'*H. nana* et de divers Nématodes.

643. Filatoff (1897). — F. 15 mois; laryngospasme, tétanie, crises d'éclampsie depuis trois jours; quinze jours auparavant, diarrhée assez forte. Mort dans une crise de laryngospasme. 300 *H. nana* dans l'intestin.

644. Massari (1896, 1898) — F. 7. Rome. Œufs d'*H. nana*.

645. Rœder (1899), à Bonn. — F. 27 mois, traitée pour Asc., n'expulse aucun ver, mais ses selles montrent œufs d'Asc. et d'*H. nana*. De nouveaux traitements n'ont d'autre résultat que de faire apparaître ces œufs, d'ordinaire absents. Deux ans après, ils ont disparu.

646 à 648. Stiles (1903), aux États-Unis, a trouvé des œufs chez 3 orphelins sur 39. Pas de renseignements cliniques.

649 à 651. Wani (1903) a vu des œufs chez trois enfants de 4, 5 et 9 ans.

652 et 653. Capuzzo (1904). — 1° G. 9 1/2. Depuis huit jours, malaises, anorexie, douleurs dans le bas-ventre, diarrhée, vomissements. Il y a trois jours : douleur de la gorge avec dysphagie, adénite sous-maxillaire, œdème léger de la face. Quelques œufs. Ténifuge, mais selles non examinées. L'enfant va mieux; plus d'œufs. — 2° G. 7. Depuis quelque temps, pâleur, faiblesse, anorexie. Anémie (souffle vasculaire), quelques râles bronchiques, souffle mitral, ventre ballonné. Traité sans succès pour anémie. Au bout d'un mois, examen des selles : œufs. Ténifuge; se rétablit promptement.

654. Nicola (1904). — G. 4. Paysan pauvre, venu d'Argentine en Italie il y a dix-huit mois. Depuis un mois, pâleur croissante, coliques, selles fréquentes. Anémie à marche rapide, ventre ballonné, douloureux. Œufs dans les selles. Extrait de fougère et purgatif : le même jour, évacuation d'environ 2 000 *H. nana*. Les troubles cessent, les couleurs reviennent rapidement.

655 à 657. Smith (1904) signale trois enfants d'une famille d'Amarillo (Texas) observés par Magnenat l'année précédente : enfants jeunes, mal nourris, névropathiques. Œufs d'*H. nana*. Anthelminthiques : expulsion de 500 à 1 000 de ces vers. Aux derniers renseignements, les œufs persistaient dans les fèces.

658. Long (1905). — G. 12. Caroline du Nord.

659 à 662. Deaderick (1906). — 4 observations chez des enfants natifs de l'Arkansas. Mauvais état de nutrition, frissons et fièvre, convulsions, céphalée, vertiges, appétit variant de la fringale à l'anorexie complète, douleurs abdominales, diarrhée. Fougère mâle.

663... Malvoz (1907). — Depuis 3 ans, dans le bassin de Liége, a trouvé des anneaux ou des œufs chez 31 personnes, presque toujours des adolescents ou des enfants, présentant de la faiblesse, de l'anémie, des troubles digestifs, des douleurs abdominales ou de la paresse au travail. Un de ses jeunes malades expulsa, après administration de fougère mâle, plus de 1 000 *H. nana*.

664 et 665. Malvoz (1910). — 1° G. 14. Fatigué, a souvent besoin de sommeil, mélancolique; appétit capricieux, alternatives de diarrhée et de constipation. Selles : œufs et proglottis d'*H. nana*. 5 grammes d'extrait de fougère mâle. Pas de vers. Amélioration. Quinze jours après, en a encore, mais refuse le traitement. — 2° G. 14 1/2. Œufs. 5 grammes d'extrait de ougère. Nombreux *H.* expulsés. Un mois après, œufs persistant, nouveau traitement. Un mois plus tard, pas d'œufs. Non revu.

666. Brimont (1909), à Saint-Laurent-du-Maroni (Guyane française). — 2 1/2.

667 à 680. Schloss (1910), examinant 230 enfants des classes pauvres de New-York, trouve des *H. nana* chez 14 d'entre eux, appartenant à cinq familles différentes : 4 G. de 3 à 9 ans, et 10 F. de 2 à 11 ans. 8 seulement présentaient des manifestations cliniques : 5 avaient des troubles intestinaux (1 des nausées, 1 des nausées et vomissements, 3 des douleurs abdominales rapportées à l'épigastre et non influencées par la pression; appétit augmenté dans 2 cas, diminué dans 3, capricieux dans 1, normal dans 3). Troubles nerveux réflexes chez 7 de ces enfants (sommeil interrompu et agitation, 4 cas; grincements de dents la nuit, 2 ; prurit nasal, 3, avec association de prurit général, 2; caractère irritable, 2 ; douleurs dans les jambes, 2 ; œdème des paupières inférieures, 1 ; céphalalgie, 1). Dans 2 cas l'amaigrissement était le trait dominant. Éosinophilie nulle dans les cas sans symptômes; reconnue (6,5 à 22 p. 100) dans 7 sur 8 des cas avec symptômes.

HYMENOLEPIS DIMINUTA.

681. C'est à Rudolphi (1805) qu'il convient de faire remonter la première observation d'*H. diminuta* chez l'Homme. Dans le récit d'une visite à l'École d'Alfort, en 1802, il signale (p. 38), parmi les animaux conservés au Musée de cet établissement : « 11. *Tænia* (?) *vulgaris* Linn. Ténia rubané vomi par un enfant. Die hintersten Glieder des Stücks sind sehr kurz; die vordern sehr schmal. Der Kopf fehlt. » Il paraît bien évident que c'est là le ver retrouvé par A. Railliet (1892) dans la collection d'Alfort, et rattaché par lui à l'*H. diminuta*. Zschokke (1892) a fourni la vérification anatomique de cette détermination.

682. Weinland (1858) a décrit comme espèce nouvelle, sous le nom d'*H. flavopunctata*, un spécimen conservé dans une collection de Boston et jusqu'alors regardé comme un Bothriocéphale : ce ver avait été expulsé

spontanément par un enfant de 19 mois et recueilli en 1842 par le Dr Ezra Palmer jeune.

683. Leidy (1884, *a*, *b*), à Philadelphie, 3 ans. Expulsion, sous l'effet de la santonine, de fragments de 3 vers au moins.

684. E. Parona (1884), à Varese (Italie). — F. 2. Santé laissant à désirer. Œufs dans les fèces (avec œufs d'Asc.). Fougère mâle, expulsion de 4 *H.* complets.

685. Grassi (1888), puis Grassi et Rovelli (1888), à Catane, — F. 12, sans troubles notables. Un anthelminthique fait évacuer un *T. solium* et 2 *H. diminuta*.

686. Lutz (1894), à Sâo-Paulo (Brésil), où le parasite est très commun sur les Rats. — F. 2 ans ; santonine ; 1 exemplaire.

687. Sonsino et Zschokke (1896) reconnaissent l'*H. diminuta* dans un ver envoyé par le Dr Modigliano (de Pise), qui l'avait fait évacuer par un jeune garçon.

688. Magalhaes (1896), à Rio-de-Janeiro. — Mulâtre, 20 mois. Depuis 3 mois, diarrhée sanguinolente. Calomel : expulsion d'un *H.* Un semblable ver et des fragments auraient été évacués antérieurement. La diarrhée continue malgré l'emploi de la fougère mâle et le rejet ultérieur d'un Asc.

689. Previtera (1900), à Centuripe (Sicile). G. 11. Œufs dans les fèces. Fougère mâle : le seul résultat connu est l'absence des œufs au bout de quelques jours.

690. Schiödte (1902), à Copenhague : en 23 ans, un seul cas (Voy. aussi Krabbe, 1905) chez un enfant.

691. Deaderick (1906), en Amérique. — 1 observation d'*H. diminuta* chez un enfant.

692. Condorelli (1908). — Fillette parasitée simultanément par l'*H. diminuta*, l'*Asc. lombricoides* et de nombreuses larves de *Calliphora vomitoria*.

693. Noc (1910). — A la Martinique, constate, chez un certain nombre d'élèves d'un pensionnat, des œufs d'*H. diminuta* en même temps que des œufs de Bilharzie.

DREPANIDOTÆNIA LANCEOLATA.

694. Un seul cas, rapporté par Zschokke (1902) : deux exemplaires avaient été éliminés spontanément en deux fois par un G. 12, à Breslau ; les têtes manquaient.

DIPYLIDIUM CANINUM.

Nous ne donnons qu'un court résumé des observations rassemblées par R. Blanchard (1907).

695. Blasius (de Halle). — G. 13. Émet 40 à 50 vers.

696. Salzmann (Würtemberg). — 16 mois. Rend de temps à autre des anneaux rougeâtres; insomnie, excitation. Vermifuge.

697. Kuster et Schmidt (Croneberg). — Treize semaines. Expulse un *Dip.* par l'anus.

698. Heller (Erlangen). — Anneaux évacués par un enfant.

699. Schoch-Bolley (Zurich). — Enfant. 2 vers.

700 à 704. Leuckart. — 5 cas chez des enfants de 9 mois à 3 ans; les anneaux étaient le plus souvent expulsés spontanément; ils étaient sortis une fois par le nez.

705. Lindblad (Suède). — 3 mois 1/2.

706 et 707. Friis (Danemark). — 2 cas : 1° 7 semaines; expulsion spontanée par l'anus; 2° 6 mois, ver expulsé par le kamala; la tête manque.

708. Hoffmann (Darmstadt). — F. mal tenue. Vers le cinquième mois, évacue des anneaux. Aucun trouble. Au septième mois, diarrhée, nombreux anneaux presque à chaque selle; abattue et affaiblie. On lui fait évacuer plusieurs vers. Guérison.

709. Krüger. — F. 16 mois, devient triste, abattue ; anorexie; diarrhée et constipation alternatives. Parfois anneaux rougeâtres dans les selles. Fièvre depuis quatre jours (38°,5 à 39°,5). P. à 114. Kamala. Plusieurs fragments de *Dip.* représentant 4 à 6 vers. Guérison dès le lendemain.

710. Brandt. — G. 15, amaigri, faible depuis un an. Malaises coïncidant avec expulsion de vers parfois isolés, parfois en paquets. Douleurs épigastriques intermittentes et battements de cœur. Chaque évacuation est suivie d'amélioration, puis de récidive plus intense avec troubles digestifs et nerveux graves. Cela se reproduit plusieurs fois. La sortie des parasites s'accompagne le plus souvent d'un fort prurit et de brûlure à l'anus. Fougère mâle et huile de ricin : 48 vers. Guérison. L'enfant jouait avec un Chien infesté de Trichodectes.

711. Id. — F. 8. Devient triste et excitée. Douleurs épigastriques et malaises; respiration difficile, inappétence, constipation. Expulsion de vers. Amélioration. Ainsi, à plusieurs reprises. Prurit et brûlures à l'anus. Rend 2 vers, spontanément. Fougère mâle : 30 vers. Jouait avec un Chien à Trichodectes.

712. Blanchard et Drouet. — F. 24 mois. Anneaux depuis cinq mois. Aucun trouble. Pelletiérine et huile de ricin : un ver entier. Chien et Chats dans la maison mal tenue.

713. Sorensen. — Douze semaines, au biberon. Anneaux. Purgation : fragments sans tête. Chien dans la maison.

714. Müller (Zurich). — Treize mois.

715. Loennecken. — G. 5. Nourri de lait cru et d'eau.

716. Stiles et Duffield (Détroit). — 16 mois.

717. Asam. — F. 19 mois. Anneaux isolés tous les deux ou trois jours. Grand appétit; inquiétude et agitation. Vermifuge. *Dipyl.* Guérison.

718. Bulloch et Braun. — Enfant. Anneaux par centaines.

719. Kohl. — Quarante jours; au biberon après dix-sept jours d'allaitement au sein. Anneaux. Kamala : ver.

720. Sonnenschein (Olmütz). — G. 6 mois, au lait de vache coupé d'eau. Fougère mâle. 4 vers.

721. Freriks et Broers (Utrecht). — Deux ans. Anneaux. Fougère : un ver de 50 cm. Chien rendant mêmes anneaux.

722. Rosenberg (Vienne). — Treize mois. Anneaux. Fougère : 10 vers.

723. De Nabias et Callen (Sore, Landes). — Deux ans. Anneaux. Écorce de grenadier : ver de 18 centimètres.

724 à 740. Krabbe (Copenhague). — Sur 550 porteurs de Cestodes, 18 hébergeaient le *Dipylidium caninum*, dont 17 enfants (10 G. de 2 à 10 ans : 3 ans 1/2, 4, 10, 2, 2, 4, 8, 3, 4 et 10 ans. — 6 F. de 4 à 11 ans : 9, 9, 4, 7, 11 et 6 ans).

741. Zschokke. — G. 4. Amaigri; anneaux. Vermifuge, expulsion de 5 à 6 vers. Chiens.

742 et 743. Bollinger. — 1° 5 ans. Prurit anal. Rend un ver. Chien porteur de vers. — 2° 4 mois.

744. Pollak. — Nourrisson; depuis trois mois, anneaux chaque jour. Infesté vers l'âge de cinq semaines; arrêt dans l'augmentation de poids.

745. Papillon. — G. 10 mois. Allaitement mixte soigné, depuis trois ou quatre mois. Aucun symptôme. Pas de cohabitation animale. Fougère mâle et calomel sans résultat. Pas d'œufs dans les selles.

Au travail initial de R. Blanchard, nous ajouterons les cas suivants :

746. Schiödte (1902) (Copenhague). — Un cas isolé de *T. cucumerina*.

747. Thomson (1894). — F. 14 mois, pâle, sans appétit. Fragments de T. Fougère. Guérison. Infection par un caniche atteint du même parasite.

748. Condorelli (1908). — F. 2 mois, de Catane. *Dip.* expulsé.

749. Blanchard, Leroux et Labbé (1908). — F. 13 mois. Depuis trois mois, malaises; accès de cyanose passagère. Depuis trois semaines, évacuation quotidienne d'anneaux elliptiques de *D. caninum*. Anthelminthiques; succès incomplet. Pas d'anneaux de *D. caninum* dans les déjections du Chat de la maison.

750. Seale (1908). — F. 4 à 5, Européenne née dans le Sud-Africain, passionnée pour Chiens et Chats. Douleurs abdominales, vomissements, appétit capricieux; fièvre modérée, pouls à 136. Proglottis. Ver évacué par fougère mâle.

751. Vacca (1909). — G. 3 mois 1/2. A partir du vingtième jour, entérite; on lui donne eau de fenouil. Plusieurs nourrices successives. A deux mois, proglottis. Semence de courges; trois jours après, expulsion d'un *D. caninum*. Aucun autre ver. Comme symptômes, le père avait observé à plusieurs reprises une mydriase énorme coïncidant avec un état d'indifférence complète. Après l'expulsion, disparition de ces signes, de l'entérite et augmentation de poids très nette. Un Chat introduit dans la maison dix jours après la naissance de l'enfant avait dans l'intestin 3 *Asc. mystax* et 31 *D. caninum*.

DAVAINEA MADAGASCARIENSIS.

752 et 753. — En 1869, DAVAINE décrivait sous le nom de *Tænia madagascariensis* quelques fragments d'un Cestode présentant une anatomie très particulière, dépourvus de tête, très incomplets et recueillis dans les déjections de deux jeunes enfants par le Dr GRENET, chef du service de santé à Mayotte (Comores). L'un de ces enfants était un petit garçon de dix-huit mois, créole des Antilles et habitant Mayotte depuis cinq mois.

754 à 757. — Le Dr CHEVREAU (de Port-Louis, île Maurice) a recherché le parasite en question et a été assez heureux pour l'observer quatre fois chez des enfants en bas âge. Pour deux de ces enfants, ni l'âge ni le sexe ne sont indiqués; les deux autres étaient des fillettes de cinq ans. Tous les vers évacués par les petits malades étaient sans tête.

758. — LEUCKART a examiné des matériaux qui lui avaient été envoyés par Krabbe; ils provenaient d'un enfant de 3 ans, fils d'un capitaine danois qui naviguait dans les eaux asiatiques et qui habitait son navire (cas de Bangkok, Siam).

759. — A ces cas, R. BLANCHARD en ajoute un huitième, cas ancien et demeuré inédit qu'il a trouvé en classant la collection de Davaine. — Le flacon, qui contenait un Cestode de 32 millimètres, formé d'environ 160 anneaux y compris la tête, portait cette simple mention : « Nossi-Bé, novembre 1873; rendu par une petite fille de trois ans. »

BOTHRIOCÉPHALE (*DIPHYLLOBOTHRIUM LATUM*).

760. WOLPHIUS (Dav.). — Ver plat (Bothriocéphale) chez un enfant à la mamelle.

761. JACKSON (Dav.). — Un spécimen du musée de Boston provient d'un enfant de 19 mois qui avait été sevré à 6 mois; il rendit son ver en entier et spontanément sans en avoir éprouvé le moindre trouble. On ne dit pas s'il était étranger au pays.

762. W. GULL (Dav.). — F. sevrée à 12 mois. Très malade à 18 mois; évacua plusieurs fois de longues portions de Bothriocéphale. Expulsion complète par la fougère mâle. La malade, de Londres, ne pouvait avoir pris son ver qu'en Angleterre.

763. BRETON (*in* Bérenger-Féraud). — Dit avoir vu une petite fille évacuer un T. large (Bothriocéphale) vivant, long de 4 pieds 9 pouces, et le lendemain, un *T. solium* (armé), long de 9 pieds 10 pouces.

764. LEREBOULLET (1876). — F. 6, n'ayant jamais quitté Amsterdam. Rejette un *Bothriocephalus latus* fenêtré et à extrémités bifides. L'alimentation n'en explique pas l'étiologie.

765. KETTSCHER (1890) (*in* Ravaud, 1907-1908). — F. 47. Souffre *depuis l'enfance* de vers qui sortent de temps en temps sous forme de rubans.

766. Müller (1891). — G. 10, de Wallishofen, sur le lac de Zurich. N'a jamais mangé d'autre poisson que le Langeli ou Ablette (*Alburuus lucidus*) et l'Egli ou Perche (*Perca fluviatilis*). La contamination est certainement due à ce dernier poisson.

767. Bard (1902) (*in* Ravaud). — Homme 29. *Depuis l'âge de 12 ans*, rejetait tous les trois ou quatre mois de longs fragments de vers plats qui atteignaient parfois 3 ou 4 mètres. Aucun trouble jusqu'en 1900.

Douve hépatique (*FASCIOLA HEPATICA*).

768. Frank (1782). — F. 8, admise à l'hôpital de Milan le 27 novembre 1782, au dernier degré du marasme. Depuis six mois, présentait de la diarrhée, accompagnée de douleurs parfois très violentes dans la région hépatique; jamais de teinte ictérique. Morte au bout de quelques jours, dans des convulsions. A l'autopsie, « on remarqua que le conduit hépatique avait le volume d'une plume à écrire de médiocre grosseur; il présentait de plus, à sa naissance, une poche au milieu de laquelle étaient cinq vers roulés en peloton, tous vivants, de couleur vert jaunâtre, de la grosseur d'une paille plate, de la longueur d'un ver à soie ». Il est assez probable que ces vers étaient des Douves hépatiques.

Douve lancéolée (*DICROCOELIUM LANCEATUM*).

769. Chabert (avant 1802). — Ce cas a été publié par Rudolphi (1805) à l'occasion du séjour qu'il a fait en 1802 à l'École d'Alfort. On ne connaissait alors que l'observation de Buchholz, relative à un adulte. En décrivant les parasites conservés au Musée d'Alfort, Rudolphi note : « En voici un cas nouveau et remarquable. Sous l'étiquette : Douves rendues par une fille de 12 ans, il existe dans un flacon un nombre infini de petites douves (longues d'une ligne et demie à trois lignes) ayant la même constitution [que celles de Buchholz]. Chabert les avait fait évacuer par l'enfant à l'aide de son huile empyreumatique. » Des exemplaires de ces parasites ont été remis à Rudolphi (1808, 1809).

770. Kirchner (avant 1863). — Leuckart (1863) a publié cette observation d'après une notice à lui envoyée, en même temps que des spécimens du parasite, par le Dr Kirchner, de Kaplitz (Bohême). Elle se rapporte à une jeune fille de 14 ans, employée depuis sa neuvième année à la garde des moutons. La lande sur laquelle paissait son troupeau était traversée par deux fossés et couverte d'une dizaine de mares, dont l'eau malpropre était habitée par de nombreux Batraciens et Mollusques (Limnées, Paludines, etc.). La fillette se désaltérait avec l'eau de ces fossés ou de ces mares ; peut-être aussi mangeait-elle du cresson, qui y croissait abondamment. « Depuis assez longtemps déjà, elle était maladive : l'abdomen se dilatait, les jambes s'émaciaient, les forces disparaissaient. Elle dut prendre le lit six mois avant sa mort. Le Dr Kirchner, qui la vit pour la

première fois trois jours avant sa mort, la trouva ballonnée, avec les pieds œdémateux et le foie fortement hypertrophié. L'enfant assurait avoir ressenti depuis plusieurs années de vives douleurs dans la région hépatique. A l'autopsie, on trouva dans le foie, très volumineux, atteignant le poids de 11 livres, huit calculs biliaires, et dans la vésicule presque vide, 47 Douves lancéolées presque parvenues à leur complet développement. On ne put déterminer si les deux lésions étaient connexes ou indépendantes, de même qu'on ne put établir nettement si l'état anormal du foie était dû à la présence des parasites. »

771. Aschoff (1892). — En pratiquant, à l'Institut pathologique de Strasbourg, l'examen microscopique d'un fragment de foie provenant d'un garçon mort de pérityphlite purulente et de tuberculose rénale, on trouva, dans un canal biliaire dilaté, de nombreux œufs jaunâtres, à coque spéciale, contenus dans l'intérieur d'un corps animal peu net, mais qu'on put néanmoins identifier à une Douve lancéolée.

FASCIOLOPSIS BUSKI et *F. GODDARDI*.

772. Kerr (1873) (*in* Leidy, 1873). — A Canton, Chine. Un exemplaire vomi par un garçon chinois de 15 ans ; 9 exemplaires évacués par l'intestin par une fille de 4 ans de parents anglais habitant Canton.

773. Cobbold (1879). — Cas de 1878, Chine. Petite fille de missionnaire évacue des parasites par l'anus.

774. Deundzer (1890-1891) (*in* Odhner, 1902). — G. siamois de 13 ans, à Bangkok. Présentait des symptômes typhoïdes : haute fièvre, apathie, tympanisme abdominal, diarrhée. Après une dose de calomel, vers évacués et symptômes améliorés. Puis perdu de vue. Venait d'un pays de rizières. Il s'agit donc d'un parasite de l'intestin, non du foie.

775. Goddard (1907), à Shaohsing, Chine. — G. 6. Œufs de *Fasciolopsis* dans les fèces. Huile d'eucalyptus ; expulsion de nombreux parasites à des intervalles de deux ou trois jours. Deux semaines plus tard, 2 exemplaires sont vomis. Rapportés à *F. Rathouisi*.

776. Garner (1909) (*in* Ward, 1909). — A Shanghaï, Chine. Deux spécimens vomis par un garçon chinois (exemplaires typiques de *F. Goddardi*).

WATSONIUS WATSONI.

777. Trouvé par Watson, en 1904, dans l'intestin grêle d'un Nègre amené de l'Afrique occidentale allemande dans la Nigeria. Manson croit que ce parasite ne doit pas être rare dans cette dernière région, où il donnerait lieu à de sévères troubles intestinaux, surtout chez les enfants. Il serait justiciable du même traitement que les Ténias.

HETEROPHYES HETEROPHYES.

778. Parasite de l'intestin grêle de l'Homme, du Chien et du Chat. C'est chez un enfant qu'il a été découvert. Le 26 avril 1851, en faisant au Caire l'autopsie d'un jeune garçon, Bilharz trouva dans l'intestin grêle une masse de petits points rouges dans lesquels le microscope fit reconnaître des Trématodes. Ce ver paraît inoffensif, même lorsqu'il existe en grand nombre.

Bilharzie de Manson (*SCHISTOSOMA MANSONI*).

779... Noc (1910). — Sur 45 élèves d'un pensionnat de Fort-de-France, plusieurs ont des symptômes de dysenterie, malgré une hygiène convenable ; 32 ont des œufs de Bilharzie (*Schistosoma*) en nombre variable dans les selles ; ils ont en outre des œufs de parasites variés : Ankylost, Tr., Asc., *H. diminuta*, et des Protozoaires intestinaux. Pas de bilharziose urinaire. Étiologie : transmission par le caleçon de bain non individuel ; sur un de ces caleçons, Noc a trouvé un embryon qui a vécu environ vingt minutes. On sait que la bilharziose intestinale est rapportée aujourd'hui au *Schistosoma Mansoni*, dont les œufs ont une épine *latérale*.

Ascaride lombricoide.

Ascarides chez des nourrissons.

780. Weill (*in* Guglielmi, 1905-1906). — Nourrisson. Toux. Diarrhée à répétition, selles glaireuses. Un peu de tympanisme. État général bon. 3 Asc. Puis selles normales.

781. Id. — F. 1 1/2. Diarrhée verte, vomissements, amaigrissement ; toux. 1 Asc. dans les selles. Vers de fromage dans les vomissements.

Voy. aussi Dreyer, Gilli, Galvagno-Bordonari, Creplin, Clark.

Grand nombre.

782. Petit (1807). — 5 ans. 2000 Asc.

783. Gilli (1842). — F. 18 mois. Gastro-entérite avec phénomènes nerveux. 510 Asc. en huit jours.

784. Crommelinck (1843) (*in* thèse Arrault). — 7 ans. Subitement perte de la volition ; conservation d'ouïe et vue ; envie et impossibilité de crier. Dilatation des pupilles. Anthelminthiques. Plus de 100 vers. Guérison.

785. Volz (1844). — F. 14. 808 Asc. en dix-sept jours.

786. Schenk (1875). — G. 14. Violentes douleurs abdominales. Nausées,

vomissements. Ventre dur et douloureux à la pression. Calomel-santonine. 180 Asc. en trois jours. Guérison.

787. Haueur (1877). — Enfant. 83 Asc. *vomis* après santonine.

788. Lochner (1878). — 2 ans. Vomissements d'innombrables Nématodes jeunes (plus de 100), longs de 4 à 7 centimètres. Rejet de vers par les selles également.

789. Wiart (1879). — 9 ans. Mouvements convulsifs, rigidité excessive de tous les muscles ; évacuation par le haut et par le bas d'une quantité prodigieuse de lombrics après ingestion de quelques verres de limonade émétisée et d'une purgation (Dufau).

790. Fauconneau-Dufresne (1880). — G. 12. 5126 Asc. expulsés en moins de trois ans, la plupart par le vomissement. Une fois 600 le même jour. Anthelminthiques divers, surtout calomel et santonine. Guérison.

791. Galvagno-Bordonari (1885). — Nombre extraordinaire d'Asc. chez un enfant au sein. Cure suivie de succès.

792. Dreyer (*in* Mosler et Peiper, 1894). — 5 trimestres. 400 Asc. en peu de temps.

793. Hounsell (1892). — Nombre anormal d'Asc. chez un enfant.

794. Giarrè (1893). — F. 2, géophage. Coliques vives, commence à rejeter lombrics par nez et bouche, 2 à 10 par jour (300 au total). Anorexie, diarrhée, fièvre vespérale. Intoxication grave par la santonine. Guérison.

Baginski (1909). — 900 Asc. (Voy. *Appendicite à Ascarides*, 391).

Ascarides et corps étrangers.

795. Barwell (1857). — Asc. expulsé par un enfant qui avait avalé l'œillet de cuivre d'un vêtement de dame. L'Asc. s'était engagé à travers l'orifice circulaire de l'œillet et, ainsi étranglé, avait probablement péri avant d'être expulsé.

796. Cobbold (1864). — Signale, sans indication d'âge, divers autres faits du même genre ; ces pièges ont été proposés comme traitement.

797. Reubsaet (1907). — Un enfant rejette par l'anus un tube de Froin qu'il avait avalé ; un Asc. s'était introduit dans l'orifice destiné à la détubation.

Observations diverses.

798. Daquin (*in* Guermonprez). — G. 10 à 12 ; vomissements, coliques, « a l'air d'avoir perdu complètement la raison ; saute de son lit, ôte sa chemise et se roule à terre, etc. ». Mort. A l'autopsie, « on n'ouvre pas la tête », mais l'intestin grêle et le cæcum « étaient tellement remplis de vers qu'ils paraissaient y avoir été mis de force ».

799. Putelli (1838). — *Épistaxis due aux Asc.* G. 4. Épistaxis grave. Remèdes variés. Signes d'ascaridiose. Calomel : expulsion d'un Asc. et cessation de l'épistaxis. Ce fait se répéta trois fois.

800. Archer (1857). — 10 ans. Ascaridiose simulant un empoisonnement avec symptômes graves.

Mac Rae. — Cas analogue (Voy. *Occlusion intestinale*).

801. Santello (1870). — G. mort à la suite de coliques vermineuses et après expulsion copieuse d'Asc. A l'autopsie, lumière intestinale, du duodénum au rectum, dilatée, et muqueuse désépithélialisée. Quelques Asc. dans l'estomac.

802. Archambault (1883). — *Influence de l'alimentation.* — Cas d'une famille soumise à une alimentation épicée inaccoutumée. Des 3 enfants, l'un eut des convulsions violentes, le second des coliques très douloureuses, le troisième de la diarrhée et des vomissements. Tous 3 avaient des Asc. Les parents, qui en étaient exempts, n'eurent rien. Les vers, irrités par les épices, avaient réagi violemment.

803. Lutz (1887). — *Infestation supposée par le porc.* — Dans une famille très nombreuse, au Brésil, se développaient régulièrement chez les plus jeunes enfants des Ascarides qui, après évacuation, récidivaient toujours. Chez les enfants âgés et chez les adultes, ils étaient rares ou nuls. Les enfants se tenaient par le beau temps dans la cour où chaque semaine on abattait des *porcs* qui étaient souvent envahis à un haut degré par des Ascarides. Il est clair, dit Lutz, que les œufs de parasites étaient répandus dans la cour par les ondées de pluie. En fait on trouva des œufs dans la terre des caniveaux. Les enfants, jouant avec la terre, avaient toute occasion de s'infester.

ASCARIS MARITIMA.

804. Le parasite en question a été recueilli, en avril 1865, par le médecin de district Pfaff, de Jakobshavn, près Godahn (Groenland du Nord), chez un enfant qui vomissait et l'avait expulsé dans un dernier vomissement. Ce médecin tendait à le considérer comme un pseudo-parasite, ingéré avec les aliments.

BELASCARIS MYSTAX.

805. Bellingham (1839). — Un enfant de 5 ans environ présente des symptômes de vers; le Dr Bellingham, de l'hôpital Saint-Vincent (de Dublin), ordonne un vermifuge ; le lendemain ou le surlendemain, on lui apporte deux vers morts ; il ne put savoir si depuis lors d'autres furent évacués. Bellingham reconnut la ressemblance de ces vers avec l'*Ascaris mystax*, mais, en raison de certaines particularités de forme, il crut devoir en faire une espèce particulière sous le nom d'*Ascaris alata*. L'examen de ses figures montre qu'il s'agit bien de *Belascaris mystax.*

806. Cobbold (1863). — En novembre 1862, Cobbold recevait du Dr Scattergood (de Leeds) 4 exemplaires (sur 8 recueillis) de Nématodes qui avaient été spontanément expulsés, après quelques jours de diarrhée et

d'agitation, par un enfant de 13 mois, fils d'un négociant de la ville. Sevré à 7 mois, cet enfant était alimenté avec des substances variées, toujours préparées à l'eau bouillie ou filtrée, mais on lui donnait souvent à mâcher un morceau de céleri. Les figures données par Cobbold se rapportent bien à *Belascaris mystax.*

807. MORTON (1865). — Morton signale l'expulsion d'un ver long d'environ 16 centimètres par un enfant de 14 mois. C'est une femelle, qui est remise à Cobbold, lequel la rapporte à *Ascaris mystax.*

808. HELLER (1872). — Le Dr Bohm, de Gunzehausen, a fait don à l'Institut pathologique d'Erlangen d'un ver de 55 millimètres de long, évacué par un jeune garçon. Heller reconnaît ce ver pour une femelle d'*Ascaris mystax.*

809. SCHÖPPLER (1908). — Une fillette de 9 ans présente comme signes extérieurs un teint pâle, de l'anorexie et de la faiblesse. Schöppler lui fait administrer de la santonine ; elle expulse 20 petits vers qu'il identifie à l'*Ascaris mystax.* Dans l'intimité de l'enfant vivaient deux Chats et un Chien de Saint-Bernard porteurs du même parasite. D'après une étude récente de A. Railliet et A. Henry, il y aurait une erreur de détermination en ce qui concerne le Chien.

OXYURE VERMICULAIRE.

Oxyures dans la paroi intestinale.

810. WAGENER (1904). — F. 5. Morte de scarlatine. 15 à 20 nodules gros au plus comme une tête d'épingle, hémisphériques, blanc grisâtre, dans l'épaisseur de 3 plaques de Peyer à la partie inférieure de l'iléon ; touchés avec une sonde, ils donnaient la sensation de grains de sable. *Examen histologique :* au milieu de la capsule conjonctive calcifiée se voyait un Ox. bien conservé; dans d'autres nodules où la calcification était plus avancée, les parasites étaient altérés au point d'être méconnaissables.

811. ID. — G. 5. 4 Ox. femelles reposaient sur la muqueuse de l'appendice. En ce point, injection vasculaire localisée, tranchant sur la muqueuse pâle. A un examen plus attentif, on voyait un Ox. mâle enfoncé si profondément dans la muqueuse que seule apparaissait son extrémité caudale. Pas d'examen histologique.

812. EDENS (1908). — 7 ans. Mort de diphtérie. Nodules dans des plaques de Peyer ; Ox. au milieu d'une masse de détritus ; le tout entouré d'une capsule calcifiée.

813. UNTERBERGER (1908). — Enfant. Cæcum et appendice ne présentant aucune particularité extérieure. Microscopiquement, appendice tout à fait normal; pas la moindre trace d'inflammation ancienne ou récente. Sur une série de préparations, on voyait dans la muqueuse normale des Ox. coupés transversalement; le parasite avait pénétré la muqueuse sur la moitié ou les deux tiers de son épaisseur : nul signe d'inflammation à

l'entour. Aucun rapport entre le parasite et la lumière des glandes. Jamais la partie postérieure des vers n'est intéressée.

814. Id. — F. 9. Une seule fois l'auteur a constaté la pénétration d'un Ox. dans la muqueuse de l'appendice. Pas trace d'inflammation. Le ver semblait en plusieurs points s'être moulé sur la muqueuse.

Trichocéphale.

815. Pascal (1818). — G. 9. Céphalées paroxystiques avec pouls petit, bouche sèche, respiration oppressée ; durée, vingt-quatre à trente heures, puis santé parfaite. Pas de périodicité dans les paroxysmes. Calomel et décoction de fougère mâle : 6 Tr. Les paroxysmes deviennent plus fréquents. Convulsions des yeux ; pertes de connaissance. Accalmies complètes avec appétit. Puis mort au milieu de convulsions violentes. Autopsie : sérosité abondante dans le péricarde. Plusieurs ganglions mésentériques hypertrophiés et squirrheux. Plusieurs Tr. dans l'iléon ; un grand nombre dans le cæcum et le côlon.

816. Id. — F. 4. Depuis six mois, dépérit. Brusquement frisson, vomissements lie-de-vin ; douleurs abdominales vives. Deux selles ; face rouge ; pupilles dilatées. Le lendemain, respiration stertoreuse, tremblement de la mâchoire inférieure. Calomel. Le surlendemain, raideur tétanique des membres et du tronc ; déglutition difficile. Deux selles. Perte de connaissance. Mort deux jours plus tard. Tous organes sains. Innombrables Tr. dans le cæcum.

817. Id. — G. 5, porteur de vers, sujet aux épistaxis. Le 9 octobre, vers minuit, est brusquement réveillé par céphalalgie violente ; face rouge ; le 18, pouls petit ; sangsues. Le 11, agitation extrême ; pouls intermittent. Cris ; respiration stertoreuse. Calomel. Un Asc. mort dans un vomissement et 8 Tr. dans les selles. Le 12, *statu quo*. Raideur du tronc et des membres inférieurs ; incontinence des sphincters : 1 Asc. et 8 Tr. vivants. Mort la nuit suivante au milieu de convulsions et de douleurs atroces.

818. Bezzonow (*in* Hausmann). — Enfant. Sommeil agité. Boulimie.

Danger des anthelminthiques.

819. Aguinet (*communication orale*). — G. 13. Appendicite chronique subfébrile, simulant la tuberculose comme les cas publiés par Faisans à la Société médicale des hôpitaux en janvier 1911. Un médecin des hôpitaux songeant à l'appendicite vermineuse, malgré un examen de selles négatif, prescrit 0gr,75 de thymol à prendre pendant trois jours. La première prise est bien tolérée. Le deuxième jour, crise aiguë d'appendicite avec 40° ; douleur au point de Mac Burney, etc. Opération ultérieure. Pas de vers dans l'appendice. Guérison.

Voy. obs. 351, 794.

SUPPLÉMENT

Recherches personnelles sur les rapports de l'appendicite et de l'helminthiase.

Ces recherches ont porté sur 119 enfants de deux ans et demi à quinze ans (71 garçons, 47 filles, plus un enfant de la ville dont nous avons omis de noter le sexe), opérés dans le service de notre maître, M. Broca, de mai 1909 à août 1910.

Groupe I. — *Appendice contenant des Oxyures avec ou sans œufs d'autres parasites.* — 58 enfants (31 G., 26 F., plus l'enfant de sexe non noté) avaient des Oxyures en nombre variable dans l'appendice, soit 48,73 p. 100.

Chez 17 d'entre eux (11 G., 6 F.), nous avons constaté dans l'appendice, outre les Oxyures, un ou plusieurs œufs de Trichocéphales ;

Chez 2 autres (1 G., 1 F.), des œufs d'Ascarides ;

Chez 2 autres enfin (1 G., 1 F.), les œufs d'Ascarides étaient associés aux œufs de Trichocéphales.

Groupe I *bis.* — *Appendice contenant des Trichocéphales.* — Nous n'avons rencontré qu'une seule fois un Trichocéphale, un mâle, dans l'appendice d'une fillette de huit ans et demi (obs. 50), qui contenait en outre des Oxyures.

Groupe II. — *Appendice contenant seulement des œufs de parasites.* — 16 enfants.

13 fois (9 G., 4 F.), un ou plusieurs œufs de Trichocéphales ;

1 fois (1 F.), des œufs d'Oxyures ;

1 fois (1 F.), des œufs d'Ascarides ;

1 fois (1 F.), des œufs d'Ascarides et de Trichocéphales associés.

Groupe III. — *Appendice ne contenant ni parasites, ni œufs.* — Chez 45 de nos malades enfin (32 G., 13 F.), soit 37,89 p. 100, nous n'avons constaté aucun parasite ni aucun œuf dans l'appendice.

Ceci ne signifie point que ces malades fussent exempts de vers intestinaux, ainsi que nous le verrons plus loin.

Examen des selles. — Comparaison des œufs de parasites constatés dans les selles avec les œufs et parasites contenus dans l'appendice. — Cet examen a été pratiqué chez 112 de nos 119 malades et nous a donné les résultats suivants :

76 enfants sur 112, soit 67,85 p. 100 (49 G. et 27 F.) présentent des œufs de parasites dans les selles.

Œufs de Trichocéphales. — 66 fois. — 44 G. : 18 seulement avaient des œufs de Trichocéphales dans l'appendice ; chez 18 autres l'appendice ne contenait ni vers ni œufs ; 8 n'avaient que des Oxyures. — 22 F. : 8 seulement avaient des œufs de Trichocéphales dans l'appendice ; chez 6 autres l'appendice ne contenait ni vers ni œufs ; 7 n'avaient que des Oxyures, 1 enfin des œufs d'Oxyures uniquement.

Œufs de Trichocéphales et d'Ascarides associés. — 8 fois (4 G., 4 F.).

Chez 3 enfants (1 G., 2 F.) l'appendice contenait des œufs de ces deux espèces ; chez 3 (1 G., 2 F.), seulement des œufs d'Ascarides ; chez 1 (1 G.,), pas d'œufs ; chez le dernier enfin (1 G.), ni œufs ni vers.

Œufs de Trichocéphales et œufs d'Oxyures associés. — La fille chez qui ces œufs furent constatés avait dans l'appendice 9 Oxyures mâles et quelques œufs de Trichocéphales (obs. 78).

Œuf d'Oxyure. — Le seul cas où il fut trouvé un *unique* œuf d'Oxyure dans les selles concerne une fillette dont l'appendice hébergeait 65 de ces parasites.

Absence d'œufs. — 36 fois (19 G. et 17 F.).

9 des G. et 9 des F. avaient des Oxyures dans l'appendice ; une seule de ces dernières avait en outre dans cet organe des œufs de Trichocéphales.

Notons que, sur 14 de ces 36 cas négatifs, l'examen des selles n'avait été pratiqué qu'une seule fois.

Âge et sexe des enfants. — Le tableau de la page 219 (1), sur lequel les porteurs d'Oxyures sont inscrits en chiffres gras, met en évidence la période à laquelle l'appendicite est le plus fréquente

(1) Il y manque 4 enfants dont nous avons omis de noter l'âge, et dont 3 étaient porteurs d'Oxyures (**4**, **40**, **99**).

chez les enfants, à savoir entre huit ans et demi et treize ans.

Nous pouvons le résumer de la sorte :

	Garçons.	Filles.
Avant 8 ans et demi	11	8
De 8 ans et demi à 13 ans	50	28
De 13 à 15 ans	7	11
	68	47

Il y a donc un maximum des plus net, surtout pour les garçons, entre huit ans et demi et treize ans ; pour les filles, on remarquera que, sur 28 cas observés dans cette période, 12 portaient sur le cours de la douzième année.

Considérons ensuite sur le même tableau l'âge des porteurs d'Oxyures :

	Garçons.	Filles.
Avant 8 ans et demi	5	2
De 8 ans et demi à 13 ans	21	18
De 13 à 15 ans	3	5

Comme pour l'appendicite, le maximum de fréquence des Oxyures se trouve donc entre huit ans et demi et treize ans. Notons toutefois, sans en tirer de conclusion, que la proportion des Oxyures est beaucoup plus grande chez les filles (25 F. sur 47 contre 29 G. sur 68).

De ce que les Oxyures sont le plus fréquents à l'âge où s'observe le plus souvent l'appendicite, d'aucuns pourraient conclure hâtivement à un rapport de cause à effet et affirmer que les Oxyures sont la cause de l'appendicite. La question mérite plus ample examen.

Age.	Garçons.	Filles.
2 ans et demi	»	91
3 —	»	»
3 — et demi	»	»
4 —	32	»
4 — et demi	116	59
5 —	39	»
5 — et demi	5	74
6 —	29	96
6 — et demi	89	38
7 —	27	12, 35
7 — et demi	7, 79, 93	»
8 —	90	13
8 — et demi	1, 15, 22	50, 72, 100
9 —	9, 43, 52, 64, 81, 103	53, 73, 111
9 — et demi	10, 42, 80	41, 110

Age.	Garçons.	Filles.
10 —	11, 17, 51, 63, 71, 84, 86	16, 25, 112, 120
10 — et demi........	8, 23, 37, 83, 94, 113	34, 54, 101
11 —	18, 20, 46, 56, 98, 107	68
11 — et demi........	19, 26, 30	»
12 —	14, 21, 75, 87, 109, 114, 118	3, 47, 48, 60, 102, 117
12 — et demi........	33, 49, 106	31
13 —	44, 62, 70, 77, 82, 88	57, 67, 69, 97, 104
13 — et demi........	58	66, 78
14 —	45, 92	2, 105, 108
14 — et demi.......	6, 36, 115	24, 55, 85, 119
15 —	95	61, 76

Rapport entre les Oxyures et la forme clinique de l'appendicite. — 29 de nos 119 observations sont étiquetées *appendicite aiguë.* Il s'agit, dans la plupart de ces cas, de malades qui ont été opérés soit après leur première crise, soit après une poussée aiguë au cours d'une appendicite chronique. Cette classification pouvant prêter quelque peu à l'arbitraire, nous retiendrons tout spécialement les formes graves, suppurées ou non, qui ont commandé l'opération d'urgence, et celles qui ont été suivies de mort, soit 10 cas seulement.

Sur l'ensemble des 29 cas classés comme appendicite aiguë, nous ne relevons la présence d'Oxyures que 8 fois, alors que nous avons trouvé ces parasites 50 fois sur les 90 malades restants.

Bien mieux, sur 10 cas particulièrement graves, opérés à chaud, nous n'avons trouvé qu'une seule fois un Oxyure (obs. 109). Des 4 opérés qui succombèrent, pas un seul n'avait d'Oxyures dans l'appendice.

Somme toute, nos 58 cas d'oxyurose appendiculaire se répartissent ainsi :

Appendicites chroniques ou à rechutes..	50	soit	86,20	p. 100
— aiguës....................	8	—	13,79	—
— opérées à chaud..........	1	—	1,72	—
— mortelles.................	0	—	0	—

Rapport entre le contenu de l'appendice malade et la présence des Oxyures (1).

(1) Notons que, présenté sous cette forme et sans interprétation, ce tableau est tout artificiel et schématique ; beaucoup d'appendices contiennent à la fois des matières solides et liquides ; le sang est souvent mélangé aux matières ou au mucus.

	Cas.	Oxyures.
Matières fécales peu abondantes	22	11 fois
Matières molles ou liquides................	41	30 —
Matières concrétées et coprolithes..........	19	8 —
Pas de matières...........................	37	10 —
Corps étrangers...........................	6	2 —
Mucus	15	3 —
Sang.....................................	23	9 —

Il ressort avec évidence de ce tableau que les Oxyures se rencontrent bien plus fréquemment dans les appendices contenant des matières (49 fois sur 82) que dans ceux qui n'en contiennent pas (10 fois sur 37) ou ne renferment que du sang ou du mucus. Ce fait s'explique de lui-même : les œufs ou les vers qui séjournent dans les matières du cæcum sont peut-être susceptibles de passer dans un appendice peu perméable et de s'y développer ; mais, si l'appendice est assez ouvert pour laisser pénétrer les vers, il laisse aussi passer les matières.

Rapport entre les lésions macroscopiques de l'appendicite et la présence des Oxyures. — Cette recherche est d'autant plus justifiée que nous avons relevé la moindre fréquence des Oxyures dans les formes aiguës de l'appendicite.

	Cas.	Oxyures.
Lésions minimes ou nulles..................	13	10 fois
Sclérose partielle ou étendue	45	15 —
Cavités kystiques	7	1 —
Lésions hémorragiques (piqueté, traînées hémorragiques, sugillations, folliculite hémorragique, ecchymoses)	68	34 —
Ulcérations................................	23	12 —
Perforations................................	4	0 —

Notons tout d'abord, comme pour le contenu, ce qu'a d'artificiel cette division des lésions : c'est ainsi, en particulier, que la sclérose s'accompagne d'ordinaire de lésions hémorragiques plus ou moins intenses; que les diverses lésions hémorragiques signalées sont des plus banales, et qu'on les observe dans plus de la moitié des cas d'appendicite, aiguë ou chronique, abstraction faite des hémorragies consécutives à la ligature de l'organe.

Aussi le rapport entre les Oxyures et les lésions scléreuses et hémorragiques ne s'impose-t-il pas.

Cependant deux faits sont assez frappants dans ce tableau, à savoir, d'une part, la fréquence des Oxyures dans les cas de lésions minimes ou nulles (le plus remarquable est l'observation 50 : appendice contenant, outre 6 Oxyures, 1 Trichocéphale); — d'autre part, l'absence totale d'Oxyures dans les 4 cas de perforation, cas anatomiquement graves, dont un seul fut mortel (91). Ce fait concorde tout à fait avec l'observation clinique, puisque, dans aucun de nos 4 cas mortels (dont un des précédents), il n'y avait d'Oxyure dans l'appendice. Ainsi donc, dans les 7 appendicites anatomiquement ou cliniquement les plus graves de notre série, ce Nématode faisait défaut.

Envisageons maintenant les 23 cas où sont notées des ulcérations, sans distinction de nombre, de profondeur et d'étendue. 12 fois, il y avait des Oxyures; de ces 12 faits, nous pouvons tout de suite en défalquer 4 ou 5 où des causes plus immédiates que le parasite doivent être invoquées : présence de concrétions fécales, existence de l'ulcération dans une zone de l'appendice isolée de la base de l'organe; dans 4 autres cas, il existait des lésions de sclérose ; 3 fois seulement, il n'y avait, avec les vers, que des matières molles.

Quant à la rareté des parasites dans les cas de cavité kystique, elle peut tenir à l'insuffisante perméabilité, en pareille circonstance, de la portion cæcale de l'appendice.

En résumé, de l'étude anatomo-pathologique comme de l'étude clinique de nos appendicites, se dégage l'impression que l'Oxyure ne saurait être, sans autre forme de procès, rendu responsable des formes graves de la maladie. Son rôle est-il plus important dans le développement des formes subaiguës et chroniques? C'est ce que seule l'étude histologique peut nous apprendre. Nous sommes heureux de reproduire ici la note suivante, qui nous a été très obligeamment remise par M. le Dr Léon Tixier, chef de laboratoire adjoint à la Clinique médicale infantile.

Étude histologique des appendicites à Oxyures (1). — « La situation des parasites varie suivant les cas.

(1) Nous n'avons pratiqué l'examen histologique que de deux appendices très parasités [obs. 13 (A) et 68 (B)] ; de nombreuses coupes intéressaient des Oxyures intrapariétaux. Aussi bien croyons-nous que, si l'on voulait couper systématiquement tous les appendices fortement parasités, on y rencontrerait des vers d'une façon habituelle. Cette manière de faire éviterait les longues et fastidieuses recherches inévitables lorsqu'on coupe en série des appendices quelconques.

« A. *Presque toujours*, le parasite est situé dans un dédoublement de l'épithélium de la muqueuse. Chaque logette, de forme ovalaire, est constituée, du côté de la lumière de l'appendice (face interne), par un fin réticulum soutenant en son milieu une seule rangée de mononucléaires. Aux deux extrémités qui se raccordent avec la muqueuse des régions voisines, on trouve les mêmes variétés de cellules mononucléaires, mais plus nombreuses, rangées sur plusieurs assises les unes à côté des autres. Le mononucléaire a remplacé la cellule cylindrique de l'épithélium normal.

« La logette est limitée sur sa face externe par l'extrémité interne de culs-de-sac glandulaires munis de leur orifice ; les cellules muqueuses de ces glandes sont un peu plus abondantes qu'en d'autres régions de la coupe. Le tissu lymphoïde est particulièrement abondant entre les culs-de-sac glandulaires ; il déborde par places les glandes, recouvrant leur extrémité.

« B. Le parasite occupe *plus rarement* le chorion de la muqueuse, soit entre la muqueuse et la *muscularis Mucosæ*, soit au milieu des follicules clos de l'appendice. La disposition affecte deux types principaux :

« *a*. Tantôt on voit une cavité au milieu d'un follicule clos hypertrophié dont les cellules sont en prolifération active. Les parois de cette cavité sont constituées par du tissu fibreux adulte. Le centre est occupé par des débris nucléaires, et surtout par de petites masses homogènes amorphes dont les affinités tinctoriales rappellent celles des parasites qui sont intacts sur d'autres coupes.

« *b*. Tantôt on constate, au milieu du chorion de la muqueuse, un orifice très nettement arrondi, de la dimension du parasite qui figure sur les coupes voisines. Sa paroi est formée par des mononucléaires plus rapprochés les uns des autres qu'à une certaine distance ; quelques-uns d'entre eux ont un noyau légèrement fusiforme : c'est le début de la transformation fibreuse et l'ébauche d'une paroi conjonctive véritable. Le centre est complètement vide ; la coupe du parasite s'est sans doute détachée au cours des manipulations.

« En résumé, en aucun point, la présence soit ancienne, soit récente de parasites ne semble avoir déterminé de modifications *profondes* de l'appendice. La réaction fibreuse qui a entraîné l'enkystement des débris de parasites est essentiellemement locale ; nulle part il n'existe ni congestion particulièrement marquée, ni diapédèse active. Sur aucune des nombreuses coupes examinées, il n'a été possible de trouver le moindre amas de polynucléaires, pas plus que les traces d'un processus inflammatoire chronique d'une certaine intensité. »

Étude biologique des Oxyures hébergés dans l'appendice malade. — Nous avons publié les résultats de ces recherches à la *Société de biologie.*

Recherches sur l'efficacité du traitement thymolé contre les Oxyures de l'appendice. — Id.

Recherches des parasites et des œufs de parasites dans l'appendice d'enfants morts de maladies autres que l'appendicite. — Il nous a paru intéressant de comparer, au point de vue parasitologique, le contenu des appendices de nos petits opérés à celui des appendices d'enfants morts de maladie quelconque autre que l'appendicite : le fait de trouver aussi souvent des vers dans les appendices sains que dans les appendices malades aurait pu atténuer peut-être le rôle de ces parasites ; cependant il eût toujours été facile d'objecter que, si ces petits malades n'étaient pas morts, ils auraient pu avoir un jour l'appendicite !

Malheureusement, nos examens d'autopsie n'ont pu être poursuivis aussi longtemps que nos examens post-opératoires (mai à août 1910 seulement) ; de plus, cette seconde statistique ne peut être superposée à la première, en raison de l'âge tout différent des malades : alors, en effet, que la plupart de nos opérés avaient de huit ans et demi à treize ans, presque tous nos autopsiés ont moins de huit ans — la moitié même, moins de quatre ans.

Voici néanmoins, à titre documentaire, le résultat de nos examens, qui portent sur 81 enfants (38 G., 43 F.).

Oxyures. — Nous avons trouvé ce parasite 27 fois sur nos 81 enfants (soit dans 33,33 p. 100 des cas), dans une proportion un peu plus élevée chez les garçons que chez les filles (14 G. sur 38, 13 F. sur 43).

3 fois (1 G., 2 F.) il y avait en outre des œufs de Trichocéphales ; 1 fois (1. G.), des œufs d'Ascarides.

Il nous a semblé que le nombre des Oxyures dans ces appendices était beaucoup moins considérable que dans ceux des petits opérés : nous n'en avons en effet guère compté plus d'une centaine, dont une soixantaine de femelles environ. Dans plus de la moitié des cas (14 fois sur 27), il n'y avait qu'un seul ver ; 12 fois il en existait de 1 à 10 ; 1 seule fois nous en avons compté 45 (24 femelles, 21 mâles).

Constamment il existait des matières, en quantité variable.

Comme lésions, nous avons noté plusieurs fois un peu d'injection vasculaire, et deux fois des points hémorragiques isolés. Les lésions sérieuses rencontrées dans 2 cas, étaient dues soit à un gros calcul fécal, soit à la tuberculose concomitante. Le plus souvent, la muqueuse paraissait saine, en particulier dans l'appendice, qui conttenait 45 Oxyures.

Trichocéphales. — Alors que nous n'avions rencontré sur 119 appendices opérés qu'un seul Trichocéphale chez une fille de huit ans et demi, nous en avons trouvé 6 fois sur 81 appendices d'autopsie : 1 fois chez un garçon de trois ans et demi ; 5 fois chez des filles de quatre ans, six ans, neuf ans et demi, dix ans et quatorze ans et demi. Une fois (fille de dix ans), le Trichocéphale était associé aux Oxyures, 1 fois (fille de quatorze ans et demi) à des œufs d'Ascarides.

Dans tous les cas, il s'agissait d'un individu solitaire (4 fois femelle, 1 fois mâle, 1 fois sexe non noté), de vitalité très faible et non fixé à la muqueuse.

Comme contenu concomitant, il n'y avait qu'un peu de matières ; quant aux lésions, difficiles à apprécier plus de vingt-quatre heures après la mort, par les chaleurs, nous avons noté deux fois une vascularisation anormale, une fois un foyer hémorragique.

Dans un de ces cas, le cæcum contenait 28 Trichocéphales, 14 femelles, 14 mâles.

Œufs de Trichocéphales. — 6 fois (3 G., 3 F.).

Œufs de Trichocéphales et d'Ascarides associés. — 1 fois (1 F.).

En résumé, tout en tenant compte des conditions différentes de nos examens nécropsiques et post-opératoires, nous restons en présence de deux faits en apparence indiscutables : moindre proportion d'appendices parasités et moindre proportion de parasites — Oxyures du moins — à l'autopsie.

Néanmoins il nous paraît impossible d'en tirer argument en faveur de l'appendicite vermineuse : en effet, les appendices opérés sont ligaturés, emprisonnant définitivement les parasites y contenus; après la mort, les vers ont une tendance connue à l'émigration, ce qu'ils peuvent réaliser grâce à la perméabilité de l'appendice.

Appendices enlevés au cours de laparotomies faites pour une affection autre que l'appendicite. — Si nous n'avons pu tirer de conclusions très précises de la comparaison des appendices enlevés comme malades avec ceux que nous avons recueillis à l'autopsie, nous avons pensé qu'il serait plus intéressant de faire cette comparaison avec les appendices réséqués occasionnellement au cours d'une intervention quelconque. Par malheur, ces faits sont rares, et nous serions peu fondé à tirer des déductions des 4 observations que nous publions à la suite des cas d'appendicite; nous les donnons seulement à titre documentaire.

Sur 4 enfants, 2 présentaient des Oxyures dans l'appendice... A la vérité, pour l'un d'eux (obs. 126, F. de six ans), il s'agit peut-être d'une erreur de diagnostic; ce cas rentrerait alors dans les appendicites graves, et ce serait le seul suivi de mort, alors que l'appendice contenait des Oxyures. L'observation 125 offre un certain intérêt au point de vue de la latence possible de lésions assez sérieuses. Quant aux deux autres observations, elle concernent des enfants en bas âge (dix mois et deux ans).

Observations.

1. G. 8 1/2. Depuis un an, diminution de l'appétit ; pas de douleurs abdominales ni de troubles gastro-intestinaux. Depuis un mois, douleur persistante à droite. Le 26 mars 1909, crise violente avec douleurs, vomissements, diarrhée fétide. Le 12 avril, expulse un Ascaride. Du 25 au 27, 4 gr. de thymol. Opération le 28. *Appendice :* 15 cm., grêle ; rétrécissement à 7 ou 8 cm. de la pointe qui est rouge et un peu adhérente. Moule fécal : 5 Oxyures, 2 mâles, 3 femelles. Quelques œufs d'Asc. Le 5 mai, expulse dans une selle 3 Asc. mâles, morts et très altérés. Le 10, examen de *selles* : 1 œuf de Tr. et 1 d'Asc. Du 25 au 27, 2 cachets de santonine-calomel par jour. Le 26, 1 Asc.

2. F. 14. Op. 26 avril. *App.* 15 cm., long, dur, épais, adhérent. Calcul enclavé à la pointe. Enduit visqueux. Hémorragie à la pointe et à la partie moyenne. *Selles :* un seul examen : 0.

3. F. 12. Op. 25 avril. *App.* court, rouge, renflé, adhérent. Pas de vers. *Selles :* deux examens négatifs.

4. F. Op. 28 avril. *App.* 12 cm., gros, turgescent, dur, rouge extérieu-

rement, scléreux dans ses deux tiers inférieurs. 2 concrétions fécales. 3 Ox. femelles. *Selles :* deux examens négatifs.

5. G. 5 1/2. Op. 3 mai. *App.* 10^{cm},5. Folliculite hémorragique. *Selles :* œufs de Tr.

6. G. 14 1/2. Op. 3 mai. *App.* gros, blanc, dur, adhérent, très scléreux dans ses deux tiers supérieurs. *Selles :* œufs de Tr. et d'Asc.

7. G. 7 1/2. Appendicite aiguë, op. à chaud, 3 mai. *App.* long, mince, hémorragique. *Selles* non examinées. Mort.

8. G. 10 1/2. Habituellement constipé, souffrait toujours du ventre. Porteur d'Asc. En expulse un le 11 mai. Du 14 au 17, 8^{gr},25 de thymol. Op. 17 mai. *App. :* un peu de folliculite hémorragique. Quelques matières. Une dizaine d'Ox. d'une vitalité faible. Quelques œufs de Tr. et d'Asc. *Selles :* œufs de Tr. et d'Asc.

9. G. 9. Appendicite aiguë. Op. 17 mai. *App.* 12 cm., très gros, rouge, turgescent, adhérent, scléreux à la base ; pointe renflée en massue ; cavité kystique. *Selles :* œufs de Tr.

10. G. 9 1/2. Op. 10 sept. *App. :* matières concrétées, sang ; 1 Ox. mâle. *Selles :* 0.

11. G. 10. Op. 17 sept. *App.* 9 cm. ; matières vers la pointe ; folliculite hémorragique. Une dizaine d'Ox. vivants. Œufs de Tr. dans l'app. et dans les *selles*.

12. F. 7. Appendicite aiguë. Op. 17 sept. *App.* 4 cm. ; muqueuse lisse ; matières mêlées d'un peu de sang. *Selles :* nombreux œufs de Tr.

13. F. 8. Habituellement constipée ; se plaint du ventre depuis deux mois. Crise fin août. Op. 17 sept. *App.* 9 cm. Folliculite hémorragique. Dès le début de l'incision, issue de nombreux Ox. Dans toute sa longueur l'appendice fourmille de vers vivants, 30 à 40, en majeure partie femelles. Le raclage en laisse un certain nombre qui paraissent fixés sur la muqueuse. *Selles :* quelques œufs de Tr.

14. G. 12. Appendicite aiguë. Op. 17 sept. *App.* 7 cm., gros, turgescent ; cavité kystique stérile à la pointe ; folliculite hémorragique vers la base. *Selles :* œufs de Tr.

15. G. 8 1/2. Appendicite aiguë. Op. 17 sept. *App.* 7 à 8 cm., très congestionné ; extrémité étranglée par une bride. Muqueuse mamelonnée, recouverte de sang noirâtre liquide. Un Ox. *Selles :* œufs de Tr. extrêmement nombreux ; on en voit jusqu'à 4 dans un champ. Traitement thymolé (3 gr. par jour pendant trois jours) parfaitement toléré. Un nouvel examen de selles montre 6 à 8 œufs de Tr. par préparation, c'est-à-dire beaucoup moins que lors des examens antérieurs.

16. F. 10. Op. 1er oct. *App.* court, 5 à 6 cm., incurvé. Un peu de folliculite hémorragique vers la pointe. Matières contenant quelques œufs d'Ox. *Selles :* œufs de Tr.

17. F. 10. A toujours eu des Ox. Op. 24 sept. *App.* 12 cm., grêle ; ecchymose vers la pointe. Très peu de matières. *Un très grand nombre d'Ox.*

vivants, en majeure partie des femelles. Œufs d'Ox. et de Tr. *Selles :* œufs de Tr.

18. G. 11. Op. 8 oct. *App.* 7 cm., gros, turgescent, vascularisé. Parois épaisses ; deux anneaux scléreux dans la moitié distale. Concrétions fécales ayant aminci la paroi. *Selles :* œufs de Tr.

19. G. 11 1/2. Aurait eu des Ox. Op. 24 sept. *App.* 6 cm., gorgé de sang ; muqueuse mamelonnée. *Selles :* 2 examens négatifs.

20. G. 11. Op. 15 oct. *App.* cylindrique, 5 cm. ; muqueuse mamelonnée. Traînées hémorragiques vers la base. Œufs de Tr. *Selles :* nombreux œufs de Tr. ; id. après traitement thymolé (10gr, 50 en trois jours). *Deux frères porteurs de vers intestinaux ont été opérés de l'appendicite.*

21. G. 12. Op. 1er oct. *App.* coudé par le méso, long de 12 cm. ; matières concrétées vers la pointe. Suffusions sanguines. 5 Ox., 3 mâles et 2 femelles, trouvés dans la concrétion fécale. *Selles :* œufs de Tr.

22. G. 8 1/2. Porteur d'Ox. et d'Asc. Op. 15 oct. *App.* 6cm,5. Extrémité renflée, adhérente. A la pointe, poche presque fermée par un anneau scléreux. Contenu : mucus rosé, un débris végétal, un œuf de Tr. *Selles :* très nombreux œufs de Tr. (plus de 50 par préparation) ; encore nombreux après traitement thymolé (8gr, 50 en trois jours).

23. G. 10 1/2. Op. 15 oct. *App.* 4 cm. ; pointe scléreuse, épaisse, étranglée par un sillon circulaire ; par ailleurs, léger piqueté hémorragique. *Selles :* deux examens négatifs.

24. F. 14 1/2. Op. 25 oct. *App.* 9 cm. ; parois scléreuses dans la moitié distale ; masse fécale moulée contenant 3 Ox. Folliculite en plusieurs points. 4 Ox. mâles, vivants. Deux œufs de Tr. *Selles :* un œuf de Tr. en cinq préparations.

25. F. 10. Appendicite aiguë. Op. 25 oct. App. 7cm,5 ; moniliforme. Recourbé en crochet à son extrémité. Long boudin de matières moulées, *fourmillant d'Oxyures* vivants ; on en compte plus de 50, en grande majorité femelles ; quelques autres sont libres sur la muqueuse. En outre, quelques œufs de Tr. *Selles :* 0.

26. G. 11 1/2. Appendicite aiguë. Op. 25 oct. *App.* : à la pointe, poche de pus ; au milieu, foyers de folliculite ; vers la base, amas fécal enrobé de sang ; en ce point, la paroi très amincie est prête à se perforer. *Selles:* œufs de Tr.

27. G. 7. Op. 24 janvier 1910. *App.* un peu bosselé et vascularisé, portant traces d'inflammation ancienne ; muqueuse mamelonnée ; bouillie fécale où on voit un Ox. femelle vivant. *Selles :* quatre examens négatifs.

28. G. Appendicite aiguë. Op. 17 janvier 1910. *App.* en croissant, kystique. Parois scléreuses épaisses de 3 à 4 mm. ; cavité close constituée par la totalité de l'appendice. Liquide stérile. *Selles :* œufs de Tr.

29. G. 6. Op. 8 novembre 1909. *App.* 7 cm., moniliforme. Muqueuse irrégulière à la pointe ; contenu muqueux, hémorragique. *Selles :* œufs de Tr.

30. G. 11 1/2. Op. 15 nov. *App.* 15 cm. ; gros calcul fécal vers la pointe ;

on y trouve quelques œufs d'Ox. Plusieurs Ox. femelles. *Selles :* deux examens négatifs. A vomi après la première prise de thymol.

31. F. 12 1/2. Op. 15 nov. *App.* 12 cm., plein de matières moulées; muqueuse lisse ; nombreux pépins de figue ; œufs de Tr. *Selles :* œufs de Tr.

32. G. 4. Op. 22 nov. *App.* 9 cm. ; muqueuse très mamelonnée. Aucun contenu, sauf à la pointe, où se voit un flocon muqueux contenant un Ox. femelle vivant ; au milieu, une traînée hémorragique. A la base, un point hémorragique, unique, semblable à une piqûre ; auprès, un Ox. femelle vivant ; un Ox. mâle est trouvé dans le produit de raclage. *Selles :* œufs de Tr. Intolérance pour le thymol : 2 gr. sont administrés un matin ; à 1 heure, vomissements alimentaires, bilieux, puis diarrhée répétée ; à 7 h. tout a cessé.

33. G. 12 1/2. Op. 29 nov. *App.* 12 cm. ; parois épaisses ; lumière réduite comblée par une traînée de matières molles ; vers la base, suffusion sanguine. *Selles :* œufs de Tr.

34. F. 10 1/2. Op. 29 nov. *Ap.* 10 cm. ; piqueté hémorragique à la pointe et vers le milieu ; quelques granulations fécales vers la base. Nombreux Ox : 2 femelles adultes, 22 individus jeunes, mâles et femelles. *Selles :* œufs de Tr. Intolérance pour le thymol : vomissements, fatigue.

35. F. 7. Op. 29 nov. *App.* 11 cm. Quelques points hémorragiques, en piqûre. Aucun contenu. *Selles :* 0.

36. G. 14 1/2. Op. 6 déc. *App.* 6 cm., pointe scléreuse ; matières molles, vers le milieu, contenant un Ox. mâle et un œuf de Tr. ; à la base, masse sanguinolente avec un Ox. femelle vivant ; dans le produit de raclage, 3 Ox. mâles, 2 femelles. *Selles :* œufs de Tr. assez nombreux. Légère intolérance pour le thymol : nausées le troisième jour.

37. G. 10 1/2. Op. 6 déc. *App.* 5 cm. ; muqueuse finement mamelonnée ; mucus sanguinolent ; fragment végétal ; 2 Ox. femelles vivants. *Selles :* œufs de Tr. Vomissements après deux prises de 2 gr. et 1^{gr},50 de thymol.

38. F. 6 1/2. Op. 6 déc. *App.* 7 cm., gros, court, turgescent, vascularisé ; parois scléreuses, épaisses de 2 mm. environ ; muqueuse mamelonnée avec quelques points hémorragiques. Mucus. *Selles :* 0. A vomi après une prise de 1^{gr},50 de thymol.

39. G. 5. Op. 13 déc. *App.* 6 cm., moniliforme, coudé à la pointe ; parois scléreuses, épaisses : matières fécales moulées, molles, où se voient 2 Ox. vivants, 1 femelle et 1 mâle. *Selles :* deux examens négatifs.

40. G. Op. 13 déc. *App.* 9 cm., grêle ; en deux endroits, à 2 cm. de chaque extrémité, muqueuse ulcérée ; matières molles moulées où on trouve 2 Ox. femelles et 2 mâles vivants. *Selles :* deux examens négatifs.

41. F. 9 1/2. Op. 13 déc. *App.* 7 cm., sclérosé vers la pointe ; mucus sanguinolent. *Selles :* nombreux œufs de Tr., 25 environ dans une préparation peu étendue. Thymol. A l'examen suivant, 1 à 3 œufs par préparation.

42. G. 9 1/2. Appendicite aiguë, le 20 oct. Le 16 déc., 2 gr. de thymol, vomissements; le 17, même dose, nausées; le 18, même dose, bien tolérée. Le 19, rend dans un lavement un Asc. femelle; un peu de douleur, état subfébrile : 37°,4 à 37°,9. Les *selles* examinées 5 fois du 23 déc. à la fin de mars ne contiennent aucun œuf de parasite; l'administration de calomel-santonine n'expulse aucun ver. Il s'agit donc d'*Asc. unique*. Op. 7 mars 1910. *App.* gros, court, turgescent, vascularisé; sclérose de la pointe avec hémorragies interstitielles intenses; quelques grumeaux de matières fécales; un petit corps étranger.

43. G. 9. Du 9 au 11 déc., angine, fièvre. Le 16 déc., expulse après un lavement simple un Asc. mâle. Op. 10 janvier 1910. *App.* 7 cm., noyé dans une masse adipeuse; muco-pus; petite exulcération à la pointe; deux points hémorragiques vers la base. *Selles :* nombreux œufs de Tr.; calomel-santonine sans succès. Ici encore *Ascaride unique*.

44. G. 13. Op. 21 déc. *App.* 5 cm.; plusieurs masses calculeuses friables; matières. *Selles :* œufs de Tr. Thymol bien toléré malgré quelques douleurs gastriques.

45. G. 14. Op. 20 déc. *App.* 5 cm.; parois scléreuses surtout à la pointe; deux traînées hémorragiques; un peu de matières molles, moulées. Un Ox. femelle vivant. *Selles :* nombreux œufs de Tr. Thymol toléré malgré nausées, saveur âcre, picotement de la gorge, brûlure d'estomac.

46. G. 11. A eu des Asc. et des Ox. Op. 22 déc. *App.* coudé, 10^{cm},5; foyer hémorragique à 1^{cm},5 de la ligature; matières. *Selles :* deux examens négatifs. A vomi le thymol.

47. F. 12. Appendicite aiguë. Op. 22 déc. *App.* Matières inégalement réparties contenant de nombreux Ox. vivants : vers la base, matières molles : 12 mâles, 14 femelles; au milieu, un peu de mucus mêlé de matières : 9 mâles, 2 femelles à mouvements très vifs; vers le bout, quelques masses fécales dures, concrétées : 21 mâles, 8 femelles; soit au total 66 Ox., 42 mâles, 24 femelles. Tout le contenu étant enlevé, la muqueuse apparaît absolument lisse; vers la base, taches hémorragiques allongées. *Selles :* œufs de Tr.

48. F. 12. Op. 23 déc. *App.* 3 cm., un peu de matières. *Selles :* 0.

49. G. 12 1/2. Appendicite aiguë suppurée, 28 septembre. Op. 1er oct. *App.* 6 cm., vascularisé, renflé à la partie moyenne : à ce niveau, gros calcul fécal en noyau de datte; pointillé hémorragique là et vers la base; parois un peu sclérosées. Pas d'œufs dans le calcul. *Selles :* deux examens négatifs. A eu un petit vomissement après la première prise de thymol (2^{gr},50).

50. F. 8 1/2. Op. 10 janv. 1910. *App.* 9 cm., *ne présente aucune lésion macroscopique.* Longue traînée de matières dans les deux tiers distaux. On y trouve : 1 œuf de Tr., 2 Ox. femelles et 3 mâles. Vers la base, 1 Ox. femelle vivant et 1 Tr. mâle également vivant; celui-ci se laisse facilement soulever avec une épingle sans offrir la moindre résistance; cependant la tête manque. *Selles :* nombreux œufs de Tr.

51. G. 10. Op. 10 janv. *App.* 7 cm. ; extrémité renflée, kystique ; cavité à parois scléreuses, à liquide stérile ; vers la base, ulcération de la muqueuse ; quelques traînées hémorragiques ; vers le milieu, mucosités sanguinolentes où l'on voit 2 Ox. femelles vivants ; dans le produit de raclage, on trouve au microscope 2 Ox. mâles. Pas de matières fécales. *Selles :* 0.

52. G. 9. Op. 17 janv. *App.* 8 cm. ; boudin de matières ; au-dessous, abondant piqueté hémorragique. Œufs de Tr. *Selles :* nombreux œufs de Tr.

53. F. 9. Appendicite aiguë. Op. 22 janv. Décès dans les vingt-quatre heures. *App.* 8 cm. ; sang abondant ; piqueté hémorragique ; nombreuses ulcérations ecchymotiques. Sclérose de la paroi de la pointe. Pas de matières. Nombreux œufs de Tr. *Selles* non examinées.

54. F. 10 1/2. Op. 31 janv. *App.* 7 cm., moniliforme ; deux concrétions fécales en formation, l'une enrobée de sang ; muqueuse ulcérée à ce niveau ; ulcérations disséminées. *Dans un des calculs,* 2 Ox. mâles vivants. *Selles :* deux examens négatifs.

55. F. 14 1/2. Op. 31 janv. *App.* 5cm,5 ; à la pointe, cavité kystique à parois très scléreuses ; mucus. *Selles :* œufs de Tr.

56. G. 11. Appendicite aiguë. Op. 31 janv. *App.* 7 cm., coudé par le méso ; muqueuse mamelonnée, piqueté hémorragique ; pointe entièrement scléreuse. Mucus sanguinolent. Pas de matières ; 1 œuf de Tr. *Selles :* œufs de Tr. en très grand nombre (jusqu'à 10 dans un champ).

57. F. 13. Op. 31 janv. *App.* 6 cm., recourbé vers la pointe ; petit foyer hémorragique vers le milieu ; nombreuses sugillations vers la base ; mucus mêlé de sang et de matières ; 1 œuf de Tr. *Selles :* œufs de Tr. très nombreux à un premier examen ; rares après le thymol.

58. G. 13 1/2. Op. 31 janv. *App.* 7 cm., scléreux ; piqueté hémorragique vers la pointe. Pas de matières. *Selles :* deux examens négatifs.

59. F. 4 1/2. Op. 7 févr. *App.* 7 cm. ; matières moulées ; 1 Ox. femelle jeune. *Selles :* deux examens négatifs.

60. F. 12. Op. 7 févr. *App.* 7cm,5 ; masse fécale à la pointe ; à la base, un peu de matières avec mucosités sanguinolentes ; petites traînées hémorragiques. Microscopiquement, 3 œufs de Tr. et 2 Ox. mâles. *Selles :* nombreux œufs de Tr. (9 à 16 par préparation). Huit jours après, 2 ou 3 œufs. Traitement thymolé, suivi d'un nouvel examen de selles : 8 œufs dans une préparation.

61. F. 15. Op. 7 févr. *App.* 7 cm. ; petites ulcérations vers le milieu ; matières fécales moulées contenant 21 Ox. vivants : 4 femelles, 17 mâles. *Selles :* Œufs de Tr. (6, 4, 1, 4, 1, 1, 2) ; troisième examen : aucun œuf. Traitement thymolé ; quatrième examen de selles : 1, 1, 1, 2 œufs de Tr.

62. G. 13. Op. 14 fév. *App.* 6 cm. ; pointe scléreuse, en tête de quille, constituant une cavité kystique stérile ; parois scléreuses sur toute l'étendue de l'organe. Matières moulées enrobées de sang. *Selles :* œufs de Tr. Quelques nausées à la première prise de thymol.

63. G. 10. Aurait eu des Asc. Op. 14 févr. *App.* 11 cm., fortement coudé par le méso. Vers la base, la muqueuse, blanche, paraît saine ; on y trouve 1 Ox. femelle, 2 mâles ; au centre, fort peu de matières, contenant 6 Ox. mâles et 2 femelles ; en ce point, zone hémorragique ; la partie distale est congestionnée. *Selles :* œufs de Tr.

64. G. 9. Op. 14 févr. *App.* 9 cm., recourbé à la pointe ; long boudin de matières moulées, où l'on trouve 3 Ox. mâles. *Selles :* deux examens négatifs.

66. F. 13 1/2. Op. 14 févr. *App.* 9 cm., turgescent, injecté ; issue sous pression de matières liquides contenant une masse moulée ; dans celle-ci, 2 Ox. mâles. Vers la pointe, petites masses fécales et corps étranger plat, très dur (fragment minéral) ; pointillé hémorragique disséminé. Très nombreux œufs d'Asc. *Selles :* quelques œufs d'Asc. et de Tr.

67. F. 13. Appendicite aiguë. Op. 14 févr. *App.* 7 cm., en massue ; pointe sclérosée et ulcérée ; matières abondantes, moulées vers la base. 1 Ox. femelle vivant dans la première moitié ; 2 autres vers la pointe. *Selles :* 1 œuf de Tr. en trois examens.

68. F. 11. A toujours eu des Ox. Op. 14 févr. *App.* 11 cm., légèrement moniliforme. Muqueuse mamelonnée ; hémorragies diffuses dans les 5 premiers centimètres. Dans cette partie, on voit tout de suite des vers en amas : 6 Ox. femelles vivantes, dont une jeune ; le raclage permet d'en découvrir un bien plus grand nombre : 4 femelles et *une quarantaine* de mâles ; le produit de raclage de la moitié distale contient encore 15 Ox. mâles répartis dans de petits amas de matières disséminés. Soit au total : 65 Ox., dont 55 mâles et 10 femelles. *Selles : un œuf d'Ox.*

69. F. 13. A eu des Asc. en bas âge et des Ox. à 11 ans. Op. 21 févr. *App.* 7 cm., adhérent. Muqueuse mamelonnée avec léger piqueté hémorragique. Ne contient qu'un peu de mucus et de fines granulations fécales. Assez nombreux œufs de Tr. *Selles :* œufs de Tr., avant le thymol : 8, 5 ; après : premier examen, 7, 7 ; deuxième examen, 1, 0, 1.

70. G. 13. Op. 28 févr. *App.* très vascularisé ; pointe renflée en massue ; cavité kystique à liquide citrin, floconneux, stérile ; dans le reste de l'appendice, matières liquides où 1 œuf de Tr. *Selles :* œufs de Tr. : 1, 0, 0, 0 ; — 0, 2 ; — 9,7.

71. G. 10. Op. 28 févr. *App.* vascularisé, 7 cm. ; quelques granulations fécales ; minimes traînées hémorragiques ; exulcérations légères. *Selles :* deux examens négatifs.

72. F. 8 1/2. Op. 28 févr. *App.* 6cm,5, gros, blanc, turgescent ; vascularisation intense ; fines sugillations sous-péritonéales. Parois très scléreuses, épaisses de 2 millimètres, dures, criant à la coupe. Muqueuse très mamelonnée. Çà et là, piqueté hémorragique peu intense. Plusieurs petits amas de matières. Près de la base, un Ox. femelle vivant. *Selles :* œufs de Tr. ; avant le thymol : 4, 1 ; après, 1, 0, 1, 0 ; — 0, 0, 0, 2.

73. F. 9. Op. 7 mars. *App.* 8 cm. Piqueté hémorragique intense à la partie moyenne. Plusieurs Ox. vivants : 3 mâles et 8 femelles ; 1 œuf

de Tr. *Selles :* avant thymol : 8,2 œufs de Tr. ; après : 4, 1 ; — 0, 0, 0, 0.

74. F. 5 1/2. Op. 7 mars. *App.* 8 cm., tordu en son milieu sur le méso. Très peu de matières. Œufs d'Asc. en grand nombre. *Selles :* œufs de Tr. et d'Asc. 16 au 18 mars, santonine-calomel. Aucun résultat. Nouveaux examens de *selles*, 24, 26 mars et 4 mai : œufs de Tr. et d'Asc.

75. G. 12. Op. 14 mars. *App.* 4cm,5; parois scléreuses; léger piqueté hémorragique ; muqueuse mamelonnée. Muco-pus sanguinolent et quelques grumeaux de matières ; une goutte de pus à la pointe. *Selles :* œufs de Tr.

76. F. 15. Op. 21 mars. *App.* 5cm,5 ; à la pointe, masse fécale enrobée d'un peu de pus ; vers la base, près d'une autre masse, traînée hémorragique. A 2 centimètres de la pointe, petit adénome. Muqueuse lisse. Très nombreux œufs de Tr. *Selles :* œufs de Tr.

77. G. 13. Op. 23 mars. *App.* 4 cm. enflammé, gros. Parois très scléreuses, surtout vers la pointe. Muqueuse ulcérée, ecchymotique dans les 2 centimètres moyens. *Selles :* œufs de Tr.

78. F. 13 1/2. A 3 ans, aurait eu des Asc. ; a des Ox. depuis trois ans. Op. 4 avril. *App.*, 7 cm. ; matières molles sauf à la pointe, où petit coprolithe en formation ; la muqueuse, d'apparence normale ailleurs, est ulcérée et saignante à ce niveau. Dans la masse fécale, 9 Ox. mâles ; quelques œufs de Tr. *Selles :* œufs de Tr., avant thymol : 2, 4, 1, 0 ; après : 0, 1, 1, 0, ; — 0, 1, 3, 1. Lors du second examen, la troisième préparation contenait en outre *3 œufs d'Ox.* et la quatrième *un seul.*

79. G. 7 1/2. Op. 11 avril. *App.* 17 cm. ; longue traînée de matières molles; apparemment peu lésé : 1 Ox. femelle. *Selles :* trois examens négatifs.

80. G. 9 1/2. A toujours eu des Ox. Op. 11 avril. *App.* 11 cm. renflé au milieu ; en ce point, masse fécale sous laquelle la muqueuse est ulcérée. 1 Ox. écrasé (sexe ?); œufs de Tr. *Selles :* œufs de Tr. ; 14 mars : 2, 2, 3 ; — avant l'opération : premier examen : 1, 4, 28, 5 œufs; deuxième examen, selle fermentée : aucun œuf ;— 30 avril : 3, 0; — 4 mai : 0, 0, 2.

81. G. 9. Op. 11 avril. *App.* petit ; trois masses fécales ; nombreux œufs de Tr. 1 Ox. femelle. *Selles :* œufs de Tr.

82. G. 13, porteur d'Ox. ; dernière crise le 28 janv. ; 13 et 14 mars, ébauche de crise ; le 16, rejette un Asc. dans une selle normale. Op. 18 avril. *App.* 6 cm., entouré de graisse ; parois scléreuses, épaisses vers le milieu, ulcération saignante, étendue. *Selles :* œufs de Tr.

83. G. 10 1/2. A eu des Ox. Op. 19 avril. *App.* 8 cm., moniliforme ; parois scléreuses à la pointe; piqueté hémorragique en plusieurs endroits, surtout à la pointe ; ulcérations vers le milieu ; un peu de matières et de sang. Œufs de Tr. *Selles :* œufs de Tr. extrêmement nombreux (une cinquantaine dans une préparation).

84. G. 10. Appendicite aiguë. Op. 25 avril. *App.* 8 cm., légèrement coudé à la base ; matières grumeleuses et mucus sanguinolent ; un petit noyau fécal mou à la pointe. Ulcérations importantes en deux points

de la muqueuse. *Selles :* 1 seul œuf de Tr. a été trouvé avant la prise du thymol. Thymol vomi le dernier jour.

85. F. 14 1/2. Op. 25 avril. *App.* 10 cm.; vers le milieu, deux rétrécissements extérieurs correspondant à deux anneaux scléreux; sclérose étendue vers la base. Muqueuse très enflammée; gros foyers hémorragiques. *Selles :* œufs de Tr.

86. G. 10. Appendicite aiguë. Op. 28 avril, d'urgence. *App.* 11 cm., congestionné. Innombrables traînées hémorragiques. Peu de matières. Nombreux œufs de Tr. *Selles :* œufs de Tr.

87. G. 12. Op. 4 mai. *App.* 3 cm., rouge, très enflammé, scléreux, hémorragique; ulcérations, en particulier au niveau d'un calcul dur et très irrégulier. *Selles :* deux examens négatifs.

88. G. 13. Appendicite aiguë. Op. d'urgence le 19 mars. Appendicectomie le 18 mai. *App.* 3 cm., turgescent, rouge, bridé vers le milieu; parois scléreuses, épaisses de 3 à 4 mm. Mucus sanguinolent. *Selles :* trois examens négatifs.

89. G. 6 1/2. Op. 23 mai. *App.* 6 cm., turgescent, blanc, un peu scléreux; quelques sugillations. Pas de contenu. *Selles :* un œuf de Tr. en deux examens.

90. G. 8, ancien porteur d'Ox. et d'Asc. Op. 23 mai. *App.* 13 cm., moniliforme et ecchymotique; pointe en massue. A 1 cm. de la base, virole scléreuse divisant l'organe en deux parties qui ne paraissent pas communiquer; en deçà, matières contenant 1 œuf de Tr.; au delà, pas de matières, un caillot au niveau d'une ulcération; autre ulcération vers la pointe; un Ox. femelle vivant. *Selles* non examinées.

91. F. 2 1/2. Appendicite aiguë suppurée. Op. 25 mai. *App.* 7 cm., exulcérations. Calcul stercoral mou; plus loin, plaque de sphacèle et perforation. Mort. *Selles* non examinées.

92. G. 14. A rejeté une fois un Asc. Appendicite aiguë. Op. 25 mai. *App.* 6cm,5 rouge, turgescent. Masse fécale comme une noisette ayant exulcéré la muqueuse, à la base. Toute la moitié distale scléreuse. *Selles :* 0.

93. G. 7 1/2. Op. 3 juin. *App.* coudé. Dans la première moitié, peu de matières, piqueté hémorragique; un jeune Ox. femelle vivant. Dans la moitié distale, un peu de matières; muqueuse très ulcérée, saignante. Dans le produit de raclage, un Ox. mâle. *Selles :* 0.

94. G. 10 1/2. Op. 10 juin. *App.* 10 cm.; pointe effilée, cuspidée, scléreuse; sa lumière est presque virtuelle. Dans le reste de l'organe, piqueté hémorragique, ulcérations; deux petits amas de matières où l'on voit 1 Ox. femelle; œufs de Tr. *Selles :* œufs de Tr.

95. G. 15. Appendicite aiguë. Op. 9 juin. *App.* 5cm,5, très enflammé, entouré d'un magma caséeux et d'un peu de pus. Parois scléreuses; à 1 cm. de la pointe, perforation par où est sorti un calcul. Pas de matières. *Selles :* 1 œuf de Tr.

96. F. 6. Op. 10 juin. *App.* 8 cm., blanc, turgescent, incurvé par le

méso, bourré de matières. Muqueuse rosée, à peine mamelonnée, fines sugillations. Très nombreux œufs d'Asc. et de Tr. *Selles* : id.

97. F. 13. Op. 10 juin. *App.* 6 cm., turgescent, renflé; bourré de matières dures. 1 Ox. mâle. Muqueuse lisse, macroscopiquement intacte. *Selles :* 1 œuf de Tr.

98. G. 11. A eu des Asc. Appendicite aiguë. Op. 10 juin. *App.* perforé à la base, très dilaté en son milieu par un calcul fécal plus gros qu'une noisette. Lésions très intenses. *Selles :* œufs de Tr.

99. ? Op. 12 juin, en ville. *App.* 5cm,5, turgescent, en massue; à la pointe, paroi épaisse de 4 mm. Folliculite hémorragique intense. Au microscope, 1 Ox. mâle très jeune. *Selles* non vues.

100. F. 8 1/2. Op. 17 juin. *App.* 12 cm., moniliforme; muqueuse mamelonnée; piqueté disséminé; matières; œufs de Tr.; 4 Ox. femelles, 1 mâle. *Selles :* œufs de Tr.

101. F. 10 1/2. Appendicite aiguë. Op. d'urgence, 16 juin. *App.* 4 cm., très enflammé; petit foyer hémorragique à la pointe, au niveau d'une ulcération. Pas de matières. *Selles :* 1 œuf de Tr.

102. F. 12. Op. 20 juin. *App.* 8cm,5, peu enflammé; un peu de matières accumulées vers le milieu et renfermant une cinquantaine d'Ox.: 48 femelles et 2 mâles; au-dessous, trois points hémorragiques. Vers la pointe, 3 Ox. femelles ; dans le produit de raclage, 6 mâles. Soit au total: 59 Ox., dont 51 femelles et 8 mâles. *Selles :* 3 examens négatifs.

103. G. 9. Appendicite aiguë. Op. 20 juin, d'urgence. *App.* 6 cm., rouge, enflammé; pointe entourée de muco-pus sanguinolent, dans lequel on trouve un petit calcul. Ne contient qu'un peu de sang au niveau des foyers hémorragiques. Décédé.

104. F. 13. Appendicite aiguë. Op. 24 juin. Moignon d'*app.* de 2cm,5, enflammé ; pus concrété à la pointe. Muqueuse rouge; un peu de sang; pas de matières. Un Ox. femelle vivant (bien que l'examen n'ait été pratiqué que vingt-quatre heures après l'opération). *Selles :* deux examens négatifs.

105. F. 14. Appendicite aiguë. Op. 24 juin. *App.* 3 cm., masse informe, rouge, enflammée, déchiquetée. Parois scléreuses, épaisses de 4 à 5 mm. Pas de contenu. *Selles :* 1 œuf de Tr. à la sixième préparation du deuxième examen.

106. G. 12 1/2. Op. 11 juillet. *App.* 8 cm., turgescent; parois épaisses, un peu scléreuses. Nombreux petits foyers hémorragiques disséminés. Boudin de matières contenant 10 Ox. femelles et 3 mâles; autres Ox. femelles visibles vers la base, où il n'y a point de matières. Nombreux œufs de Tr. *Selles :* 1 œuf de Tr.

107. G. 11. Op. 11 juillet. *App.* 9 cm., en crochet; parois épaisses, peu scléreuses ; grosse ulcération circulaire, large de 3 à 4 mm., enduite de matières où l'on compte *presque une centaine* d'Oxyures : 60 à 65 femelles et une trentaine de mâles; encore la muqueuse n'a-t-elle pas été raclée, en vue de l'examen histologique. Œufs d'Ox. et de Tr. *Selles :* œufs de Tr.

108. F. 14. Op. 11 juillet. *App.* 9^{cm},5, enflammé; parois scléreuses; minime grumeau de matières; piqueté hémorragique en plusieurs points. *Selles :* 0.

109. G. 12. Aurait eu des Asc. et des Ox. Appendicite aiguë. Op. 9 avril, à chaud. Le 15, dans une selle, après lavement, rend 2 Asc. morts. *Selles :* œufs de Tr. et d'Asc. Appendicectomie le 13 juillet : *deux moignons d'appendice* ; fragment proximal plein de sang, contenant 1 Ox. femelle ; muqueuse très altérée ; fragment distal scléreux. Le 16, expulse un Asc., au milieu de glaires et de sang. — 3 août : œufs de Tr. très nombreux; *pas un œuf d'Asc.* Traitement : 0^{gr},50 de thymol pendant huit jours. — 23 août, on ne trouve plus que 1 ou 2 œufs par préparation au lieu de 36 précédemment.

110. F. 9 1/2. Appendicite aiguë. Op. 18 juillet, d'urgence. *App.* 5 cm., présentant un point sphacélé avec une perforation lenticulaire ; autour, sclérose. *Selles :* 0.

111. F. 9. Op. 21 juillet. *App.* 8 cm., sinueux ; à la base, renflement dû à un calcul stercoral entouré de sang. *Selles :* 0.

112. F. 10. Op. 25 juillet. *App.* 9^{cm},5, turgescent ; deux anneaux ecchymotiques correspondant à des ulcérations circulaires; matières disséminées en ces points, concrétées à la pointe. Œufs d'Asc. et de Tr. ; 7 Ox. femelles dont 1 seul adulte; 1 mâle et 1 femelle dans le calcul. *Selles :* œufs de Tr. et d'Asc.

113. G. 10 1/2. Op. 25 juillet. *App.* 9 cm., enflammé; parois scléreuses; quelques fines granulations fécales; traînées sanguines : 1 Ox. femelle adulte. Ulcération circulaire profonde; plusieurs autres plus superficielles; piqueté hémorragique. *Selles :* œufs de Tr.

114. G. 12. Op. 25 juillet. *App.* 14 cm. Piqueté sur fond ecchymotique. Boudin de matières où 5 Ox. femelles et 3 mâles. Nombreux œufs de Tr. *Selles :* œufs. de Tr.

115. G. 14 1/2. Appendicite aiguë. Op. 25 juillet. *App.* 4^{cm},5 enflammé. Sclérose, surtout vers la pointe, où la muqueuse est noirâtre ; points hémorragiques vers la base. Œufs de Tr. ; 2 Ox. femelles. *Selles :* œufs de Tr.

116. G. 4 1/2. Op. 8 août. *App.* 8 cm., incurvé; muqueuse mamelonnée ; aucune autre lésion que deux foyers hémorragiques ponctiformes. Matières fermes ; quelques œufs de Tr. *Selles :* œufs de Tr.

117. F. 12. Op. 13 août. *App.* 7 cm. Matières liquides également réparties. Nombreux Ox., 20 femelles, 1 mâle; après raclage de la muqueuse, il reste à 7^{cm},5 de la base 1 *Ox. femelle fixé d'une façon très nette à la paroi*; on ne peut le retirer avec une épingle : il pivote autour de la partie fixée. *Aucune lésion apparente de la muqueuse, sauf un point hémorragique* à quelques millimètres de cet Ox. *Selles :* deux examens négatifs.

118. G. 12. Op. 13 août. *App.* 5^{cm},5. Bride scléreuse; le reste apparemment sain. Vers la base, quelques points hémorragiques en piqûre

d'aiguille ; matières peu abondantes contenant 1 Ox. femelle jeune. *Selles :* œufs de Tr.

119. F. 14 1/2. Op. 19 août. *App.* 9 cm., plein de matières liquides ; vers la base, 1 Ox. femelle ; dans la moitié distale, 3 Ox. femelles dont 2 adultes. Piqueté hémorragique intense à 4 ou 5 cm. de la pointe. *Selles :* 0.

120. F. 10. Appendicite aiguë. Op. 19 août. *App.* 5 cm., turgescent ; matières fluides contenant 30 Ox. femelles et une dizaine de mâles, bien vivants. Quelques lésions hémorragiques de la pointe. *Selles :* 0.

Appendices enlevés au cours de laparotomies faites pour une affection autre que l'appendicite.

121. G. 2. Op. 22 mai 1909, de hernie inguinale droite étranglée. *App.* 7 cm. ; muqueuse très mamelonnée ; pas de contenu fécal. Microscopiquement, sang, débris végétaux, amidon. *Selles :* 0.

122. G. 10 mois. Op. 13 avril 1910 de hernie inguinale droite. Hernie contenant le cæcum et l'appendice. Celui-ci paraît un peu dur et renflé à la pointe ; il est réséqué. *App.* 7 cm. ; long boudin de matières molles. Piqueté hémorragique très abondant sur 1 centimètre à la pointe.

123. G. 5. Op. 13 mai 1910 de hernie inguinale double. *App.* 7 cm., rouge, vascularisé, recourbé à la base. Parois légèrement scléreuses. Muqueuse mamelonnée, assez profondément ulcérée en quelques points. 1 Ox. femelle et des fragments de plusieurs autres. Cliniquement, aucun symptôme intestinal.

124. F. 6. Op. 22 mai 1910 pour péritonite généralisée à gonocoques. *App.* 6 cm., assez rouge et vascularisé : vers la pointe, foyer hémorragique considérable, au milieu duquel repose 1 Ox. femelle. Vers la base, ulcération et hémorragie. Pas trace de matières. Mort.

CONCLUSIONS

I. Les vers intestinaux en général sont plus fréquents chez l'enfant que chez l'adulte; cependant l'Ankylostome est rare et le Bothriocéphale exceptionnel chez l'enfant. La fréquence relative des diverses espèces varie suivant les pays. A Paris, on doit considérer comme très fréquent le Trichocéphale, un peu moins commun l'Oxyure, et plus rare l'Ascaride; ce dernier est bien plus répandu dans les campagnes.

II. Les *troubles nerveux* sont les plus anciennement signalés, car ils frappent davantage. Jadis qualifiés de sympathiques ou réflexes, ils doivent être envisagés aujourd'hui comme d'ordre toxique ou infectieux, ou toxi-infectieux. Ils surviennent d'une façon presque exclusive chez des sujets prédisposés, névropathes. L'influence des troubles digestifs coexistants ne doit pas être négligée. Ces facteurs multiples rendent difficile l'appréciation exacte de la part qui revient aux helminthes dans la production de ces accidents. Néanmoins, il est certain que les vers sont la cause occasionnelle, sinon déterminante, de convulsions et de divers troubles naguère encore classés sous la rubrique « névroses », dont le nombre va diminuant de jour en jour.

La réalité de la *pseudo-méningite* vermineuse en particulier nous est prouvée par la ponction lombaire; ce syndrome a une grande importance pratique, car son pronostic est favorable.

Il existe également des *troubles oculaires* de même ordre qu'un ophtalmologiste averti ne doit pas négliger.

III. L'étude des *troubles cutanés*, trop délaissée par les dermatologistes, laisse ouvert un champ de recherches des plus intéressant. Parmi les troubles locaux, les lésions périanales de l'oxyurose sont certes plus fréquentes qu'il ne semble; le prurit anal même est mal connu, et les données classiques concernant son horaire ne sont pas tout à fait exactes. Parmi les troubles à distance, l'étude des érythèmes, en particulier, est un chapitre entièrement à faire.

IV. Les *accidents d'ordre chirurgical*, dus presque exclusivement aux Ascarides, sont d'un intérêt variable.

La *perforation intestinale* est théoriquement possible, mais aucune observation n'est tout à fait convaincante.

Les *abcès vermineux* primitifs ne sont pas prouvés sans conteste ; sauf le cas unique de Frœhlich (Oxyures), il s'agit toujours en effet de collections péritonéales diverses en communication avec l'intestin.

L'*occlusion intestinale* est absolument hors de doute, que les vers agissent en obstruant la lumière intestinale ou en favorisant une invagination ; elle est d'un gros intérêt médico-chirurgical

Les *tumeurs vermineuses* dues à des pelotons d'Ascarides exposent à des erreurs de diagnostic (carreau, péritonite tuberculeuse, etc.).

V. *Appendicite*. — La présence de parasites dans l'appendice des enfants est fréquente ; il s'agit dans la règle d'Oxyures. La fréquence des Oxyures chez les sujets atteints d'appendicite et chez les sujets morts de toute autre maladie n'est pas assez différente pour qu'on puisse en tirer argument ni pour ni contre l'appendicite vermineuse.

La présence d'Oxyures et de Trichocéphales dans la paroi de l'appendice malade est prouvée de façon incontestable ; elle paraît relativement fréquente.

On pourrait soutenir que les vers n'ont pas créé la lésion, qu'ils ont pénétré dans la paroi à la faveur de cette lésion préexistante et l'ont seulement aggravée.

Mais il est établi que les Oxyures peuvent s'enfoncer dans la paroi de l'intestin normal.

Les parasites peuvent y être tolérés ; mais ils peuvent aussi inoculer la flore microbienne de l'intestin dans la muqueuse où ils pénètrent.

L'appendicite vermineuse est donc réelle.

Seule sa fréquence reste à préciser.

Son diagnostic est pratiquement impossible.

Le traitement anthelminthique est inefficace sur les vers de l'appendice : les Oxyures que contient cet organe ne sont pas tués par le thymol donné à hautes doses.

Les traitements anthelminthiques ne sont pas toujours sans

danger dans l'appendicite. *L'administration de purgatifs à la phase aiguë doit être formellement proscrite.*

Le traitement prophylactique conserve sa valeur, car en somme la présence des vers dans l'appendice constitue pour le moins une cause d'aggravation des lésions.

V *bis. Pseudo-appendicite.* — Les Ascarides sont capables de déterminer un syndrome simulant une appendicite très grave, mais de pronostic généralement favorable.

VI. Les *troubles gastro-intestinaux* sont habituels dans l'helminthiase. Généralement modérés, ils sont souvent, par leur persistance, une cause de soucis pour la famille si leur origine n'est pas reconnue. Ils peuvent prendre le masque de toutes les affections gastro-intestinales, depuis les vomissements périodiques jusqu'à l'entérite muco-membraneuse, à la dysenterie et au choléra.

Une sémiologie attentive permet souvent d'identifier la *colique vermineuse.*

L'*entérite trichocéphalienne* n'est pas assez nettement individualisée à l'heure actuelle pour être promue au rang d'entité morbide.

VII. Les vers intestinaux sont susceptibles de déterminer de la *fièvre.* Les fièvres passagères sont assez fréquentes. Les fièvres prolongées décrites comme ascaridiose à forme typhoïde sont vraisemblablement des septicémies colibacillaires ; mais la preuve de leur nature reste à faire. Dans le même ordre d'idées, on a pu attribuer un rôle important aux helminthes dans l'inoculation de la fièvre typhoïde; cette question, débattue avec passion, n'est pas résolue.

VIII. Les *anémies vermineuses* sont aujourd'hui admises sans conteste; la discussion ne porte plus que sur la forme de ces anémies. Le Trichocéphale et l'Ankylostome peuvent déterminer des anémies graves, même mortelles ; mais l'anémie bothriocéphalique a seule les caractères hématologiques d'une anémie de type pernicieux.

IX. Les vers intestinaux émigrent parfois hors du tube digestif, en particulier *dans les voies biliaires ou pancréatiques*, où leur présence n'est généralement pas diagnostiquée; et *dans les voies respiratoires*, où ils peuvent provoquer la mort rapide par asphyxie.

X. Dans quelques cas, des helminthes ont provoqué une mort soudaine, qui a pu être le point de départ d'une *intervention médico-légale.*

XI. Le *diagnostic* repose soit sur la constatation directe des vers expulsés, soit sur la présence de leurs œufs dans les fèces. Il est capital de savoir que ce dernier examen ne donne que des renseignements approximatifs : c'est ainsi que les œufs d'Oxyures, malgré la fréquence de ces vers, sont tout à fait exceptionnels dans les selles.

La recherche des entérorragies occultes n'apporte pas un grand appoint au diagnostic.

La présence des parasites étant constatée, il faudra, dans tous les cas, songer à la possibilité d'une simple coexistence avec la maladie en cours et discuter minutieusement tous les éléments du diagnostic avant de conclure au rapport de cause à effet. C'est là le propre du vrai clinicien.

Dans les cas douteux et sous la réserve de la moindre contre-indication, l'administration prudente d'un anthelminthique pourra prêter secours au diagnostic.

XII. Le succès d'un *traitement* anthelminthique tient essentiellement à l'observation de toutes les petites précautions que nous avons énumérées.

* * *

Sans retomber dans les exagérations du passé, il convient d'avoir toujours présente à l'esprit la possibilité d'accidents provoqués par les vers intestinaux. Nous voudrions que tout médecin appelé auprès d'un enfant fît entrer dans son interrogatoire, par principe et par habitude, la question suivante : « L'enfant a-t-il eu des vers, et lesquels ? » de même qu'il s'informe des fonctions digestives. Et s'il a quelques doutes, il ne sera pas ridicule en prescrivant un vermifuge, sous les réserves déjà indiquées. Il lui arrivera ainsi de rendre grand service à ses petits malades, tou en rassurant leurs mères inquiètes.

INDEX BIBLIOGRAPHIQUE (1)

Adams. — 1869. Tetanus in an infant nine months old, during dentition, and accompanied by the passage of the round worm (*Ascaris lumbricoides*), with remarks on the local prevalence of this and other allied species (*Canada med. Journ.*, Montréal, v. 5, may, p. 539-543).

Adams (Samuel S.). — 1906. A case of uncinariasis in a child (*Arch. of Pediatrics*, vol. 23, n° 4, april, p. 241-248).

Allynd and Behrend. — 1901. Ankylostomiasis in the United States. Report of a case (*Amer. Med.*, vol. 2, n° 2, july 13, p. 62-63, fig. 1-2).

Anciaux. — 1856. Des accidents produits par les ascarides lombricoïdes, et de leur traitement. Th. Paris.

Andogsky. — 1894. *a.* Observations d'affections oculaires produites par la présence de vers intestinaux (en russe) (*Vratch*, 17 mars).

— 1894. *b.* Ueber die Augenerkrankungen in Folge von Würmern im Darmkanale (*Klin. Monatsbl. f. Augenh.*, Stuttgart, Bd. 32, Aug., p. 263-274).

Andrikidis. — 1905-06. Étude des troubles morbides attribuables au Trichocéphale. Th. Paris.

Arboré-Rally (Catherine). — 1900. Une observation d'Ascarides lombricoïdes qui avaient provoqué des symptômes d'appendicite (*Arch. de méd. des enf.*, Paris, 1re s., t. 3, n° 12, déc., p. 738-740).

Archambault. — 1876. Sur le tænia chez les enfants (*Bull. Soc. méd. hôp Paris*, 2e s., t. 13, p. 4).

— 1883. Accidents mortels causés par des ascarides lombricoïdes (*Bull. et mém. Soc. thérap.*, Paris, 2e s., t. 10, n° 7, 15 avril, p. 34-35).

Archer (Edmund). — 1857. On a case of *Ascaris lumbricoides* in the large intestine, in a child ten years old, and now first suddenly producing alarming symptoms, simulating the effects of an irritant poison (*Lancet*, v. 2, aug. 27, p. 215-216).

Arrault. — 1896-97. Des perforations intestinales par les Ascarides lombricoïdes. Th. Paris.

Arslan. — 1892. L'anémie des mineurs chez les enfants (*Rev. mens. des mal. de l'enfance*, t. 10, déc., p. 555-561).

Arullani. — 1904. Sigmoidite da ossiuro vermicolare (*Riforma medica*, 30 agosto, p. 962-964).

Aschoff (L.). — 1892. Ein Fall von *Distomum lanceolatum* in der menschlichen Leber (*Virchow's Archiv*, Bd. 130, H. 3, p. 493-496, Taf. XIII, Fig. 4).

Auriol (d'). — 1879. Des vers intestinaux chez les enfants (*Rev. méd. de Toulouse*, t. 13, n° 1, janv., p. 17-26).

Baginsky. — 1887. *Lehrbuch der Kinderkrankheiten*, etc., 2te Aufl., p. 712, 714.

(1) Pour éviter de surcharger cet index, nous avons délaissé de propos délibéré les indications fournies par Davaine (1877), R. Blanchard (1899 et 1907) et B.-H. Ransom (1904).

BAGINSKY. — 1909. Askariden (*Verein für innere Medizin und Kinderheilkunde, Päd. Sektion*, 8. Nov.).

BAILLY. — 1854. *Bull. Soc. anat.*.

BALLAND (Louis). — 1910. Fréquence des Trichocéphales et des Oxyures dans le cæcum et l'appendice d'adultes non typhiques morts dans les hôpitaux de Paris. Th. Paris.

BANIK (Franz). — 1886. Ueber die Häufigkeit der thierischen Darmparasiten bei Kindern in München (*Diss. München*, in-8°, 15 p.).

BARABASCHI. — 1910. [Vers intestinaux et fièvre typhoïde] (*Gazz. degli Osped. e delle Clin.*, 27 febb.).

BARAVALLE. — 1909. [Les parasites intestinaux chez les enfants] (*Il Morgagni*, parte I, n° 2, febb.).

BARBAGALLO. — 1897. Sulla presenza di un solo *Ascaris lumbricoides* femmina nel tubo digerente dei ragazzi (*Supplemento al Policlinico*, Roma, 12 p., 6 fig.).

— 1900. Sull' ossuriasi cutanea (*Gazz. degli Ospedali*, v. 21, n° 111, 16 sett., p. 1157-1159).

BARKLEY. — 1908. *Arch. of Pediatrics*, april.

BARRIER. — 1860. *Traité prat. des mal. de l'enf.*, 3° éd.

BARWELL. — 1857. Case of Ascaris expelled by the swallowing of a foreign body (*Lancet*).

BATARD. — 1901. Contribution à l'étude des troubles oculaires dus aux parasites intestinaux. Th. Paris, n° 571.

BATTERBURY. — 1878. Jaundice due to the presence of lumbrici (*Brit. med. Journ.*, v. 2, nov. 16, p. 721).

BAUMEL. — 1891. Le Tænia inerme et sa thérapeutique chez l'enfant (*Gaz. hebd. d. sc. méd. de Montpellier*, t. 3, n° 51, 19 déc., p. 601-603).

BECQUEREL. — 1841. Vers lombrics dans le péritoine, sortis à travers une perforation de l'appendice cæcal (*Bull. Soc. anat.*, Paris, v. 16, n° 6, août, p. 169-170).

BELLES. — 1865. Convulsôes epilepticas symptomaticas da existencia de ascaride vermicular em uma creança de vinte e seis mezes de idade (*J. Soc. d. sc. med. de Lisboa*, An. 30, 2. s., v. 29, n° 7, 31 julho, p. 270-278).

BELLINGHAM (O'Brien). — 1839. On an undescribed species of human intestinal worms (*The Dublin Medical Press*, vol. I, n° 7, febr. 20, p. 103-104, fig. A-B. ; *Gaz. des hôp.*, 2° s., v. 1, p. 97).

BÉRANGUIER. — 1906-07. Les formes abdominales graves de la lombricose. Th. Lyon.

BÉRENGER-FÉRAUD. — 1894. *Leçons cliniques sur les ténias de l'homme*, 2° éd., Paris (Doin).

BERNHARD. — 1886. Ueber Leberabscesse im Kindesalter, im Anschluss an 3 auf der strassburger Kinderklinik beobachtete Fälle (*Jahrb. f. Kinderheilk.*, n. F., Bd. 25, n° 4, p. 303).

BERTHOLET. — 1903-04. L'appendicite parasitaire. Th. Bordeaux.

BESSIÈRES. — 1848. Chorée, expulsion d'une grande quantité d'Ascarides lombricoïdes. Guérison (*Journ. de méd. Toulouse*, oct.).

BESSONNET. — 1911. Le diagnostic des méningites aiguës (*Arch. méd.-chir. de province*, janv. et févr.).

BESTA. — 1900. I reflessi nei bambini affetti da elmintiasi (*Gazz. med. di Torino*, vol. 51, p. 881-890, 901-909, 921-928, 941-947).

BÉTANCÈS. — 1880. Expulsion d'un tænia chez un enfant de cinq ans avec 6 centigrammes de sulfate de pelletiérine (*Bull. gén. de thérap.*, etc., Paris, t. 109, n° 10, 30 nov., p. 463-464).

BETZ. — 1871. Bandwurmkur bei einem 10 Monate alten Kinde (*Memorabilien*, t. 16, n° 3, 15 Mai, p. 59).

BIEDERT-VOGEL. — 1890. *Lehrb. d. Kinderkrankh.*, 10te Aufl., p. 180.

BIERBAUM. — 1857. *Ann. d'oculistique*, t. 37, p. 279.

BLANCHARD (Raphaël). — 1885. *Traité de zoologie médicale.*

— 1899. Un cas inédit de *Davainea madagascariensis.* Considérations sur le genre *Davainea* (*Arch. Parasitol.*, t. 2, n° 2, p. 200-217, fig. 1-4).

— 1906. L'appendicite et la typhlo-colite sont très fréquemment des affections vermineuses (*Arch. Parasitol.*, t. 10, n° 3, p. 405-436).

— 1907. Parasitisme du *Dipylidium caninum* dans l'espèce humaine à propos d'un cas nouveau (*Arch. Parasitol.*, t. 11, n° 3, p. 439-471, fig. 1-15 ; avec BIBLIOGRAPHIE).

BLANCHARD (R.), LEROUX (Ch.) et LABBÉ (R.). — 1908. Nouveau cas de *Dipylidium caninum* à Paris (*Bull. Acad. méd.*, 3e s., v. 60, p. 520-525, 8 déc.).

BOGERT. — 1900. A case of suppression of urine apparently due to *Ascaris lumbricoides* (*Arch. Pediatr.*, N. Y., v. 17, n° 10, oct., p. 746-747).

BORGER. — 1891. Ueber das Auswandern von *Ascaris lumbricoides* aus dem Darme unter Zugrundelegung eines Falles von Leberabscessen infolge von Ascariden bei einem Kinde (*München. medic. Abhandlungen*, H. 3, 2. R., H. 2. 19 p., 2 fig.).

BOTTINI. — 1854. Dell' uscita di vermini dall' ombelico (*Gazz. med. ital., Stati sardi*, Torino, 2a s., vol. 4, p. 107-108).

BOTTO. — 1843. Laringo-tracheotomia per supposto corpo straniero, autossia, riconfermata causa del soffocamento la verminazione (*Gazz. medica di Milano*, t. 2, p. 395-397).

BOUCHUT. — 1862. Des vers intestinaux (*Traité pratique des maladies des nouveau-nés, des enfants à la mamelle et de la seconde enfance*, Paris, 4e éd., p. 219-231 et p. 566-574).

— 1862. Chorée vermineuse (*Gaz. des hôp.*, p. 22).

— 1867. Accidents vermineux causés par les Lombrics ; guérison (*Gaz. des hôp.*, t. 40, n° 42, 9 avril, p. 165-166).

— 1871. Diarrhée vermineuse ; expulsion de deux cent trois Lombrics en quelques jours à l'aide de la santonine (*Bull. gén. thérap.*, t. 81, n° 7, 15 oct, p. 322-324).

— 1878. Les Ténias dans l'enfance et le traitement des Ténias par l'emploi des vermicides ou des vermivores (*Gaz. des hôp.*, t. 51, n° 51, 2 mai, p. 401-404).

BOUET. — 1896-97. De la lombricose. Manifestations pathologiques dues à la présence des Ascarides chez l'Homme. Diagnostic et traitement. Th. Bordeaux.

BOUKOIJEMSKI. — 1892. L'influence de l'helminthiase intestinale sur la marche des maladies infectieuses aiguës chez les enfants (en russe) (*Vratch*, n° 27, p. 676).

BOURQUIN. — 1909. Asc. simulant une péritonite tuberculeuse (*Rev. méd. de la Suisse Romande*, t. 29, n° 12, 20 déc., p. 870).

BOURREAU et TILLAYE. — 1908. Invagination intestinale due à un lombric chez un enfant de six ans (*Tours médical*, n° 8).

BRAU. — 1910. Helminthiase intestinale et béribéri en Cochinchine (*Arch. d'hygiène et de médecine coloniales*, n° 4, p. 619-676).

BRAUN (Max). — 1908. *Die Tierischen Parasiten des Menschen*, 4te Aufl., Würzburg.

BRÉMOND. — 1887. I vermi intestinali (Conf. ten. all' Esposiz. d'igiene dell' infanz. di Parigi, giugno) (trad. in *Rivista ital. di terapia e igiene*, an. 7, p. 362-367).

BRIMONT. — 1909. *a.* Ankylostomiase en Guyane française (*Bull. Soc. path. exot.*, t. 2, n° 7, 21 juil., p. 413-417).

— 1909. *b.* Parasites intestinaux (helminthes et protozoaires) en Guyane française (*Bull. Soc. path. exot.*, t. 2, 21 juil., p. 423-425).

BROCA. — 1904. Péritonite suppurée probablement à pneumocoques. Issue tardive d'un Ascaride lombricoïde par la plaie. Laparotomie (*Rev. mens. des mal. de l'enfance*, sept., p. 385).

Broca. —1907. *Bull. de la Soc. de Pédiatrie*, févr.

Brown (James). — 1824. Case of death from lumbrici (*Transact. med. Chir. Soc.*, Edinburgh, p. 663-665).

Brugnatelli. — 1795. Molesto prurito della vagina procedente da una singolare razza di vermicelli (Osservaz. mediche) (*Giorn. fisico-medico*, an. 8, Pavia, t. 4, p. 71-74).

Brumpt. — 1910. *Précis de Parasitologie*, Paris, Masson.

Brumpt et Lecène. — 1909. Un cas d'appendicite vermineuse. Présence d'Oxyures dans la paroi de l'appendice (*Bull. et Mém. Soc. méd. hôp. Paris*, séance du 5 févr., et *La Pédiatrie pratique*, 15 mars).

Brun. — 1900. Appendicite provoquée par un Lombric (*Bull. et Mém. Soc. de chirurgie*, Paris, t. 26, p. 311).

Brüning (Hermann). — 1907. Weitere Erfahrungen mit dem amerikanischen Wurmsamenöl (Oleum Chenopodii anthelminthici) als Antiascaridium bei Kindern (*Deutsche med. Wochenschr.*, p. 425).

Bubenhofer. — 1889. Gehirnœdem durch Spulwürmer im Darmkanal bedingt? (*Med. Corresp.-Bl. d. württemb. ärztl. Ver.*, Bd. 59, n° 26, 2. Sept., p. 204).

Cade et Garin. — 1909. Relations entre le parasitisme intestinal et les entérorragies occultes (*Arch. des mal. de l'app. digest. et de la nutrition*, n° 11, nov.).

— 1910. Entérite trichocéphalienne (*Ibid.*, n° 6, juin).

Cadet de Gassicourt. — *Maladies de l'enfance*, t. 3, p. 451.

Campani. — 1868. Sull' efficacia medicamentosa dei semi di zucca contro la tenia. Lettera al Prof. Ant. Bartolini (*L'Imparziale*, Firenze, vol. 8, n° 23, p. 709-712).

Campi. — 1886. Di un nuovo tenifugo (*Raccoglit. med.*, Forli, vol. 49, n° 5, 20 agosto, p. 141-152).

Cannaday. — 1909. Perforation of appendix by round worm (*Journ. of the Amer. med. Assoc.*, vol. 53, n° 13).

Canuti (Canuto). — 1859. Tenia nei fanciulli (*Boll. d. sc. med. di Bologna*, 4ª s., v. 12, p. 113-115).

Capuzzo. — 1904. Due casi di *Tænia nana* (*Riv. di clin. ped.*, nov.).

Carrière. — 1902. Sur un cas de méningisme par auto-intoxication intestinale (*Nord médical*, 15 juin, p. 133).

Casali (T.). — 1879. Un caso di elmintiasi con fuoruscita di ascaridi lombricoidi dall' ombellico (*Raccoglitore medico*, Forli, 4ª s., vol. 12, n° 9/10, p. 281-291).

Castellani. — 1906. Ascaris lumbricoides as cause of appendicitis (*Brit. med. Journ.*, n° 2379, p. 252-253).

Cazin. — 1850. Des vers ascarides lombricoïdes considérés sous le point de vue médico-pratique (*Journ. de méd., chir. et pharmacol.*, Bruxelles, t. 10, janv., p. 11-34 ; févr., p. 105-120 ; mars, p. 209-231).

Chatelin (Ch.). — 1910. Lombrics constatés par la palpation dans une hernie inguinale chez un enfant (*La Clinique infantile*, 15 oct., n° 20, p. 616).

Chaumont. — 1902-03. De l'helminthiase dans ses rapports avec les maladies infectieuses. Th. Paris.

Christol. — 1908. Th. Bordeaux.

Cima (Francesco). — 1893. Sulla elmintiasi dei bambini (*Pediatria*, Napoli, v. 1, n° 2, p. 39-48).

— 1894. [Sur un cas de trichocéphaliase chez un enfant] (*Ped.*, 20 dic., p. 361).

— 1896. Nuove ricerche ed osservazioni cliniche (*Ped.*, v. 4, n° 10, p. 303-312).

— 1904. Un caso di anemia da anchilostomiasi ed anguillula intestinalis (*Ped.*, giugno).

Clemente (Pasquale). — 1878. Un caso singulare di elmintiasi da lombricoidi con fuoruscita di alcuni di essi dall' ombelico (*Il Morgagni*, Napoli, vol. 20, n° 5, p. 358-368).

COBBOLD (T. Sp.). — 1863. On the occurrence of *Ascaris mystax* in the human body (*Lancet*, vol. 1, jan. 10, p. 31-34, fig. 1-10).

— 1864. *Entozoa*, London.

— 1879. *Parasites : a treatise on the Entotozoa of Man and Animals*, London.

CODECEIRA (Alcides). — 1906. [Psychose vermineuse] (*Jornal de Medicina, de Pernambuco*, 16 déc.).

COIGNARD. — 1909. Une pathogénie peu connue du tænia (*Chronique médicale*, 1er sept.).

COMBY. — 1908. Formes de l'appendicite chronique chez les enfants (*Bull. Soc. méd. hôp. Paris*, 5 juin, p. 845-867).

— 1910. Le Ténia nain ou *Hymenolepis nana* chez les enfants (Revue générale) (*Arch. de méd. des enfants*, t. 13, n° 9, sept., p. 690-697).

COMINI. — 1888. Due casi di Tenia nana. Caso di corea parziale parossistica riflessa (*Gazz. med. ital. lomb.*, n. s., vol. 1, n° 9, 3 marzo, p. 81-82).

CONDORELLI. — 1908. *a.* Caso raro di parasitismo dovuto a contemporanea di mora nell' intestino d'una giovinetta della *Hymenolepis diminuta* (Rud.), dell' *Ascaris lumbricoides* (L.), e di numerose larve di *Calliphora vomitoria* (L.) (*Bollett. Soc. zool. ital.*, 2a s., vol. 9, p. 63-78).

— 1908. *b. Dipylidium caninum* espulsa in Catania da una bambina di due mesi di età (*Ibid.*, fasc. 1 e 4, p. 81-86).

CONRADI. — 1870. Tilfälde af Tænia hos et 16 Maaneder gammelt barn (*Norsk. Magaz. f. Lägevid.*, p. 127).

CORMACK (Rose). — 1876. Clinical studies illustrated by cases observed in hospital and private practice. London, vol. 2.

COZZOLINO. — 1907. L'ankylostomo-anemia nei bambini (*Pediatria*, febbr.).

CREPLIN. —1839. Artikel *Eingeweidewürmer* (*Ersch und Gruber's Encyclop.*, 1 sect., vol. 32).

CULMANN. — [Chorée par vers] (in BOUCHUT, *Mal. des nouv.-nés*, p. 569).

DABADIÉ. — 1908-09. Contrib. à l'étude du méningisme. Th. Montpellier.

DAGAN. — 1883. Lombrics observés en grand nombre pendant une rougeole ; sortie d'un lombric par le conduit auditif (*Journ. de méd. et chir. prat.*, v. 54, n° 6, juin, p. 258-259).

DALCHÉ. — 1910. La leucorrhée (*Gaz. des hôp.*, n° 40).

DAVAINE. — 1877. *Traité des entozoaires*, 2e éd. (IMPORTANTE BIBLIOGRAPHIE ANCIENNE).

DAVIS. — 1885. On *T. solium* in a child two years old (*Lond. med. Rec.*, dec. 15).

DAWOSKY. — 1874. Bandwurm bei einem Säuglinge. In Bemerkungen und Erfahrungen (*Memorabilien*, Heilbr., Bd. 19, n° 2, 30. Apr., p. 56).

DEADERICK. — 1906. *Hymenolepis nana* and *H. diminuta* (*Journ. of the Amer. med. Assoc.*, vol. 47, n° 25).

DECHAMBRE. — 1854. Ravages produits par des vers intestinaux (*Gaz. hebd.*, I, p. 43).

DEININGER. — 1883. Zur Symptomatologie des *Oxyuris vermicularis* (*Berl. klin. Wochenschr.*, Bd. 20, n° 3, 15. Jan., p. 37-38).

DELASIAUVE. — 1861. *Journ. de méd. et de chir. prat.*, et *Presse méd.*, mars.

— 1876. Existe-t-il une épilepsie vermineuse? (*Soc. méd. des hôp.*, t. 13, p. 174-175).

DELCOURT. — 1910. Vers intestinaux (*La Pratique des maladies des enfants*, t. 2, p. 505-521).

DELÉON. — 1909. Méningisme et péritonisme simultanés d'origine vermineuse (*Dauphiné médical*, juin, p. 121).

DELIGNY. — 1884. Des vers intestinaux chez les enfants (*Ann. de la Soc. méd. d'Anvers*, v. 45, mars, p. 141-166 ; avril, p. 213-234).

DEL LAGO. — 1908. Occlusione intestinale da Ascaridi (*Rivista medica*, p. 61).

DELILLE (Armand). — 1907. Un cas de méningisme vermineux (*Soc. Péd.*, févr., p. 51).

DEMATEIS. — 1900. Sui microrganismi intestinali degli ascaridi lombricoidi e loro azione patogena (*Gazz. degli Osped. et delle Clin.*, Milano, v. 21, 1 sem., n° 66, 3 giugno, p. 692-694).

DEMME. — 1891. Klinische Mittheilung aus dem Gebiete der Kinderheilkunde [28. *Med. Bericht u. d. Thät. d. Jenner'sche Kinderspital in Bern* (1890), Berlin, p. 28].

DEPIERRIS. — 1898. [Accidents méningitiques avec Ascarides] (*Soc. méd. chir.*, 9 mai).

DE SANCTIS. — 1880. Ascesso della regione lombare destra con fuoruscita di ascaridi lombricoidi (*L'Indipendente, Gazz. med. di Torino*, an. 31, p. 49-55).

DESAUNAIS DE GUERMARQUER. — 1905-06. L'appendicite parasitaire. Th. Paris.

DESCROIZILLES. — 1883. Des vers intestinaux dans l'enfance (*Thérap. contemp.*, Paris, vol. 3, n° 13, 28 mars, p. 197-201 ; n° 16, 18 avril, p. 243-249 ; n° 23, 6 juin, p. 353-357 ; n° 27, 4 juillet, p. 418-421).

— 1889 *a*. Du Tænia chez les enfants (*Sem. méd.*, v. 9, n° 2, 9 janv., p. 9-11).

— 1889 *b*. Réflexions sur le Tænia infantile et en particulier sur son traitement (*Rev. gén. de clin. et de thérap.*, v. 3, n° 47, 21 nov., p. 751-753).

— 1891 *a*. De deux cas de Tænia chez de très jeunes enfants (*Mercredi méd.*, v. 2, n° 34, 26 août, p. 425-426).

— 1891 *b*. *Traité élémentaire de pathologie et de clinique infantiles*, 2e éd., Paris.

DESFORGES-MÉRIEL. — 1898. Lombricose à forme typhoïde (*Arch. méd. de Toulouse*, p. 406-418).

DONATI (Pietro). — 1878. Un caso di suffocazione per un ascaride penetrato nelle vie aeree, storia e commenti (*Annali univers. di medic. e chirurg.*, Milano, an. 64, vol. 246, p. 462-467).

DOURIEZ. — 1901. Appendicite suppurée, perforation intestinale, sortie d'un Ascaride par la plaie (*Écho méd. du Nord*, t. 5, n° 35, 1er sept., p. 403-404).

DRESSLER. — 1869. Einwanderung eines Spulwurmes in die Luftröhre eines lebenden Kindes (*Bayer. ärztl. Intell.-Bl.*, München, Bd. 16, n° 31, 5. Aug., p. 338-342).

DRIVON. — 1891. Les parasites animaux de l'espèce humaine dans la région lyonnaise en particulier (*Lyon médical*, vol. 68, passim).

DUBINI. — 1850. [Gros Ascaride dans l'œsophage d'un garçon de quinze ans mort de péritonite] (*Entozoografia umana*, p. 140).

DUBREUIHL. — 1863. Tænia chez un enfant de dix-huit mois (*Rép. d. Pharmac.*, juil.).

DUCAMPS. — 1872. A propos de l'épilepsie vermineuse (*Arch. médicales belges* 3e s., t. 1, p. 252-263).

DUCHAMP. — 1909. Quelques remarques relatives à la lombricose (*Progrès médical*).

DUCHESNE. — 1882. Cas de Tænia chez un enfant de cinq ans (*Bull. Soc. de méd. prat. de Paris*, p. 47-48).

DUHOURCAU. — 1892. Une nouvelle formule tænifuge (*Bull. et mém. Soc. de thérap.*, 2e s., t. 19, p. 295-304).

DUPRÉ. — 1905. Article *Méningisme* (in *Traité des maladies de l'enfance* de GRANCHER et COMBY, 2e éd.).

DURODIÉ. — 1878. Ascarides lombricoïdes chez un enfant de quatre ans; convulsions ; mort (*Gaz. méd. de Bordeaux*, v. 7, n° 19, 9 mai, p. 223-224).

DUVAL. — 1880. Contribution à l'étude de l'Ascaride lombricoïde. Th. Paris.

EBERMAIER. — 1834. Bericht über die Obduction eines an reinen Wurmzufällen plötzlich verstorbenen Kindes (*Mag. f. d. ges. Heilkunde*, Bd. 42, nº 1, p. 52-62 ; *Med. Zeitg. d. Ver. f. Heilk.*, Bd. 3, nº 4).

EDENS. — 1906. Ueber *Oxyuris vermicularis* in der Darmwand (*Centralbl. f. Bakt.*, Abt. 1, Originale, Bd. 40, nº 4, p. 499-500, 1 fig.).

EICHBERG. — 1885. Tod durch Askariden (*Med. Correspondenz-Bl. des württemberg. ärztl. Landesvereins*, nº 9).

EMMINGHAUS. — 1887. Die psychischen Störungen des Kindesalters (*Gerhardt's Handbuch*, p. 45).

ERDMANN. — Pin-worms in the appendix (*Med. Rec.*, N. Y., v. 63, nº 16, Apr. 18, p. 634).

FABRE (Paul). — 1888. Sur les ténias multiples, à propos de l'observation d'un enfant qui a expulsé huit ténias solium (*Gaz. méd. de Paris*, 7ᵉ s., v. 5, nº 38, 22 sept., p. 447-448).

FACCIOLA. — 1889. Un altro caso di morte per anchilostomi nell' ospedale di Messina (*Il Morgagni*, Milano, vol. 31, nº 1, p. 61-64).

FAUCONNEAU-DUFRESNE. — 1880. Plus de 5 000 vers ascarides lombricoïdes, rendus en moins de trois années, la plupart par le vomissement ; guérison (*Union méd.*, Paris, an. 34, 3ᵉ s., v. 29, nº 62, 18 mai, p. 797-803).

FAUQUET. — 1909. Un cas d'helminthiase intestinale ayant provoqué une crise aiguë d'appendicite, observé en Chine (*Bull. Soc. de Pathologie exotique*, t. 2, nº 40, séance du 8 déc., p. 606-610).

FAYON. — 1900-01. Des accidents d'obstruction intestinale et d'appendicite dus aux Ascarides lombricoïdes. Th. Paris, 44. p.

FEDOROFF (Mᵉ N.). — 1901-02. L'anémie bothriocéphalique. Th. Paris.

FELTMANN. — 1907-08. Des accidents chirurgicaux les plus fréquents dus aux Ascarides lombricoïdes. Th. Paris.

FÉRÉ (Ch.). — 1890. Les épilepsies et les épileptiques. Paris, Alcan, p. 302.

FESTA. — 1902. [Formes éclamptiques, tétaniques et méningitiques de l'helminthiase, avec auto-intoxication gastro-intestinale] (*Gazz. degli Osped. e delle Cliniche*, nº 52, 11 maggio, p. 502).

FEUVRIER-LAFORÊT. — 1906-07. Les *Fasciolidæ* parasites de l'Homme. Contribution à l'étude des maladies à Trématodes. Th. Paris.

FIDELIN. — 1873. Des accidents produits par les Ascarides lombricoïdes et les Oxyures vermiculaires. Th. Paris.

FILATOFF. — 1897. Vers intestinaux (*Traité des maladies de l'enfance*, GRANCHER, COMBY, MARFAN, t. 2, p. 670-698).

FINGER. — 1862. [Wurmabscess des Nabels, warscheinlich Typhusgeschwür]. (*Œsterr. Zeitschr.*, VIII, 16).

FLEISCHMANN. — 1835. Die Durchbohrung des Ileums durch Spulwürmer (*Hufelands Journal*, St. 6).

FLÖGEL (J.-F.). — 1835. Fall einer Durchborung des gemeinschaftlichen Gallenganges von zwey Spulwürmern (*Med. Jahrb. d. k. k. österr. Staates*, Bd. 18, nº 4, p. 567-570).

FOURNIER. — 1813. Affection nerveuse (*Dictionnaire des sc. médic.*, art. *Cas rares*, p. 242).

FRAYSSE. — 1895. Étude sur l'*Oxyurus vermicularis* (Oxyure vermiculaire). Th. Paris, 68 p.

FRENCH and BOYCOTT. — 1905. The prevalence of *Trichocephalus dispar*. (*Journ. of Hyg.*, vol. 5, nº 3, p. 274-279).

FRŒHLICH. — 1897. Des tumeurs vermineuses chez les enfants. Un cas d'abcès vermineux essentiel dû à des oxyures, chez un petit garçon (*Rev. mens. des mal. de l'enf.*, v. 15, nov., p. 497-504).

FULLER. — 1866. [Guérison d'une paralysie croisée chez un garçon de trois ans, à la suite de l'expulsion de 53 Ascarides morts[(*Lancet*, déc. 29).

FUMAJOLI. — 1908. [Sur une nouvelle méthode de diagnostic des helminthes] (*Rivista di clin. pediatr.*, nº 3).

FURST. — 1879. Erstickungstod durch das Eindringen eines Askaris in die oberen Luftwege (*Wiener med. Wochenschr.*, nos 3-6).

GADDI (Paolo). — 1854. Preparazione anatomica operata dai vermi (*Ascaris lumbricoides*) in un fanciullo (*Gazz. med. ital. lombard.*, 3a s., t. 5, p. 182-183).

GAIRDNER (W.-T.). — 1856. Case of tapeworm occurring in cannection with the eating of raw pork (*Trans. Med. Chir. Soc. Edinburgh*, et *Veterinarian*, vol. 29, no 16, p. 228).

GALLIER. — 1903-04. Régurgitation et vomissements de vers intestinaux, *Tænia* et *Ascaris*. Th. Bordeaux.

GALLIGO. — 1868. La carne cruda ed il tenia (*L'Imparziale*, an. 8, p. 321-323).

GALLI-VALERIO (Bruno). — 1903. Sur un cas d'appendicite avec *Oxyuris vermicularis* L. et *Trichocephalus trichiurus* L. (*Centralbl. f. Bakt.*, etc. 1. Abt. Originale, Bd. 34, no 4, p. 350-355).

— 1907. Notes de parasitologie. 3. *Necator americanus* Stil. observé à Lausanne (*Centralbl. f. Bakt.*, 1 Abt. Orig., Bd. 44, p. 531).

GALVAGNO-BORDONARI. — 1885. Vermi e verminazione, contributo di patologia e clinica pediatrica (*Rivista ital. di terap. ed igiene*, Piacenza, an. 5, p. 245-256 ; 277-287 ; 309-326 ; 341-350 ; 373-380).

— 1889. Un nuovo caso di Tenia nana (Nota) (*Bollett. mens. Accad. Gioenia*, Catania, n. s., fasc. 10, p. 4-7).

— 1902. Sulle azioni patogene dei zooparassiti intestinali più comuni all' infanzia, e sulle loro cause determinanti (*Rassegna internaz. d. med. mod.*, Catania, v. 3, no 16, 30 giugno, p. 292-297).

GARIN. — 1908. L'entérite trichocéphalienne (*Progrès médical*, p. 163-165).

— 1911. Étude sur la pathogénie et l'anatomie pathologique de l'entérite trichocéphalienne (*Progrès médical*, no 14, 8 avril, p. 170).

GARRAVAY. — 1868. Death apparently imminent from the presence of tapeworm (*Brit. med. Journ.*, vol. 2, aug. 29, p. 221).

GARRISON (Philip E.), Ricardo LEYNES, and Rosendo LLAMAS. — 1909. Animal Parasites of the Intestine. Medical survey of the town of Taytay (*The Philippine Journal of Science*, B. *Medical Sciences*, vol. 4, no 4, aug., p. 257-269).

GARRISON and LLAMAS. — 1909. The intestinal worms of 385 Filipino women and children in Manila (*The Philippine Journal of Science*, B. *Medical Sciences*, vol. 4, no 4, june, p. 185-186).

GAUDER. — 1909. Pseudo-appendicite. Ascarides (*Revue méd. de la Suisse romande*, t. 29, no 12, 20 déc., p. 870).

GENSER (VON). — 1901. Eingeweidewürmer bei Appendicitis (*Wiener med. Woch.*, 11. Mai, p. 917-922).

— 1902. Spulwurm in einer Bauchwunde nach Resection des Wurmfortsatzes (*Centralbl. f. allg. Path. u. path. Anat.*, Iena, 20. Nov., p. 811).

GERHARDT (Carl). — 1881. *Lehrb. d. Kinderkrankh.*, 4te Aufl.

GHEDINI. — 1904. Migrazione di ascaridi lombricoidi dall' intestino nei dotti pancreatici, pancreatite interstiziale consecutiva (*Gazz. degli Osped. e delle Cliniche*, 13 nov.).

GIARRÈ. — 1893. Grave infezione da ascaridi in una bambina geofaga (*Sperimentale*. Communicaz. e riv., Firenze, v. 47, no 19, ottobre, p. 445-451).

GIBSON (Daniel). — 1862. Paralysis with loss of speech from intestinal irritation (*Lancet*, v. 2, aug. 9, p. 139).

GILLI. — 1842. Brevi cenni d'una straordinaria verminazione (*Giorn. scienze med. di Torino*, an. 5, vol. 13, p. 257-264).

GIRARD (H.). — 1884. Un cas d'hémiplégie passagère due à la présence de Lombrics dans le canal intestinal (*Rev. méd. de la Suisse romande*, vol. 4, no 8, 15 août, p. 448-449).

GIRARD (J.). — 1901 *a*. Rôle des Trichocéphales dans l'infection de l'appendice iléo-cæcal (*Ann. de l'Inst. Pasteur*, t. 15, n° 6, 25 juin, p. 440-444).

GIRARD (J.). — 1901. *b*. Présence de deux Trichocéphales dans l'appendice iléo-cæcal (*C. R. Soc. Biol.*, t. 53, n° 10, 15 mars, p. 265-266).

GOBERT et CATOUILLARD. — 1908. Enquête sur l'ankylostomose et les affections helminthiques dans le sud de la Tunisie et plus particulièrement dans le Djerid (*Bull. Soc. Path. Exot.*, t. 1, n° 10, p. 600-602).

GOCKEL. — 1910. [Sur l'ascaridiase et son traitement par l'huile américaine de Chenopodium] (*Münch. med. Wochenschr.*, n° 31, 2. Aug.).

GODDARD (F.-W.). — 1907. Two rare *Fasciolidæ* (*China Med. Journ.*, 21, 195-198).

GORDON (Mlle). — 1898. L'appendicite chez l'enfant. Th. Paris.

GOUBERT (Élie). — 1878. Des vers chez les enfants, et des maladies vermineuses. In-8° de XI + 163 p., 61 fig., Paris.

GRASSI und CALANDRUCCIO. — 1888. Ueber einen *Echinorynchus*, welcher auch im Menschen parasitirt und dessen Zwischenwirth ein Blaps ist (*Centralbl. f. Bakt.. u. Parasit.*, Bd. 3, n° 17, p. 521-527, Fig. 1-7).

GRIBBOHM. — 1877. Zur Statistik der menschlichen Entozoen (*Schrift d. Univ. zu Kiel*, Bd. 24, Med., n° 3, 12 p.).

GRILLI (Pietro). — 1868. Facile sviluppo del tenia in chi mangia carne cruda (*Giorn. R. Accad. med. di Torino*, an. 31, 3ª s., vol. 6, p. 228-229).

GRUSDEFF. — 1891. Sur la fréquence des endoparasites chez les écoliers (en russe). (*Vratch*, t. 12, n° 13, p. 334-336 ; n° 14, p. 362-364. Anal. in *Centr. f. Bak,t.* Bd. 11, n° 8, 27. Febr. 1892, p. 251).

GUAITA. — 1883. Esperienze sulla tenia nell' età infantile (trad. de Monti, 1883) (*Gazz. degli Ospedali*, vol. 4, n° 57, 18 luglio, p. 449-452).

GUERMONPREZ. — 1880. Affections sympathiques multiples causées par la présence des Ascarides lombricoïdes dans l'intestin (*Journ. sc. méd. de Lille*, t. 2, n° 7, juillet, p. 491-498).

— 1881. Accidents sympathiques ou réflexes déterminés par les Ascarides lombricoïdes, spécialement chez les enfants (*Journ. Sc. méd. de Lille*, vol. 3, p. 161, 226, 309 et 382).

GUGLIELMI. — 1905-06. Contribution à l'étude de l'action pathogène de quelques vers intestinaux dans l'étiologie et la propagation de certaines maladies infectieuses. Th. Lyon.

GUIART. — 1906. L'emploi du thymol comme anthelminthique (*Presse méd.*, n° 75, 19 sept., p. 600).

— Vers intestinaux (*Nouveau traité de médecine et de thérapeutique de Brouardel, Gilbert et Thoinot*, fasc. 17).

— 1910. *Précis de parasitologie*, Paris, Baillière.

— 1911. *Les parasites inoculateurs de microbes*, Paris, Flammarion.

— et GARIN. — 1909. Réaction de Weber et Trichocéphale (*Semaine médicale*, 1er sept.).

GUIDA. — 1896. [Des remèdes usités dans la pratique infantile contre les Oxyures] (*Pediatria*, p. 229).

GUIDI (G.). — 1888. Anasarca da verminazione (*Archivio di patolog. infantile*, Napoli, v. 6, n° 2, marzo, p. 59-67).

GUIDI (Guido) — 1910. Tricocefaliasi e tricocefaloanemia (*Riv. di Clin. Ped.*, an. 8, n° 3).

GUINARD. — 1901. Ver trichocéphale trouvé dans un appendice enlevé à froid (*Bull. et Mém. Soc. chir. Paris*, t. 27, séance 20 nov., p. 1064 ; *Presse méd.*, p. 161).

HAFFNER. — 1880. Seltene Verirrung eines Spulwurms (*Berl. klin. Wochenschr.*, 14. Juni).

HALL. — 1904. Höhere tierische Parasiten (*Centr. f. Bakt.*, Refer., Bd. 35, p. 145-156).

HALMA-GRAND. — 1856. Entérite vermineuse, compliquée d'hémorragie intestinale avec symptômes d'étranglement (*Union médic.*, 24 avril, p. 202-203).

HANMANN. — 1840. Seltene Menge von Spulwürmern bei einem elfmonatlichen Säugling (*Monatschr. f. Med., Augenh. u. Chirurg.*, Leipzig, Bd. 3, n° 6, p. 570-571).

HARTMANN. — 1889. Oxyures sortis par le nez (*Berl. klin. Wochenschr.*, n° 4, p. 78).

HAUEUR. — 1877. Tænia expulsé après l'administration de 6 grammes d'extrait éthéré de fougère mâle (*Union méd. du Nord-est*, v. 1, n° 2, p. 52-53).

HAUNER. — 1863. *Beiträge zur Pediatrik*, Berlin, 1, p. 195.

HAUSMANN (Th.). — 1900. Zur Symptomatologie und Therapie der durch den *Trichocephalus dispar* verusachten Gesundheitsstörungen (*St-Petersb. med. Wochenschr.*, Bd. 25, n° 31, p. 301-304).

HAUSSMANN (D.). — 1872. Tænia in the new-born infant (*Brit. med. Journ.*, v. 2, p. 466).

HEDMANN. — 1903. Om tymol som maskmedel (*Finska läk.-sällsk. handl.*, vol. 45, n° 1, p. 23-26 ; anal. in *Münch. med. Wochenschr.*, 28. April; *Berl. tier. Wochenschr.*, 14. Mai, p. 331).

HEIM (Max). — 1900. Ueber das Vorkommen von *Ascaris lumbrikoides* and durch dieselbe hervorgerufene schwere nervöse Symptome bei Kindern unter einem Jahre (*Deut. med. Wochenschr.*, Bd. 26, n° 10, 8. März, p. 166-167).

HELLER (A.). — 1903. *Oxyuris vermicularis* (*Deutsch. Arch. f. klin. Med.*, Bd. 77, p. 21-28, pl. 1-3).

HELLER (Arn.). — 1872. [Ueber *Ascaris myxtax*] (*Sitzungsber. der phys.-med. Societät zu Erlangen*, 1871-72, n° 4, p. 73).

— 1876. Darmschmarotzer [*Handb. d. spec. Pathol.* (v. Ziemssen), vol. 7, 2e part.]

— 1880. *Die Schmarotzer*, München u. Leipzig, p. 25.

HENOCH. — 1858. *Klinik der Unterleibs-Krankheiten*, Bd. 3, Berlin.

— 1868. *Beiträge zur Kinderheilkunde. Neue Folge.* Berlin.

— 1889. *Vorlesungen über Kinderkrankh.*, 4te Aufl., p. 441, 533, 541.

HIPPIUS [A.] und LEWINSON (J.). — 1907. Oxyuris und Appendix (*Deut. med. Wochenschr.*, p. 1780).

HOGG. — 1888. Amaurosis and strabismus from *Ascaris lumbricoides* (*Brit. med. Journ.*, v. 2, july 21, p. 122).

HOLM. — 1909. *Ascaris lumbricoides* passeret genuem Tuba Eustachii og ud af Oret (*Ugeskrift for Læger*, p. 149).

HOUNSELL. — 1892. An unusual number of *Lumbrici* in a child (*Brit. M. J.*, v. 2, sept. 17, p. 631).

HUBBARD (J.-C.). — 1903. Intestinal parasites in appendicitis (*Boston med. and surg. Journ.*, vol. 149, p. 623).

HUBER (Ch.). — 1895. *Bibliographie der klinischen Helminthologie*, München, Lehmann (IMPORTANTE BIBLIOGRAPHIE).

HUTINEL et NOBÉCOURT. — 1909. Vers intestinaux (*in* HUTINEL, *Les Maladies des enfants*, t. 3, p. 382-396).

JAKSCH (R. VON). — 1888. Ueber das Vorkommen von thierischen Parasiten in den Faeces der Kinder (*Wien. klin. Wochenschr.*, Bd. 1, n° 25, 20. Sept., p. 511-513, 1 fig.).

JÉFIMOV. — 1907. Une réaction urinaire, signe d'helminthiase (An. in *Rev. des mal. de l'enf.*, p. 45).

JOHNSON (W.-G.). — 1858. Traumatic tetanus ; large number of *Lumbrici* (*Brit. med. Journ.*, oct. 23, p. 886-887).

JULLIEN. — 1901. Coliques appendiculaires et vers intestinaux (*Dauphiné méd.*, Grenoble, v. 25, n° 9, sept., p. 196-198).

KEBER. — 1852. Ein Fall von Erstickungstod durch einen bei Lebzeiten in die Luftröhre gedrungenen Spulwurm (*Deut. Klinik*, n° 17).

KELLY. — 1903. Débuts de l'histoire de l'appendicite en France (*Soc. de chir.*, 10 juin).

KENNEDY (Henry). — 1876. Tapeworm passed by an infant of only five months [*Proceed. Pathol. Soc. Dublin* (1875-76), n. s., vol. 7, nº 1, p. 50-51].

KESSLER (Dmitri). — 1888. Statistique des vers intestinaux dans la population de Saint-Pétersbourg (en russe) (Ex *Vratch*, vol. 9, p. 104-108 et 128, 132. In *Centralbl. f. Bakteriol. u. Parasitenk.*, Bd. 5, nº 9, 22. Feb. 1889-p. 322).

KISEL (A. A.). — 1888. Un cas d'anémie pernicieuse chez un enfant, produite par le *Bothriocephalus latus* (en russe) (*Vratch*, nº 45, p. 910).

KITTEL. — 1877. Zur Symptomatologie der Entozoen. Fälle aus der Praxis (*Prag. med. Wochenschr.*, Bd. 2, nº 8, p. 155-157).

KLOTZ-SPRITZMANN. — 1908. Ueber die Häufigkeit der Darmparasiten bei Kindern in Zürich und Umgebung (*Inaug. Dissert.*, Zürich, in-8º, 17 p.).

KŒBEL. — 1898. Threadworms in the ear (Extrait) (*Pediatrics*, N. Y. and, Lond. v. 6, nº 2, july 15, p. 95).

KÖNIGSHOFER. — 1908. Xanthopsie par Helminthes [in *Clin. ophtalmol.*, cité par Jocqs à la *Soc. méd. chir.*, 9 mai (J. Raspail, p. 106)].

KOVATSCH. — 1872. Ascarides in cavo peritonei (*Memorabilien*, Bd. 17, nº 11, p. 490-492).

KRABBE. — 1905. Ueber das Vorkommen von Bandwürmern beim Menschen in Dänemark (*Nordisk Medicinskt Arkiv*, Abt. II, H. 1, nr. 2).

KRASSNOBAJEFF. — 1894. Ascarides dans le foie d'un enfant (en russe) (*Med. Obozr.*, Moscou, vol. 42, nº 22, p. 898-900. An. in *Jahrb. f. Kinderheilk.*, Bd. 11, nº 2, 1895).

KRONER (Traugott). — Ueber die Pflege und Krankheiten der Kinder, aus griechischen Quellen. — Würmer (*Jahrb. f. Kinderheilk.*, Bd. 11, p. 254-256).

KÜLZ. — 1907. Ueber *Ankylostoma* und andere Darmparasiten der Kamerunneger (*Archiv für Schiffs- u. Tropenhygiene*, nº 19).

LAENNEC. — 1812. Art. *Ascarides* (*Dict. des sc. méd.*, p. 339-352. Voy. p. 344).

LAMBL (W.). — 1859. Mikroskopische Untersuchungen der Darm-Excrete (*Vierteljahrsschr. f. die prakt. Heilkunde*, Prag., Bd. 61, p. 1-58 (Voy. p. 45).

LANGER. — 1891. Ueber die Häufigkeit der Entoparasiten bei Kindern (*Prag. med. Woch.*, Bd. 16, nº 6, 11. Feb., p. 65-69).

LANNELONGUE. — 1902. L'appendicite et ses causes (*Ac. de méd.*, 30 juin, et *Bulletin méd.*, 2 juillet).

LAUNOIS et P.-E. WEILL. — 1902. Éosinophilie et parasitisme vermineux chez l'homme (*Bull. Soc. méd. des hôp.*, p. 920).

LAYRAL. — 1896. Lombricose à forme typhoïde (*Loire méd.*, 15 févr.).

LEBON. — 1863. Diagnostic différentiel de la méningite vermineuse due à la présence des ascarides lombricoïdes et de la méningite tuberculeuse (*Journ. des conn. méd. et pharm.*, v. 30, nº 24, 30 août, p. 373-375).

LE GENDRE (Paul-Louis). — 1882. Voracité entretenue chez une idiote épileptique par la présence d'un Tænia ; violente indigestion suivie d'hémorragie méningée sans pachyméningite ; mort très rapide ayant éveillé soupçon d'empoisonnement (*France méd.*, Paris, an. 29, v. 2, nº 60, 23 nov., p. 710-713 et *Bull. Soc. clin. de Paris*, v. 6, p. 232-235).

LEIDY. — 1874. On *Distoma hepaticum* (*Proc. Acad. Nat. Sci. Philad.*, v. 25, nº 3, p. 364-365).

LEON (N.). — 1900. Notes de parasitologie roumaine (*Arch. de Parasitologie*, t. 3, nº 2, 15 août, p. 228-236).

LEREBOULLET. — 1876. Présentation d'un *Bothriocephalus latus* fenêtré et à extrémités bifides (*Bull. Soc. méd. des hôp.*, 2e s., t. 13, séance 10 nov. p. 320).

LE ROY DES BARRES. — 1903. Lombrics et appendice (*Gaz. des hôp.*, v. 76, nº 124, 27 oct., p. 1223-1224).

LETULLE et LEMIERRE. — 1905. Un cas de mort par trichocéphaliase (*Soc. de méd. et d'hyg. tropicales*, 29 mars; *Revue d'hyg. et de méd. trop.*, II).

LEUCKART (R.). — 1886. *Die Parasiten des Menschen*, 2te Aufl., Bd. 1, Liefer. 3).

LICCI (Vincenzo). — 1838. Su di un' apertura nell' ombelico dalla quale sono usciti 56 lumbrici (*Il Filiatre Sebezio*, vol. 12, p. 234-235 ; *Annali univ. di medic.*, vol. 87, p. 567-568).

LIGORIO. — 1904. Ascaridiasi a forma tifoidea (*Gazz. d. Osp.*, Milano, v. 25, n° 13, 31 gennaio, p. 142-144).

LIMOUSIN. — 1873. Capsules tænifuges à l'extrait éthéré de fougère mâle et au calomel (Créquy et Limousin) (*Rép. de pharmacie*, n. s. v. 1, p. 44).

LISTON (Prosper Saint-Léger). — 1905. A case of severe cough and loss of weight due to round worms in the intestine (*Lancet*, v. 1, jan. 28, p. 226-227).

LOCHNER (Fr.). — 1878. (SCHWABACH in litteris).

LONG (H.-F.). — 1905. The dwarf tapeworm (*Hymenolepsis nana*), a newly recognised parasite ; report of a case (*Charlotte med. Journ.*, vol. 27, n° 1, july, p. 39-42).

LUTZ. — 1887. Zur Frage der Invasion von *Tænia elliptica* und *Ascaris lumbricoides* (*Centralbl. f. Bakt. u. Paras.*, Bd. 2, n° 24, p. 513-718).

— 1888. Thymol gegen Tænien (*Centralbl. f. Bacter.*, Bd. 3, n° 25, p. 780).

LYNCH. — 1904. Vers intestinaux (*Traité des mal. de l'enf.*, GRANCHER et COMBY, Paris, 2e éd., v. 2, p. 404-453).

MAC RAE (D.-M.). — 1899. A case in which lumbricoids were a cause of obstructing the small intestine, etc. (*Lancet*, vol. 2, p. 786).

MAC SWINEY. — 1875. *Ascaris lumbricoides* extracted from an umbilical fistula [*Proceed. Path. Soc. Dublin* (1874-75), n. s., vol. 6, n° 2, p. 251-253. — *The Dublin Journ. of med. Sc.*, aug.].

MALAGODI. — 1904. Sindrome epilettica in un bambino affetto da ascaridiasi (*Riv. di clin. pediatr.*, Firenze, v. 2, n° 6, giugno, p. 433-440).

MALVOZ. — 1907. Le *Tænia nana* en Belgique (*C. R. Soc. biol.*, t. 62, n° 12, p. 602-603).

— 1910. Le *Tænia nana* en Belgique (*Bull. Acad. roy. méd. Belgique*, séance du 28 mai, 4e s., t. 24, n° 5, p. 316-328).

MANARA (G.). — 1908. [A propos d'un cas de pneumonie lobaire et d'helminthiase avec méningisme chez un enfant] (*Pratica del Medico*, Napoli, aprile).

MARCUS (E.). — 1881. Durchborung des Darmes durch Rundwürmer (*Deutsches Archiv f. klin. Med.*, Bd. 29, n° 5/6, 28. Sept., p. 601-606).

MARINI (d'Alep). — 1909. Considérations sur la lombricose (*Journal des Praticiens*).

MARTHA. — 1891. Des attaques épileptiformes dues à la présence du Tænia ; pseudo-épilepsie vermineuse (*Arch. gén. de méd.*, 7e s., v. 28, nov., p. 513-527 ; déc., p. 699-712).

MARTIN (D.-T.). — 1851. Large number of worms discharged from a child five years old (*Bost. med. and surg. Journ.*, v. 44, n° 15, may 14, p. 301).

MATHIS et LÉGER. — 1909. Helminthiase intestinale et hépatique chez les indigènes du Tonkin et du Nord-Annam (*Bull. Soc. Path. Exot.*, t. 2, n° 8, 13 oct., p. 488-492).

— 1910. *a.* Les porteurs d'ankylostomes au Tonkin et dans le Nord-Annam (*Bull. Soc. Pathol. Exot.*, t. 3, n° 1, 12 janv., p. 32-38).

— 1910. *b.* Parasitisme intestinal et hépatique chez les indigènes de l'Indo-Chine du Nord (Nématodes et Trématodes) (*Ann. d'hyg. et de méd. colon.*, juillet-août-sept.).

MATIGNON. — 1901. Helminthiase intestinale ; régime alimentaire et appendicite en Chine (*Méd. mod.*, p. 127).

MEARA. — 1910. Méningite et états simulant la méningite (*Pédiatrie pratique*, 25 août).

MEDLIN (J.). — 1866. *Ascaris lumbricoides* in einer Abszesshöhle (*Allg. militar. ärztl. Zeitung*, Wien, n° 13, p. 110. Trad. in *Rivista clin. di Bologna*,

v. 5, n° 5, 31 maggio, p. 159-160, et in *L'Osservatore*, Torino, v. 1, p. 473).

Menetrier. — 1909. Appendicites vermineuses (*Bull. Soc. Méd. hôp. Paris*, 3e s., 26e année, n° 6, 18 fév., p. 239-248).

Mensinga. — 1889. Ein Fall von *Tænia* bei einem zehnwöchentlichen Säugling (*Internat. klin. Rundschau*, Wien., Bd 3, n° 17, 28. April, p. 719-720).

Mériel. — 1900. Deux formes de peudo-méningite due aux lombrics (*Ann. de méd. et de chir. inf.*, 1er juil., p. 434-439).

Metaza. — 1833. Verme uscito dall' uretra di una fanciulla (*Memorie zoologico-mediche*, Roma).

Metchnikoff. — 1901. La pseudo-appendicite helminthiasique et son traitement (*Acad. de méd.*, 12 mars).

Meurer. — 1894. Ueber Augenerkrankungen in Folge von Würmern in Darmkanal (*Klin. Monastsbl. f. Augenh.*, Bd. 32, p. 352-357).

Michelson (P.). — 1877. Die Oberhaut der Genitocrural-Falte und ihrer Umgebung als Brutstätte von *Oxyuris vermicularis* (*Berliner klin. Woch.*, Bd. 14, n° 33, August, p. 473-475, 1 fig.).

Miller (N.). — 1893. Ein Fall von Ascaris bei einem dreiwöchentlichen Kinde (*Jahrb. f. Kinderheilk.*, n. F., Bd. 36, n° 3, August, p. 319-332).

Miller (D.-J.-M.). — 1901. A case of *Tænia saginata* in a child of twenty-four months from the use of raw scraped beef for the relief of chronic intestinal disturbance (*Pediatrics*, New-York and London, v. 12, n° 2, august 1, p. 90-92).

— 1904. Tapeworm in a child (*Lancet*, v. 1, n° 25, june 18, p. 1751).

Minerbi. — 1891. *a.* Behandlung der Dysenterie und des *Oxyuris vermicularis* mit Naphtalinklysmen und Suppositorien (*Wiener med. Presse*, n° 24).

— 1891. *b.* [Naphtalin gegen *Oxyuris vermicularis*] (*Deutsche med. Wochenschr.*, Bd. 17, n° 20, 14. Mai, p. 688).

Mitchell (Louis-J.). — 1901. Intestinal parasites [*Cycl. Diseases Children, M. and S.* (Keating), Philadelphia, suppl., p. 697-700].

Miyake (H.). — 1908. Ueber die Askaridenerkrankung in der Chirurgie (*Arch. f. klin. Chir.*, 85, p. 325-342).

Mœhlau. — 1897. *Anchylostomum duodenale*, with report of cases (*Buffalo Med. Journ.*, vol. 36, n° 8, march, p. 573-579).

Monod (Louis). — 1870. Accidents nerveux complexes, hystéro-épileptiformes, chez une fille de onze ans ; cinquième ou sixième récidive depuis l'âge de six ans ; expulsion d'ascarides lombricoïdes ; guérison [*Recueil des trav. de la Soc. méd. d'obs. de Paris* (1868-70), 2e s., v. 2, p. 394-405].

Monti (Alois). — 1883. Erfahrungen über *Tænia* im Kindesalter (*Arch. für Kinderh.*, Stuttgart, Bd. 4, n° 5/6, p. 175-211).

Moore (William). — 1858. Case of a tapeworm with marked symptoms (*Dublin Quarterly Journ. Med. Sc.*, n. s., v. 25, n° 49, febr. 1, p. 206-209).

Moosbrugger. — 1890-91. Ueber Erkrankung an *Trichocephalus dispar* (*Med. Correspondenz-Blatt d. württemb. ärztl. Ver.*, Stuttg., Bd. 60, n° 25, 28. Oct. 1890, p. 193-196 ; Bd. 61, n° 29, 30. Sept. 1891, p. 227-230).

— 1895. Ueber Trichocephaliasis (*Münch. med. Wochenschr.*, Bd. 42, n° 47, 19. Nov., p. 1097-1099).

Morton (T.). — 1865. *Ascaris mystax* (Letter to the editor) (*Lancet*, vol. 1, march 11, p. 278).

Mosler. — 1860. Ueber einen Fall von Helminthiasis (*Arch. f. path. Anat.*, Bd. 18, n° 3/4, p. 242-250).

Mosler und Peiper. — 1894. *Thierische Parasiten*, p. 227-232, etc.

Müller. — 1837. Abang eines Bandwurmes von einem neugebornem Kinde. (*Med. Corresp.-Bl. d. wurttemb. ärztl. Ver.*, Bd. 7, n° 10, 13. März, p. 80).

Müller (H.). — 1891. *Bothriocephalus latus* bei einem 10 jährigen Kinde (*Schweiz. Correspondenzbl.*, n° 1).

MÜLLER (L.). — 1909. Askariden und ihre Bedeutung für die Chirurgie (*Centralbl. f. die Grenzgebiete der Medizin und Chirurgie*, Bd. 12, n° 1, 21. Jan.; n° 2, 12. Febr.; n° 3, 8. März).

MÜLLER DE LA FUENTE. — 1897. Zur Diagnose des *Ascaris lumbricoides* (*Münchener med. Wochenschr.*, Bd. 44, p. 739).

MUSGRAVE and CLEGG. — 1908. Trichocephaliasis, with a report of four cases, including one fatal case (Bibliography by Mary POLK) (*The Philippine Journal of Science*, v. 3, n° 6, dec., p. 545-566).

MUSSO. — 1880. Un caso di tenia solium guarito col petrolio del commercio per uso interno (*L'Osservatore, gazz. delle cliniche*, v. 16, n° 36, p. 561-564; n° 37, p. 577-580).

MYA. — Ascaridiasi e tricocefaliasi gravi in bambina geofaga con invasione di numerosi ascaridi nelle vie biliari e consecutiva produzione di multipli ascessi epatici e di un voluminoso ascesso pericolico (*Lo Sperimentale*, vol. 56, 3).

MYGIND. — 1909. Et Tilfælde af ileus; verminosus enterotomie; mors (*Ugeskrift for Læger*, p. 1319).

NAAB. — 1902. Reflexkrämpfe bei *Ascaris lumbricoides* (*Münch. med. Wochenschr.*, Bd. 49, n° 19, 13. Mai, p. 793).

NAUWERK. — 1894. Demonstration der Halsorgane eines an Spulwürmern erstickten Kindes (*Deutsch. med. Wochenschr.*, Bd. 20, n° 40, Ver. Beilage, n° 14, p. 111).

NEGRESCO (N.-G.). — 1904. Mort d'un enfant de trois ans par pénétration dans les voies aériennes d'un ascaride lombricoïde (*Journ. de méd. de Paris*, 2e s., vol. 16, n° 4, 24 janv., p. 35-36).

NEVERMANN. — 1838. Beiträge zur Geburtshilfe, Frauenzimmer und Kinderkrankheiten des Nordens. — Die Spulwürmer in enormer Menge bei Individuen (*Journ. f. Geburtsh.*, Frankfurt u. Leipzig, Bd. 17, p. 636-637),

NICOLO (V.). — 1904. Un caso di Tenia nana (*Gazz. degli Osp. e delle Clin.*, an. 25, vol. 1, n° 52, 1 maggio, p. 556-557).

NOC. — 1910. *a*. La bilharziose à la Martinique (*Bull. Soc. pathol. exotique*, t. 3, n° 1, 12 janv., p. 26-29).

— 1910. *b*. Un cas d'ankylostomiase maligne compliquée de bilharziose rectale (*Bull. Soc. pathol. exot.*, t. 3, n° 1, 12 janv., p. 30-32).

NORBURY. — 1896. A case of *Tænia mediocanellata* in a child two years old (*Arch. of Pediatrics*, febr., p. 200).

NORMANN. — 1881. Dod fremkaldt ved Ascaris lumbricoides i Luftröret (*Norsk. Magazin f. Lägevid.*, v. 3, p. 272).

NORSA (Gino). — 1904. Dell'anchilostomiasi e della sua cura (*Riforma medica*, v. 20, n° 35, 30 ag., p. 959-962).

ODHNER. — 1902. *Fasciolopsis Buski* (Lank.) [*Distomum crassum* Cobb.] ein bisher wenig bekannter Parasit des Menschen in Ostasien (*Centralbl. f. Bakt.*, etc., Orig., Bd. 31, n° 12, p. 573-581, 1 pl.).

OVERDUIN. — 1897. Bijdrage tot de statistiek der darmparasieten in Nederland bij kinderen beneden 10 jaar (*Inaug. Dissert.*, Amsterdam).

PAASCH. — 1858. *Tænia solium* bei einem 21. Monate alten Kinde (*J. für Kinderkrankh.*, Erlangen, Bd. 30, n° 3, 4, März-April, p. 207).

PADLEY. — 1878. Jaundice and lumbrici (*Brit. med. Journ.*, dec. 14, p. 877).

PAGLIARA. — 1893. Contributo alla conoscenza dei parassiti nelle feci dei bambini (*Il Policlinico*, Roma, vol. 1, nos 1-2, 15-31 dicembre, p. 20-23, 2 fig.).

PALM. — 1863. Wurmkrankheit mit tödlichem Ausgang (*Med. Corresp.-Bl. d. württemb. ärztl. Ver.*, Bd. 33, n° 25, 11. Juli, p. 194-195).

PAPI. — 1900. Di una non comune manifestazione nel decorso dell' elmintiasi intestinale (*Gazz. degli Osped.*, vol. 21, 1. sem., n° 69, 10 giugno, p. 726).

PARKER (W.). — 1898. *Oxyuris vermicularis* (*Pediatrics*, vol. 6, n° 3, aug., p. 104-106).

Parkinson. —1836. [Occlusion mortelle par Ténias chez un garçon de quatre ans] (*Lond. med. Gaz.*, jan. 23).

Parona (C.). — 1894. *L'elmintologia italiana da suoi primi tempi all' anno* 1890. Genova (importante bibliographie).

Peiper (E.). — 1897. Zur Symptomatologie der thierischen Parasiten (*Deutsche med. Wochenschr.*, Bd. 23, n° 48, 25. Nov., p. 763-766).

Pelczynski. — 1888. Ascarides ayant formé une tumeur au cours du typhus (en polonais) (*Gaz. lek.*, vol. 23, p. 61-62).

Pélissier. — 1909. Mode d'administration de la santonine (*Journ. de méd. int.*, n° 3).

Périer (E.). — 1910. Sémiologie des douleurs abdominales chez les enfants du second âge (*Ann. de méd. et de chir. infantiles*, 15 oct.).

Perrin. — 1852. *Rev. clin.*, 7.

Perroncito (Ed.). — 1882. *Parassiti dell' uomo e degli animali utili*, ecc., Milano).

— 1883. Parassitologia (*Gazz. degli Ospedali*, ann. 4, n° 66, p. 521-523; n° 67, p. 529-531).

Peyrani. — 1855. Tetano per verminazione, lett. al Dott. Pasquale Landi (*Gazz. med. ital. feder. toscana*, an. 7, p. 33-34).

Peyreigne. — 1869. Note sur un cas de pseudo-méningite provoquée par la présence d'Oxyures dans le rectum (*Revue méd. de Toulouse*, vol. 3, n° 10, oct., p. 302-307).

Phail (Donald M.). — 1885. *Ascaris lumbricoides* extracted from the umbilicus of a boy [*Tr. Glascow Path. and Clin. Soc.* (1884-85), vol. 2, p. 8-9].

Pierantoni (G.). — 1903. Laringo-spasmo e pseudo-meningite da ascaridi lombricoidi. Nota clinica (*Gazz. degli Ospedali*, vol. 24, n° 65, 31 maggio, p. 694-696).

Plantier. — 1909. Ascaridiose à forme typhoïde (*Soc. méd. des hôp. de Lyon*, 15 juin, et *Lyon médical*, 22 août, p. 331).

Polatti (Pietro). — 1884. Caso di anchilostomiasi in un bambino (*Gazz. med. ital. lomb.*, Milano, 8ª s., vol. 6, n° 26, 28 giugno, p. 266-269).

Pole (A. C.). — 1883. Expulsion of 441 lumbricoid worms within 34 days (*Med. Chronicle*, Baltimore, v. 1, febr., p. 184-186).

Polvere. — 1834. Estrazione di lombricoidi dalla cavita addominale per apertura fatta nel tumescente ombelico, seguita da perfetta guarigione (*Il Filiatre Sebezio*, Napoli, an. 4, vol. 7, p. 96-99).

Pomeroy (C.-G.). — 1840. Escape of worms at the navel (*Boston med. and surg. Journ.*, vol. 21, n° 11, p. 175-176).

Pomper (A.). — 1877. Beitrag zur Lehre vom *Oxyuris vermicularis* (*Inaug. Dissert.*, Berlin).

Porot (Ant.). — 1904. Occlusion et invagination intestinales mortelles dues aux Ascarides (*Lyon méd.*, t. 103, n° 33, 14 août, p. 300-306).

Porte. — 1903. Accidents réflexes dus à des Ascarides lombricoïdes (*Journ. de méd. int.*, 5 févr., d'après *Dauphiné médical*).

Poucel. — 1904. *Ascaris* dans l'appendice cæcal (*Marseille médical*, v. 41, p. 150-151).

Prandi (Adolfo). — 1904. [Helminthiase et tétanie] (*Clinica moderna*, an. 10, n° 39, p. 463).

Princeteau. — 1910. Appendicite vermineuse (*Soc. de Gynéc. et de Péd. de Bordeaux*, 12 avril).

Puistienne (Antony). — 1875. Des helminthes et des accidents qu'ils déterminent. Th. Paris.

Putelli. — 1838. Di alcuni vizii nella cura e nell' igiene dei bambini ecc. epistassi ricorrente per verminazione (*Memoriale della medic. comtempor.*, Venezia, vol. 1, p. 272-278).

Rabetz. — 1906. Sortie de lombrics à travers la paroi de l'intestin grêle et la paroi abdominale (en russe) (*Roussky Vratch*, n° 24, p. 732-733).

Rabot. — 1904. Ascaride lombricoïde dans la trachée (*Lyon médical*, t. 103, n° 49, 4 déc., p. 864-865).

Rachford. — 1905. *Neurotic disorders of childhood*, etc. In-8° de 440 p., New-York.

Radaeli. — 1905. *a*. L'eosinofilia nella ascaridiasi (Congrès pédiatr. de Rome avril) (*Clin. mod.*, Firenze, v. 11, n° 31, p. 363-367).

— 1905. *b*. Pseudo-epilessia da ascaridi e la teoria della loro tossicità (*Gazz. d. Osped.*, Milano, v. 26, n° 73, 18 giugno, p. 773-776).

Ragaine. — 1905-06. Appendicite vermineuse. Th. Paris.

Railliet (A.). — 1892. Un cas très ancien de *Tænia* (*Hymenolepis*) *diminuta* chez l'homme (*C. R. Soc. biol.*, 9e s., vol. 4, n° 35, 25 nov., p. 894-896).

Railliet (G.). — 1910. Entérorragies occultes et helminthiase intestinale chez les enfants (*Bull. Soc. Pédiatrie Paris*, 15 mars, p. 166-170).

— 1911. *a*. Sur les parasites de l'appendice (*C. R. Soc. Biol.*, t. 70, n° 9, 10 mars).

— 1911. *b*. Sur l'emploi du thymol contre les parasites de l'appendice (*C. R. Soc. Biol.*, t. 70, n° 10, 17 mars).

Rama Rau. — 1900. *Ascaris lumbricoides* as a complication of typhoïd may fever (*Indian med. Record*, 16).

Ramisch. — Tod durch Spulwürmer. Weitenweber. Beiträge, II, 2.

Rampoldi. — 1880. Rapporti morbosi esistenti tra gli organi digestivi e l'organo della vista (disordini visivi suscitati dalla verminazione) (*Annali di ottalmologia*, Milano, vol. 9, nos 3-4, p. 242-250).

— 1881. Quelques notes sur les accidents oculaires dans l'anchilostomiasis (*C. R. Cong. périod. internat. d'opht.*, Milano, v. 6, p. 283-284).

— 1884. Azioni riflesse dall' aparato digerente a quello visivo (*Ann. di ottal.*, Pavia, v. 13, nos 3-4, p. 289-316).

— 1885. Di talune malattie degli occhi in rapporto con l'elmintiasi intestinale (*Gazz. d. Osped.*, v. 6, n° 39, 17 maggio, p. 307-309).

— 1888. Caso di strabismo convergente acuto da anchilostomoanemia (*Ann. di ottal.*, Pavia, v. 17, n° 2, p. 170-171).

Ransom (Brayton H.). — 1904. An account of the Tapeworms of the genus *Hymenolepis* parasitic in man, etc. (*Treasury Department. Hygienic Laboratory. Bulletin* n° 18 (bibliographie).

Raspail (Fr.-V.). — 1838. Sur la cause immédiate et la médication de la plupart des cas de surexcitation des organes sexuels (satyriasis, nymphomanie, pertes séminales involontaires et habitude précoce de la masturbation) (*Gaz. des hôp.*, v. 12, n° 140, 29 nov., p. 559 ; n° 141, 1er déc. p. 563-564).

Raspail (Julien). — 1906-07. Rôle pathogène des Helminthes en général, et en particulier dans les maladies infectieuses. Th. Paris.

Ravaud. — 1907-08. La cachexie bothriocéphalique (anémie pernicieuse symptomatique). Th. Paris.

Renon (G.). — 1908. Les Ascarides en chirurgie (*Arch. méd.-chir. du Poitou*, n° 9).

Reubsaet. — 1907. Pénétration d'un Ascaride dans un tube de Froin (*Presse méd.*, t. 15, n° 104, 25 déc., p. 840 ; *Soc. de Pédiatrie*, 17 déc.).

Reuss (L.-M.). — 1883. Des affections vermineuses chez les enfants (*Journ. de thérap.*, t. 10, n° 5, 10 mars, p. 179-185).

Reyher. — Beiträge zur Ætiologie und Heilbarkeit der perniciösen Anämie (*Deutsches Archiv f. klin. Med.*, Bd. 39, nos 1-2, 10. Juni, p. 31-69).

Richards (H.-M.). — 1903. The factors which determine the local incidence of fatal infantile diarrhœa (*Journ. of. Hyg.*, Cambridge, v. 3, n° 3, july, p. 325-346, charts 1-2).

Rigby. — 1904. A case of tapeworm in a child (*Lancet*, v. 1, n° 20, may 14, p. 1348-1349).

Rilliet. — 1853. Innombrables Ascarides chez un enfant de quinze mois. *Gaz. méd.*, 29 janv.).

RILLIET et BARTHEZ. — 1887. *Traité clinique et pratique des maladies des enfants*, 3e éd., par E. BARTHEZ et A. SANNÉ, v. 2, in-8° de 828 p., Paris.

RIOU. — 1908. De l'appendicite chronique. Symptomatologie. Résultats tardifs de l'opération. Th. Paris.

RISSLER and LIBORIO GOMEZ. — 190. The prevalence of intestinal parasites in Rizal and Cavite provinces and in Cagayan Valley (*The Philipp. Journ. of sc.*, vol. V, n° 3, aug., p. 267-275).

RITTER (VON). — 1904. Ueber Bandwurmcuren im Kindesalter (*Prag. med. Wochenschr.*, Bd. 29, n° 5, 4. Febr., p. 13-55).

RIVA-ROCCI. — 1807. Sulla guarigione della *Tænia nana* (*Rivista di clin. pediatrica*, Firenze, vol. 5, n° 1, gennaio, p. 32-41).

ROCHEBLAVE. — 1898. Occlusion intestinale par lombrics ; laparotomie ; massage intra-abdominal du côlon ; guérison (*Gaz. des hôp.*, t. 71, n° 69, 18 juin, p. 651-652).

ROCHEBRUNE (DE). — 1897. Sur la présence du *Tæniarhynchus saginatus* Weinl. (*Tænia mediocanellata* Küch. ; *Tænia inerme* auct.) chez un enfant de quatre ans (*Bull. Mus. d'hist. nat.*, t. 3, n° 7, p. 306-309).

ROESCH. — 1895. Recherches et considérations sur le méningisme chez les enfants. Th. Paris.

ROGER (H.). — 1876. *a.* Du *Tænia* chez les enfants (inerme) (*Bull. Soc. méd. des hôp.*, 2e s., t. 13, p. 38).

— 1876. *b.* Du *Tænia* chez les enfants ; du *Tænia* inerme produit par le régime de la viande crue (*Union méd.*, 3e s., v. 21, n° 23, 24 fév., p. 294-298 ; n° 24, 26 fév., p. 309-311 ; n° 26, 2 mars, p. 340-343).

ROGINSKY. — 1906-07. Le Trichocéphale. Son rôle dans l'étiologie de la fièvre typhoïde, de l'appendicite et de l'anémie. Th. Paris.

ROKITANSKY. — 1861. *Lehrb. d. path. Anatomie*, Bd. 3, p. 287.

ROMANOVITCH. — 1911. Étude bactériologique d'un cas d'appendicite vermineuse (*C. R. Soc. Biol.*, t. 70, n° 4, 3 fév., p. 122-124).

ROMME. — 1905. Protozoaires, Ténias et sérums spécifiques (*Presse médicale*, t. 13, n° 77, 27 sept., p. 612-613).

RÖSCH. — In *Canstatt's spec. Pathologie*, Bd. 3, p. 465.

ROUX (Gabriel). — 1887. Contribution à l'étude clinique et thérapeutique des Tænias de l'homme. Th. Lyon.

RUDOLPHI (K.-A.). — 1805. Bemerkungen aus dem Gebiet der Naturgeschichte, Medicin und Thierarzneykunde auf einer Reise, etc., 2ter Theil, Berlin, p. 37.

SABRAZÈS et CABANNES. — 1897. Helminthiase à forme dysentérique provoquée par l'*Ascaris lumbricoides* et le *Trichocephalus dispar*. Cristaux de Charcot dans les matières fécales (*Bull. et Mém. Soc. méd. des hôp.*, 3e s., t. 14, séance 4 juin, p. 772-776).

SALVOLINI. — 1899. Alcuni casi strani inviati al lazzaretto per crup (*Gazz. d. Osp. e d. Clin.*, n° 13).

SANDLER (Aron). — 1905. Trichocephaliasis mit tödlichem Ausgang (*Deutsche med. Wochenschr.*, Bd. 31, n° 3, 19. Jan., p. 95-98).

SANGALLI. — 1878. Perforation de l'intestin grêle intact par des Ascarides durant la vie du malade [*C. R. Congrès intern. Sc. méd.*, 5e sess. Genève (1877), p. 247-250].

SANGALLI. — 1877. Sopra alcuni punti controversi di elmintologia, osservazioni (*Mem. R. Ist. Lomb. di sc. e lett. Rendic*, ser. 3., vol. 4, p. 349-362).

SANSOM. — 1893. A clinical lecture on large round-worms and tape-worms in children (*Clin. Journ. Lond.*, v. 2, n° 2, may 10, p. 17-21).

SANTELLO. — 1870. [Dissezione del cadavere di un fanciullo morto di verminazione] (*Giorn. veneto di sc. med.*, 3a s., vol. 13, n°s 11-13, p. 348-349).

SANTILLANA. — 1903. Un cas d'appendicite d'origine vermineuse (*Bull. Soc. sc. méd. Tunis*, t. 1, p. 48).

SANTINELLI. — 1687. Perche la paura svegli i vermi ai bambini (*Congresso med. romano*, agosto, p. 17-22).

SARGENTI. — 1873. Convulsioni epilettiformi da elmintiasi; tetano traumatico ; cura e guarigione di questo col cloralio (*Gaz. med. ital. Lombard.*, vol. 23, n° 22, 31 maggio, p. 169).

SCHACHNER. — 1903. Intestinal obstruction (*Arch. of Pediatrics*, june).

SCHAPIRO. — 1887. Guérison de l'anémie pernicieuse de Biermer par expulsion de *Bothriocephalus latus* (en russe) (*Vratch*, vol. 8, n° 5, janv., p. 95-96, 2 fig. ; n° 6, 5 fév., p. 133-135).

SCHENK. — 1875. Eine ungewöhnliche Anzahl von Würmern (*Allg. med. Central.-Zeit.*, 61).

SCHEUTHAUER. — 1878. Käsig zerfallende Herde in der Leber eines 4 jährigen Knaben, bewirkt durch Spulwürmer der Lebergallengänge (*Jahrb. f. Kinderheilk.*, n. F., Bd. 13, nos 1-2, p. 63-69).

SCHIÖDTE (N.). — 1902. Bændelorm i Barnealderen (Cestodes chez les enfants) (*Hospitalstidende*, 4 R., vol. 10, n° 49, 3 Dec., p. 1211-1227 ; n° 50, 10 Dec., p. 1235-1250).

SCHLEIFER. — 1843. Taubstummheit von Würmern (*Œsterr. med. Wochenschr.*, n° 10, 4. März, p. 257-260).

SCHLOSS (Oscar M.). — 1910. *a.* The dwarf tapeworm, *Hymenolepis nana*, as intestinal parasite of children, with the report of fourteen cases (*Arch. of Pediatrics*, febr.).

— 1910. *b.* [L'helminthiase chez les enfants] (*Amer. Journ. of med. Sciences*, may).

SCHMIDT. — 1900. Ueber Helminthiasis (*St-Petersb. Wochenschr.*, n° 2).

SCHMITT (F.), de Stettin. — 1906. *Zeitschr. f. Infekt.*, I, p. 294.

SCHMITZ (Aurel). — 1895. Ueber *Oxyuris vermicularis* bei Kindern und die Behandlung mit Naphthalin (*Jahrb. f. Kinderheilk.*, n. F., Bd. 39, nos 2-3, 5. Febr., p. 121-140).

SCHMITZ (Wilh.). — 1908. Zur Therapie der Askaridiasis mit Oleum chenopodii anthelminthici (*Inaug. Dissert.*, Bonn, 38 p.).

SCHÖPPLER (H.). — 1908. Ueber das Vorkommen von *Ascaris mystax* Rud. beim Menschen, nebst einem kasuistischen Beitrage (*Wiener. klin. Rundschau*, n° 9).

SCHOR (Marie). — 1902. Contribution à l'étude du *Bothriocephalus latus* Brems. Sa distribution dans le canton de Vaud. — Thèse Lausanne.

SCHÜLE. — 1876. *Geisteskrankheiten*, p. 303 (in *Ziemssens Handbuch*).

SCHULHOF. — 1903. Akuter Darmverschluss, hervorgerufen duch *Ascaris lumbricoides*. Ein Beitrag zur Lehre vom Ileus (*Münch. med. Wochenschr.*, Bd. 50, n° 24, 16. Juni, p. 1035-1036).

SCHWANKHAUS. — 1901. *Americ. Practitioner*, jan. 1.

SEALE. — 1908. *Tænia cucumerina* in South Africa (*Brit. med. Journ.*, v. 1, april 18, p. 926).

SELIGSOHN. — 1878. *Oxyuris*-Wanderung nach dem Munde, nebst Bemerkungen über mikroskopische Präparation des Entozoons (*Centr. Ztg. f. Kinderh.*, Berl., Bd. 1, n° 18, 15. Juni, p. 275-277).

SHAW-MAC KENZIE. — 1889. Tapeworm in an infant on raw-meat diet (*Brit. med. Journ.*, v. 1, jan. 5, p. 16).

SICCARDI. — 1910. Pathogénie de l'anémie ankylostomienne (*Arch. de Parasitol.*, 20 avril, p. 555-582).

SIEBENHAAR. — 1834. Steatomatöse Geschwülste am Bauchfelle und Durchbohrung der Gedärme durch Spulwürmer (*Hufelands Journal*, April).

SITEVERS. — 1887. Schmarotzer-Statistik aus den Sections-Befunden des pathologischen Instituts zu Kiel vom Jahre 1877 bis 1887. In-8 de 24 p., Kiel.

— 1905. Zur Kenntnis der Verbreitung von Darmparasiten des Menschen in Finland (*Festschrift für Palmén*, n° 10, Helsingfors, Bd. 1, Art. 10, 46 p., 1 carte).

SIGAUD. — 1904. Hémiplégie due à des Lombrics (*Gaz. des hôp.*, t. 77, n° 74, 30 juin, p. 735).

SILHOL. — 1905. Appendicite et vers intestinaux (*Com. méd. des Bouches-du-Rhône*, 3 et 10 nov.).

SIMON (P.). — 1892. De l'occlusion intestinale consécutive à l'accumulation d'Ascarides lombricoïdes (*Revue méd. de l'Est*, t. 24, n° 8, 15 avril, p. 225-230).

SINNHOLD. — 1878. Leberabscess nach Helminthiasis (*Jahrb. f. Kinderheilk.*, Leipzig, n. F., Bd., 13, n° 3, 18. Dec., p. 288-290).

SLOCKER DE LA ROSA. — 1910. [Un cas de fistule du côlon par les vers intestinaux] (*Revista de medicina y chirurgia praticas*, 7 mai).

SMITH (Allen J.). — 1904. *Hymenolepis nana* (*Journ. Am. Med. Assoc.*, Chicago, v. 42, n° 14, april 2, p. 914-915).

SMYLY. — 1866. [Ascaride dans le larynx comme cause de mort par asphyxie] (*Dublin Journal*, vol. 41, n° 82, may, p. 284).

SOMMER (H.-Otto). — 1895. Fecal examination of 36 patients in the children's Hospital of Washington, D. C., for ova of intestinal parasites (*Southern Journ. Homœop.*, Baltimore, v. 13, n° 9, dec., p. 353-354).

SOTTANI. — 1850. Storia di una apoplessia in un fanciullo di tre anni non compiuti, avvenuta dopo una caduta su le natiche e causata da elimintiasi (*Gazz. medic. ital. federat. toscana*, 2ª s., vol. 1, n° 27 ; *Gazz. med. ital. Lombard.*, 3ª s., v. 2, n° 2, 13 gen. 1851, p. 14-15).

SPIER. — 1905. Tænia and its treatment (*Yale med. Journ.*, New-Haven, v. 11, n° 9, march, p. 338-343 ; *Presse méd.*, 1906, n° 16).

SPIRE (Ch.). — 1874. Efficacité de l'extrait éthéré de fougère mâle dans le traitement du ver solitaire (*Rev. méd. de l'Est.*, t. 1, n° 11, 1er juin, p. 415-416).

SPITZER. — 1892. *Oxyuris vermicularis* in forensischer Beziehung (*Wien. med. Woch.*, Bd. 42, n° 1, 2. Jan., p. 6).

SPRINGER (C.). — 1909. Ueber Appendizitis im Kindesalter (*Prag. med. Wochenschr.*, nos 7 u. 8).

STCHERBAK. — 1910. Contribution à l'étude du rôle pathologique du Trichocéphale (*Revue de médecine*, 30e année, n° 8, 10 août, p. 642-665).

STEINER (J.). — 1873. *Compendium der Kinderkrankheiten*, 2te Aufl., p. 146, 286, 289. — 1880. Édit. française, p. 431-438.

STEPP. — 1887. Verschluss des Darms durch Spulwürmer (*Münch. med. Wochenschr.*, n° 51).

STERNE. — 1909. Crises épileptiques déterminées par des Ascarides (*Soc. de méd. de Nancy*, 23 juin ; *Rev. méd. de l'Est*, p. 489-491).

STILES (Ch.-W.). — 1902. The significance of the recent American cases of hookworm disease (uncinariasis, or anchylostomiasis) in Man. [18 *Annual Report of the B. A. I.* (1901), p. 183-219, fig. 113-196].

— 1903. Report upon the prevalence and geographic distribution of Hookworm disease (Uncinariasis or Anchylostomiasis) in the United States (*Treasury Department. Hygienic Laboratory. Bull.*, n° 10, Washington, febr., p. 1-121, fig. 1-86).

STILES and GARRISON. — 1906. A statistical study of the prevalence of intestinal worms in man (*Treasury Department. Hygienic Laboratory. Bull.* n° 28, aug. p. 1-77, tables 1-3).

STILES and HASSALL. — 1902-1911. *Index-Catalogue of medical and veterinary zoology*. Washington.

STILL. — 1899. Observations on *Oxyuris vermicularis* in children (*Brit. med. Journ.*, v. 1, apr. 15, p. 898-900).

STILLYER. — 1893. [Mort due à l'irritation de l'intestin par des Ascarides] (*Lancet*, oct. 1).

SZIKLASSY. — 1869. Zur Kasuistik der Wurmkrankheiten (*Wiener med. Presse*, Bd. 10, n° 3, 17. Jan., p. 67-69).

TAILLENS. — 1906. Ascarides et méningisme (*Arch. de méd. des enfants*, t. 9, n° 7, juill., p. 409-422).

TARTAGLIA. — 1805. Riflessioni sull' origine de' vermi del corpo umano e su' quelle materie che sono ai medesimi nocive, dirette al celebre V. L. Brera. In-8° de 70 p., Napoli.

TAUCHON. — 1896-97. Lombricose à forme typhoïde. Th. Paris.

TEISSIER (P.) et SCHÆFFER (H.). — 1910. Des complications cardiaques au cours des diverses variétés de l'érythème polymorphe (*Presse médicale*, n° 69, 27 août, p. 649).

TELEMANN. — 1908. Eine Methode zur Erleichterung der Auffindung von Parasiteneiern in den Fäces (*Deutsche med. Wochenschr.*, Bd. 34, n° 35, 27. Aug. p. 1510-1511).

TERMINI (L.). — 1872. Storia di un flemmone alle borse con uscita di vari lombricoidi (*L'Imparziale*, Firenze, v. 12, n° 17, p. 526-529).

THOMSON (Johannes). — 1894. A case of *Tænia circumerina* (*sic*) in a little child (*Arch. of Pediatrics*, N. Y., v. 1, n° 5, may, p. 379-380).

TOURTUAL. — 1837. *Prakt. Beiträge zur Therapie der Kinderkrankh.*, 2 Bändchen. Münster).

TRIBOULET, RIBADEAU-DUMAS et MÉNARD. — 1908. Lombricose. Méningite à pneumocoques mortelle. Variations de la formule leucocytaire (*Bull. Soc. méd. des hôp.*, 3e s., t. 25, p. 519-523).

TRIPET. — 1898. [Accidents méningitiques par Asc.] (*Soc. méd. chir.*, 9 mai) (J. RASPAIL, p. 105).

TROÏTZKI. — 1888. Convulsions chez un enfant, produites par des Ascarides (en russe) (*Rousskaia medicina*, vol. 6, n° 15, 17 avril, p. 240-241).

TROUSSEAU. — Diarrhée des enfants (*Clin.*, t. 3).

TURNBULL. — 1881. Concerning two cases of perforation of membrana tympani from *Ascaris lumbricoides* with remarks upon the curious habits of this human parasite [*Med. and sur. Reporter* (Philad.), vol. 45, n° 2, july 9, p. 32-37].

TURNER. — 1883. *Tænia elliptica*. Exhibited by F. Ch. Turner (*Transact. of the pathol. Soc. of London*, v. 34, p. 306).

UNGAR. — 1895. La naphtaline contre les Oxyures (*An. in Rev. mens. des mal. de l'enf.*, p. 499).

UNTERBERGER (Frantz). — 1908. Der *Oxyuris vermicularis* in seiner Beziehung zur Darmwand und Appendicitis (*Centralbl. f. Bakt.*, 1. Abt., Orig. Bd. 47, n° 4, 27. Aug., p. 495-503, 1 fig.).

VACCA (de Catane). — 1903. Elmintiase da *Dipylidium caninum* (L.) in un bambino di 3 mesi d'età (*Rivista di clin. pediatr.*, Firenze, v. 7, sept., p. 739-745. Trad. in *La Pédiatrie prat.*, 25 oct.).

VARIOT. — 1896. Intolérance gastrique et troubles nerveux graves chez un enfant causés par des Lombrics (*Journ. de clin. et de thérap. infantiles*, t. 4, p. 179-182).

— 1897. Perforation intestinale par un Ascaride (*Journ. de clin. et de thérap. infantiles*).

— 1902. Un cas de lombricose des voies biliaires intrahépatiques (*Soc. de Pédiatrie*, p. 16).

VAULANDE. — 1907. Le Trichocéphale. Sa fixation. Son rôle pathogène. Th. Lyon, déc.

VERDUN. — 1907. *Précis de Parasitologie humaine.*, Doin, éd.

VIERORDT. — 1904. Die Askaridenerkrankung der Leber und der Bauchspeicheldrüse (*Volkmann's Sammlung klin. Vortr.*, n. F., n° 375 ; Inn. Med., n° 111, Juni, p. 209-246, Fig. 1-3).

VIGNARD. — 1869. Accidents cérébraux simulant la méningite, causés par la présence d'Oxyures dans le rectum (*Bull. de thérap.*, t. 76, p. 283-284, d'après le *Journal méd. de l'Ouest*).

VIGNOLO-LUTATI (Carlo). — 1907. Ueber Oxyuriasis cutanea (*Arch. f. Derm. u. Syph.*, Bd. 87, n° 1, p. 81-88).

VILLEMIN. — 1904. Fistule vermineuse (*Bull. Soc. de Péd.*, t. 6, 21 juin, p. 231-232).

VITAL. — 1874. Enfant scrofuleux, foyer purulent intrapéritonéal ; tumeur ombilicale ; issue d'un Ascaride lombricoïde à travers la tumeur (*Gaz. méd. de Paris*, t. 45, nº 28, 11 juil., p. 353).

VLAIEV (G.-M.).—1894. Sur le rôle du *Bothriocephalus latus* dans l'étiologie de l'anémie pernicieuse (en russe) (*Vratch*, t. 15, nºs 25, 27, 28, 29).

VOLZ. — 1844. Wurmkrankheit (*Heidelbg. Annalen*, t. 10, 2).

VUILLEMIN. — 1902. Sur la pénétration des femelles d'*Oxyuris vermicularis* à travers les parois de l'intestin (*Centralbl. f. Bakt.*, etc., Orig., Bd. 32, nº 5, Sept., p. 358-360).

WAGENER. — 1904. *Oxyuris vermicularis* in der Darmwand (*Deutsches Archiv für klin. Med.*, Bd. 81, p. 328-333).

— Weitere Untersuchungen über *Oxyuris vermicularis* in der Darmwand des Menschen (*Virchows Arch.*, Bd. 182, nº 1, p. 145).

WAGNER. — 1902. Ein Fall von Erstickung infolge Verlegung des Kehlkopfeinganges durch Spulwürmer (*Deutsche med. Wochenschr.*, Bd. 28, p. 886).

WANI. — 1903. Ueber *Tænia nana* in Japan (*Chingai Iji Shimpo*, nº 569, p. 1585).

WARD. — 1909. *Fasciolopsis Buskii, F. Rathouisi* and related species in China (Reprinted from the *China med. Journ.*).

WEILL. — 1900. Un cas de lombrico-typhose (*Lyon méd.*, 31 janv.).

WEILL et MOURIQUAND. — 1909. Lombricose chez un nourrisson de treize mois (*Soc. méd. des hôp. de Lyon*, 26 janv. ; *La Pédiatrie pratique*, 15 mars).

WEINBERG. — 1907. Du rôle des Helminthes, des larves d'Helminthes et des larves d'Insectes dans la transmission des microbes pathogènes (*Ann. de l'Inst. Pasteur.*, t. 21, juil.).

WEINBERG et ALEXANDER. — 1908. Quelques données sur l'éosinophilie dans l'helminthiase (*Bull. Soc. path. exot.*, t. 1, nº 8, séance 14 oct., p. 459-463).

WEINBERG et LÉGER. — 1908. Recherches cliniques et expérimentales sur l'ankylostomiase. Ankylostomés et ankylostomiasiques (*Bull. Soc. path. exot.*, t. 1, nº 4, séance 8 avril, p. 229-233).

WEST (Ch.). — 1859. *Lectures on the diseases of infancy*, etc. 4th ed., London, p. 633-635.

WETTENDORF. — 1903. Fièvre due aux Ascarides (*La Policlinique*, 1er juin).

WIART. — 1878-79. Vers intestinaux (*Année médicale de Caen*, t. 4, p. 13, 31, 57, 58).

WINDISCH (VON). — 1834. [Nervöse Zufälle bei Spulwürmern (Chorea?)] (*Klin. Bericht über das Pester Bürgerspital*).

WINOCONROFF. — 1907. Ein Fall von Darmverschluss durch *Ascaris lumbricoides* bei einem 6 jährigen Mädchen (*Centralbl. f. Kinderheilk.*, Bd. 12, nº 5).

WINTREBERT. — 1881. Observation d'accidents causés par les vers intestinaux (*Journ. des sc. méd. de Lille*, p. 125).

XÉMARD. — 1908-09. Migration des Ascarides lombricoïdes dans le foie et le pancréas. Th. Lyon.

ZIEMANN. — 1905. Ueber eitrige Perforationsperitonitis und Spulwürmer (*Ascaris lumbricoides*) bei einem Neger (*Arch. f. Schiffs- u. Tropenhyg.*, Bd. 9, p. 33-34).

ZINN. — 1903. Tödliche Anæmie durch *Bothriocephalus latus* (*Deutsche med. Wochenschr.*, nº 15).

ZOTOFF. — 1897. Obstruction de l'intestin grêle par des lombrics avec perforation consécutive (en russe) (*Soc. méd. chir. de Saint-Pétersbourg*).

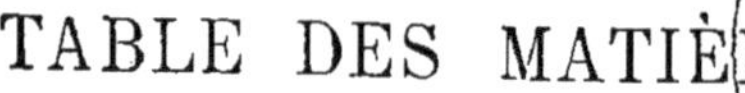

TABLE DES MATIÈRES

SUPPLÉMENT

CORBEIL. — IMPRIMERIE CRÉTÉ

www.ingramcontent.com/pod-product-compliance
Ingram Content Group UK Ltd.
Pitfield, Milton Keynes, MK11 3LW, UK
UKHW021854190726
13855UKWH00001B/318

9 782012 898998